新スタンダード栄養・食物シリーズ 14

公衆栄養学

大塚 譲・河原和夫・須藤紀子 編

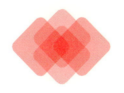

東京化学同人

序

　栄養学を学ぶ者にとって2005年はエポックメーキングな年であった．第一は6月17日に食育基本法が制定されたことであり，第二は"日本人の食事摂取基準（2005年版）"が策定されたことである．食育基本法は国民が生涯にわたって健全な心身を培い，豊かな人間性をはぐくむための食育を推進することを目指して議員立法により成立した法律で，世界に類をみないものである．これに基づいて食育推進基本計画が策定され，5年ごとの見直しでさまざまな取組みが行われている．

　"日本人の食事摂取基準"はそれまで用いられてきた"日本人の栄養所要量"に代わるもので，国民の健康の維持・増進，エネルギー・栄養素欠乏症の予防，生活習慣病の予防，過剰摂取による健康障害の予防を目的としてエネルギーおよび各栄養素の摂取量の基準を示したものである．やはり5年ごとの見直しが行われて2015年4月から適用されるものとして"日本人の食事摂取基準（2015年版）"が策定された．

　いずれも栄養にかかわる者にとって大切な指針であり，2005年を境に食に関する概念が大幅に変わったことに対応して，このたび"スタンダード栄養・食物シリーズ"を全面的に改訂し，"新スタンダード栄養・食物シリーズ"として内外ともに装いを改めた．

　この"新スタンダード栄養・食物シリーズ"は"社会・環境と健康"，"人体の構造と機能，疾病の成り立ち"，"食べ物と健康"などを理解することが大きな3本柱となっており，栄養士，管理栄養士を目指す学生だけでなく，生活科学系や農学系，また医療系で学ぶ学生にとっても役立つ内容となっている．

　全16巻からなる本シリーズの執筆者は教育と同時に研究に携わる者であるので，最新の知識をもっている．とかく内容が高度になって，微に入り細をうがったものになりがちであるが，学生の理解を得るとともに，担当する教師が講義のよりどころにできるようにと，調整・推敲を重ねてお願いした．また図表を多用して視覚的な理解を促し，欄外のスペースを用語解説などに利用して読みやすいよう工夫を凝らした．

　2013年には和食がユネスコの無形文化遺産に登録されたが，日本の食文化が世界に認められたものとして栄養学に携わる者としては誇らしいことである．この登録の審査に当たっては栄養バランスに優れた健康的な食生活であるという点が高く評価されたという．本シリーズの改訂にあたっては，和食の食文化は健康維持を図る手段であると考え，今後，食に関する多面的な理解が得られるようにとの思いを込めた．食文化は数百年，数千年と続いた実績の上に成り立っているが，この変わらぬ食習慣の裏付けを科学的に学ぶうえで本シリーズが役立つことを願っている．

　2014年3月

編集委員を代表して
脊　山　洋　右

新スタンダード栄養・食物シリーズ　編集委員会

委員長	脊山　洋右	東京医療保健大学 客員教授，東京大学名誉教授，お茶の水女子大学名誉教授，医学博士
委　員	赤松　利恵	お茶の水女子大学基幹研究院自然科学系 教授，博士(社会健康医学)
	飯田　薫子	お茶の水女子大学基幹研究院自然科学系 准教授，博士(医学)
	池田　彩子	名古屋学芸大学管理栄養学部 教授，博士(農学)
	石川　朋子	お茶の水女子大学プロジェクト教育研究院 特任准教授，博士(医学)
	板倉　弘重	茨城キリスト教大学名誉教授，医学博士
	市　　育代	お茶の水女子大学基幹研究院自然科学系 講師，博士(農学)
	一色　賢司	日本食品分析センター 学術顧問，北海道大学名誉教授，農学博士
	稲山　貴代	首都大学東京大学院人間健康科学研究科 准教授，博士(スポーツ医学)
	大塚　　譲	戸板女子短期大学食物栄養科 教授，お茶の水女子大学名誉教授，農学博士
	香西みどり	お茶の水女子大学基幹研究院自然科学系 教授，博士(学術)
	金子佳代子	横浜国立大学名誉教授，保健学博士
	河原　和夫	東京医科歯科大学大学院医歯学総合研究科 教授，医学博士
	久保田紀久枝*	東京農業大学総合研究所 教授，お茶の水女子大学名誉教授，学術博士
	倉田　忠男	お茶の水女子大学名誉教授，新潟薬科大学名誉教授，農学博士
	小松　龍史	同志社女子大学生活科学部 教授，保健学博士
	近藤　和雄*	東洋大学食環境科学部 教授，お茶の水女子大学名誉教授，医学博士
	渋井　達郎	日本獣医生命科学大学応用生命科学部 教授，農学博士
	鈴木恵美子	お茶の水女子大学基幹研究院自然科学系 教授，農学博士
	須藤　紀子	お茶の水女子大学基幹研究院自然科学系 准教授，博士(保健学)
	辻　ひろみ	東洋大学食環境科学部 教授，修士(栄養学)
	冨永　典子	お茶の水女子大学名誉教授，理学博士
	野口　　忠	東京大学名誉教授，中部大学名誉教授，農学博士
	畑江　敬子*	昭和学院短期大学 学長，お茶の水女子大学名誉教授，理学博士
	藤原　葉子	お茶の水女子大学基幹研究院自然科学系 教授，博士(学術)
	本田善一郎	お茶の水女子大学保健管理センター 所長・教授，医学博士
	本間　清一*	お茶の水女子大学名誉教授，農学博士
	丸山千寿子	日本女子大学家政学部 教授，医学博士
	村田　容常(まさつね)	お茶の水女子大学基幹研究院自然科学系 教授，農学博士
	森田　　寛(ゆたか)	大学評価・学位授与機構研究開発部 客員教授，医学博士
	森光康次郎	お茶の水女子大学基幹研究院自然科学系 教授，博士(農学)

(五十音順，＊編集幹事)

まえがき

　公衆栄養学は，日本人などの集団や地域における栄養摂取と食生活の実情とそれに起因する健康上の課題を多角的に捉え，問題点があればその原因を突き止め，解決方策を提示する学問です．

　1978年にわが国で最初の国民健康づくり事業として"第一次国民健康づくり事業"が始まって40年近くになります．2013年4月から新たにスタートした21世紀初頭の国民健康づくり運動である"健康日本21（第二次）"でも，栄養・食生活は健康増進対策を講じなければならない主要分野となっています．

　いうまでもなく栄養摂取や食生活の状況と，がん，心疾患，脳血管疾患の3大死因となる疾患，さらに高血圧症，脂質異常症，糖尿病，痛風などの生活習慣病とは密接な関係が指摘されています．これら生活習慣病対策などを講じるためには，バランスがとれた良質な栄養を摂取するとともに，好ましい食習慣を確立することがきわめて重要です．

　栄養や食生活に関する問題に対しては，個人が改善意欲をもって取組めるように動機づけを行うことは職業人としての管理栄養士や栄養士の使命であります．むろん，こうした個人指導だけでは解決しない問題もあります．公衆栄養学は，個人の栄養についての知識や行動が正しい方向に向かうことを指導するだけでなく，その個人が置かれている社会環境自体を集団的なアプローチを介して望ましい方向に導く際の基盤になる学問でもあるからです．

　本格的な少子高齢化社会を迎えた今日，子どもや高齢者の栄養問題はもとより，すべての年齢層をターゲットとして"公衆栄養学"という学問を駆使してこの問題に取組む必要があります．

　保健，医療，福祉，介護のどの分野で行われている事業をとっても，栄養や食生活を含めた生活習慣の改善に関する事柄が含まれていないものはありません．いかにして栄養や食生活に関する取組みを展開していくかが，それぞれの事業の成否を握っているといっても過言ではありません．

　本書は，公衆栄養学に関わる問題を多面的に捉えるとともに，科学的な理解が得やすい形で内容が体系的に構成されています．

　将来，職業人として健康増進分野に密に接する栄養士・管理栄養士養成課程の学生をはじめ，管理栄養士国家試験受験を目指している方々の教科書・参考書であるとともに，家政学，生活科学，農学，医療関係の各養成課程に在籍する学生の皆様にも活用していただければ幸いです．

　2015年5月

担当編集委員を代表して
河原和夫

第14巻　公衆栄養学

執　筆　者

河　原　和　夫　　東京医科歯科大学大学院医歯学総合研究科　教授，医学博士
　　　　　　　　　［§2・6，§3・2，§5・3，§5・4，第6章（§6・1・4を除く）］

菅　河　真紀子　　東京医科歯科大学大学院医歯学総合研究科　特任助教，修士（医療政策学）
　　　　　　　　　［§2・1，§2・2］

須　藤　紀　子　　お茶の水女子大学基幹研究院自然科学系　准教授，博士（保健学）
　　　　　　　　　［第1章，§2・3〜§2・5，§3・1，§3・3〜§3・7，
　　　　　　　　　　第4章，§5・1，§5・2，§6・1・4］

（五十音順，［　］内は執筆担当箇所）

目　次

第1章　公衆栄養の概念 …………………………………………………………1
1・1　公衆栄養の概念 ………………………………………………………1
1・2　公衆栄養活動 …………………………………………………………6

第2章　健康・栄養問題の現状と課題 …………………………………………12
2・1　社会環境と健康・栄養問題 …………………………………………12
2・2　健康状態の変化 ………………………………………………………23
2・3　食事の変化 ……………………………………………………………29
2・4　食生活の変化 …………………………………………………………34
2・5　食環境の変化 …………………………………………………………39
2・6　諸外国の健康・栄養問題の現状と課題 ……………………………44

第3章　栄養政策 …………………………………………………………………49
3・1　栄養行政組織の仕組み ………………………………………………49
3・2　公衆栄養関連法規 ……………………………………………………53
3・3　わが国の管理栄養士・栄養士制度 …………………………………63
3・4　国民健康・栄養調査 …………………………………………………66
3・5　実施に関連する指針・ツール ………………………………………71
3・6　国の健康増進基本方針と地方計画 …………………………………77
3・7　諸外国の健康・栄養政策 ……………………………………………85

第4章　栄養疫学 …………………………………………………………………98
4・1　栄養疫学の概要 ………………………………………………………98
4・2　曝露情報としての食事摂取量 ………………………………………101
4・3　食事摂取量の測定方法 ………………………………………………107
4・4　食事摂取量の評価方法 ………………………………………………122

第5章　公衆栄養マネジメント …………………………………………………130
5・1　公衆栄養マネジメント ………………………………………………130
5・2　公衆栄養アセスメント ………………………………………………133
5・3　公衆栄養プログラムの目標設定 ……………………………………144
5・4　公衆栄養プログラムの計画, 実施, 評価 …………………………147

第6章　公衆栄養プログラムの展開 ……………………………………… 156
 6・1　地域特性に対応したプログラムの展開 ………………………………… 156
 6・2　食環境づくりのためのプログラムの展開 ……………………………… 168
 6・3　地域集団の特性別プログラムの展開 …………………………………… 174

付　録

 A．健康日本 21（第二次）………………………………………………………… 184
 B．関 連 法 規
  1．栄養士法（抄）……………………………………………………………… 190
  2．食品表示法（抄）…………………………………………………………… 191
  3．学校教育法（抄）…………………………………………………………… 192
  4．地域保健法（抄）…………………………………………………………… 193
  5．地域保健法施行令（抄）…………………………………………………… 195
  6．健康増進法（抄）…………………………………………………………… 196
  7．健康増進法施行規則（抄）………………………………………………… 200
  8．母子保健法（抄）…………………………………………………………… 201
  9．介護保険法（抄）…………………………………………………………… 204
  10．高齢者の医療の確保に関する法律（抄）………………………………… 205
  11．食育基本法（抄）…………………………………………………………… 209
  12．学校給食法（抄）…………………………………………………………… 212
 C．避難所における食事提供に関する事務連絡
  1．避難所における食事提供の計画・評価のために当面の目標と
       する栄養の参照量について ……………………… 214
  2．避難所における食事提供に係る適切な栄養管理の実施について ……… 215

索　引 ……………………………………………………………………………… 217

1 公衆栄養の概念

1・1 公衆栄養の概念

1・1・1 公衆栄養の意義と目的

公衆栄養とは何かを理解する際には,臨床栄養と対比させてみるとわかりやすい(表1・1).臨床栄養は,病院などの加療施設に通院・入院している個人の病状や身体機能の改善を目的としているのに対し,公衆栄養は,たとえ疾病や障害を有していても,食事療法などの制限がなく,地域で自由に生活している人々を対象としている.その目的は,健康の保持・増進であり,個別に栄養相談や栄養教育を実施することもあるが,概して,学校・職域・地域などの集団における栄養状態の全体的な底上げを目的としている.

表 1・1 公衆栄養と臨床栄養の違い

	場	レベル	対象特性†	介入内容	目 的	おもな担い手
臨床栄養	施 設	個 人	傷病者	治療食の提供,栄養指導	治 療	病院栄養士
公衆栄養	地 域	集 団	健常者	栄養教育,食環境整備	健康の保持・増進	行政栄養士

† 傷病者であっても食生活に制限がなく,入院せずに地域(自宅)で自由に生活している人は公衆栄養の対象となる.そのような人たちのことを自由生活者という.

集団に属する人々の生活習慣や健康に対する考え方,知識レベルはさまざまであり,個々人が抱える疾病リスクの程度もさまざまである.患者一人一人の病状や準備ステージに応じて介入内容を変えていく,個別対応を主とした臨床栄養と異なり,さまざまな人が混在する集団全体に働きかけを行い,結果を出すことは難しい.また,人に直接働きかけるだけでなく,給食施設指導を通じた社員食堂の充実や,健康応援店の増加促進,健康に悪い食品の販売規制など,その人をとりまく食環境の整備も行う.人々の知識レベルの向上や行動変容を目指すだけでなく,食生活に関連した社会の仕組みを改善していくことも公衆栄養の範疇である.このように,コミュニティや社会という大きな視点から栄養問題を考えるのが公衆栄養であり,栄養学から,自治体や国の栄養政策,関連法規,諸外国における制度など,必要とされる知識は幅広く,公衆衛生学や疫学など,周辺学問の知識も欠かせない.

1・1・2 生態系と食料・栄養

a. 生態系

人間は環境中に住み，植物や動物を食料にして栄養を摂取している（図1・1）．野生の動植物の生育や生存は自然環境の影響を受け，農業，漁業，畜産などの食料生産は環境破壊につながる．森林を焼いて，焼畑にしたり，マングローブ林を潰して，エビの養殖池を作ったり，森林を伐採して牧畜のための牧草地にしたり，増加した家畜の糞尿が水源を汚染したりする．つまり，人口増加は食料増産への圧力になるとともに，環境悪化を招く．食料不足による栄養状態の悪化や人口過密による生活環境の悪化は疾病のリスクを高める．このように人間や動植物などのすべての生物は環境と密接な関わりをもっており，両者の関係の全体像を**生態系**という．

> **ダイオキシン類**：構造や性質が類似する 200 種類あまりの有機塩素化合物の総称で，新聞報道などでみられる"ダイオキシン"は，総称としてのダイオキシン類をさすことが多い．一方で，狭義のダイオキシンは，最も毒性が強いとされる 2,3,7,8-TCDD（2,3,7,8-テトラクロロジベンゾ-*p*-ジオキシン）をさす．ダイオキシン類は意図せずに生成され，環境中に放出されるもので，たとえば塩素化合物が低温燃焼するときに発生する．わが国では，ごみ焼却場からの排出が排出量全体の 9 割以上を占めている．

> **PCB**（polychlorinated biphenyl）：絶縁性，不燃性などの特性により，高圧トランス，コンデンサといった電気機器をはじめ，幅広い用途に使用されていたが，1965 年ごろからその毒性が社会問題化し，わが国では 1972 年以降，製造停止となった．PCB による中毒症状として，目やに，爪や口腔粘膜の色素沈着から始まり，爪の変形，まぶたや関節の腫れなどが報告されている．

> **DDT**：*p,p'*-ジクロロジフェニルトリクロロエタン．有機塩素系農薬．日米ともに 1940 年代に導入されていたが，神経毒性が強いため，1970 年代には使用が禁止された．内分泌攪乱作用をもつことが疑われており，多くの野生生物において，雄が雌化する女性ホルモン様作用があると指摘されている．

> **POPs**: persistent organic pollutants（ポップスと発音）

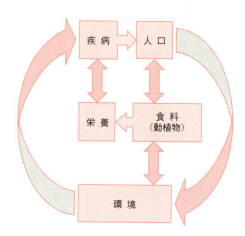

図 1・1 人間と環境の関わり

植物は，太陽光線をエネルギー源として有機物を合成（光合成）するため，**生産者**とよばれる．一方，他の生物を食べることでエネルギー源を得る生物を**消費者**とよぶ．植物を食べる草食動物を一次消費者，草食動物を食べる肉食動物を二次消費者とよぶ．生産者および消費者の排泄物や遺骸は，細菌や菌類などの**分解者**によって分解され，分解物は植物によって利用される．このような循環システムを**食物連鎖**という．人は野菜などの植物や牛などの草食動物も食べるので，一次消費者や二次消費者でもあるが，食物連鎖の頂点に位置する高次消費者とみなされている．このことは人が生物濃縮の影響を受けやすいことを意味している．

食物連鎖を経て，環境中の有害物質が生物の体内に濃縮されていく過程を**生物濃縮**という．ダイオキシン類やポリ塩化ビフェニル（PCB），農薬（DDT など）といった化学物質は，環境中で分解されにくく，生物体内に蓄積しやすい．そのため地球上で長距離を移動して遠い国の環境にも影響を及ぼす恐れがあり，**残留性有機汚染物質**（POPs）とよばれている（図 1・2）．たとえば，水中の DDT 濃度は，プランクトンの体内で数百倍に，プランクトンを捕食する肉食動物では数万倍にもなる．POPs は，水に溶けにくく，油に溶けやすい性質をもっているた

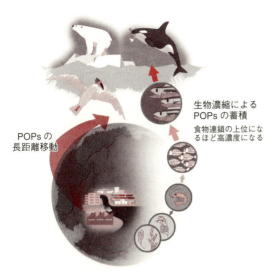

図 1・2 環境中における POPs の移動 [環境省, "POPs パンフレット" より]

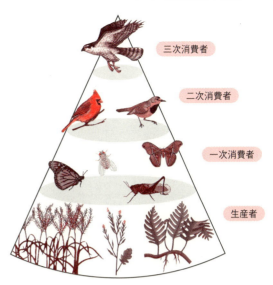

図 1・3 生態学的ピラミッド

め, POPs が体の中に取込まれると, 体の中でも分解されにくく, 脂肪に蓄積し, 体内の POPs の濃度は徐々に高まっていく. 食物連鎖の頂点に位置する大型哺乳動物では最も体内濃度が高くなり, 脂肪分が豊富な母乳中にも含まれることになる. しかし, 日本人の母乳中のダイオキシン類の濃度は他の先進国とほぼ同程度であり, ここ 30 年間で 1/5 程度に減少している. また, ダイオキシンの有害性よりも母乳が乳幼児に与える有益性を考慮して, 母乳栄養は今後とも推進されるべきであると考えられている.

b. 栄養段階と食料問題

生産者, 一次消費者, 二次消費者という区分を**栄養段階**という. 栄養段階が上がるにつれて, 生物の個体数は少なくなっていき, 三角形を示す. これを**生態学的ピラミッド**という. たとえば, 肉食の大きな鳥 1 羽は, 生きていくために複数の小鳥を捕食する. 小鳥たちはそれぞれ複数の昆虫を食べ, たくさんの昆虫が生きていくためにはより多くの植物が必要となる (図 1・3). 逆にいえば, 被食者全体の個体数に応じて捕食者の個体数が決定されるのである.

図 1・4 は, 人がどの栄養段階の食料を食べるかによって, 供給できる量が変わってくることを示している. たとえば, 食料を 1 人 1 kg ずつ配るとすると, 穀類が 8 kg あれば 8 人に配ることができる. しかし, それを牛の飼料として利用すると, 生産された牛肉 1 kg は 1 人にしか配れない. 世界には十分に食料を得られない人がいるなかで, 穀類を家畜の餌として利用し, 肉を食べるというのはぜいたくな感があるが, 経済発展に伴い, 食肉の消費量は世界中で増加している (図 1・5).

1・1・3 保健・医療・福祉・介護システムと公衆栄養

公衆栄養の一番の担い手は行政栄養士である. 都道府県庁や市役所, 町役場, 村役場に勤務する管理栄養士や栄養士を**行政栄養士**といい, 都道府県の地域機関

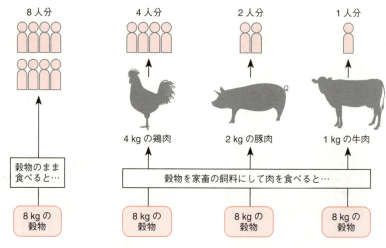

図 1・4 栄養段階と食料問題

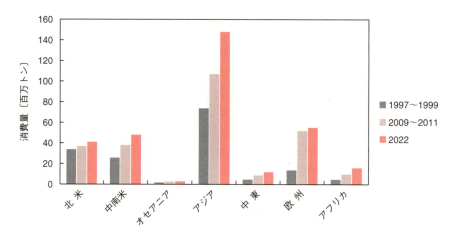

図 1・5 肉類の地域別消費量の見通し ［農林水産政策研究所，"2022 年における世界の食料需給見通し"より改変］

である保健所や市町村保健センターに勤務する行政栄養士が住民への保健サービスを担う．近年，保健所の統廃合が行われ，従来の福祉事務所と一体となった保健福祉事務所のかたちをとる自治体も多い．

　保健所や市町村保健センターに最も多く配置されている専門職は**保健師**である．保健師の特徴的な仕事の一つに家庭訪問がある．保健所や市町村保健センターに住民が来所するのを待つだけではなく，自ら地域に出て行って，母子保健から精神保健，介護の問題に至るまで，保健全般の相談・指導を行っている．行政栄養士の役割は，保健師のように地域活動を行う専門職が発見した，困り事を抱える住民を食や栄養の面から支援することである．必要な場合は医療機関に照会したり，配食サービスが受けられるように必要な窓口に話をつないだりする（図1・6）．一方で，入院患者が退院して地域に戻ってきた際には，医療機関と連携して，家庭でも食事療法が継続できるように支援する．また，ネグレクトや児童虐待による発育阻害や栄養不良がみられた場合は福祉部門と連携して対応にあたる．

ネグレクト：食事を与えない，風呂に入れないなど，必要な世話を放棄すること．虐待の一つであり，ネグレクトの結果，餓死する場合もある．子どもだけでなく，身体の不自由な高齢者が被害者となることもある．年齢相応の発育がみられない，極度の低栄養状態にあることなどがネグレクトを発見する手がかりの一つとなる．

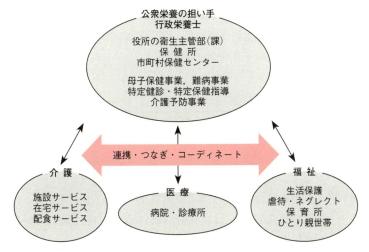

図 1・6　保健・医療・福祉・介護システムと公衆栄養

1・1・4　コミュニティと公衆栄養活動

　コミュニティとは通常，町内会や市町村など，地理的な区切りによって分けられた集団をさす．しかし，公衆衛生・公衆栄養分野における**コミュニティ**とは，同じ地域に住んでいる，もしくは同じ地域に通っているといった地理的特性（地域性）と，人種，民族，年齢，職業，関心事（後援会やサークルなど），抱える問題（患者会やホームレスなど）などの共通する特性（共同性）の両方をもつ集団をさす．たとえば，A 大学の学生は，ある地域に所在する大学に通学しているという地理的特性のほか，年齢，職業（学生），学問的関心事などの共通する特性をもったコミュニティといえる．

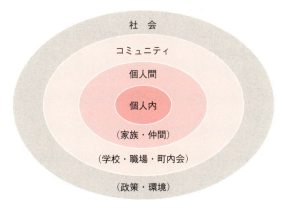

図 1・7　公衆栄養活動の対象

　臨床栄養が患者個人の健康状態の改善を目的とするのに対し，公衆栄養は集団の構成員としての個人だけではなく，周りの人々や，コミュニティ，社会の変容*をも目的としている（図 1・7）．禁煙を例に説明すると，健康診断時の指導や禁煙教室の開催によって，個人に対する禁煙への意識づけを行うとともに，家

* 新しい法律や制度ができることなど．

族や友人からのサポートが得られるよう，社会的支援の強化も行う．職場の禁煙化などコミュニティへの働きかけのほか，歩行喫煙の禁止区域拡大やたばこ税の増税など環境整備や健康政策にもつなげていく．

1・2 公衆栄養活動

公衆栄養活動とは，地域・学校・職域などで実施される，集団の栄養状態を改善するための活動である．そこには，学校や職場における給食の提供，給食内容の改良，農村部など，保健サービスにアクセスしにくい地域をまわる巡回栄養指導，栄養教育のための食品群や栄養基準値の策定，公衆栄養活動を担う管理栄養士・栄養士や食生活改善推進員などの人材育成，保健所や給食施設への管理栄養士・栄養士の配置促進も含まれる．

1・2・1 公衆栄養活動の歴史

明治時代から現在までの公衆栄養活動の歴史を表1・2に示す．

明治時代に入ると，西洋文化が導入され，肉食が広まるとともに，白米中心の食事から，いろいろなものを食べるようになった．これに伴い，**脚気**は減っていったが，船乗りなど，生鮮食品をとることができない一部の職業では，脚気は改善されないままであった．

大正時代に入ると，第一次世界大戦によって経済は発展したが，庶民の食事は質素であり，栄養不足が問題となっていた．また，1920（大正9）年に設立された栄養研究所は，1923（大正12）年の関東大震災の際に，職員総出で被災者の救護にあたり，炊き出しを行った．これらが契機となって，食や栄養の重要性が認識され，栄養士の養成（§3・3参照）や保健所への配置が行われるようになった．

1945（昭和20）年8月，日本は終戦を迎えたものの，労働者不足や国土の荒廃により，食料生産は著しく低下し，食料不足が深刻であった．特に都市部では餓死者も出ていた．**国連児童基金**やLARA（アジア救援公認団体）による支援物資（"ララ物資"として知られる）を受けて，**学校給食**が実施された．

LARA: Licensed Agencies for Relief in Asia

1950（昭和25）年ごろになると，食料事情は少しずつ好転し，栄養素等摂取量も増加した（§2・3参照）．1956（昭和31）～1960（昭和35）年にかけて，**日本食生活協会はキッチンカー**による栄養改善運動を行った．キッチンカーには，流し，ガス台，冷蔵庫，調理器具，食器類が装備され，安くて栄養のある食事の作り方を全国各地に広めていった．キッチンカーの資金はすべて米国から提供された．このとき，米国から提示された条件は，最低1品は小麦粉を使った料理を作ることであった．このように，当時日本を援助していた米国政府が小麦粉の消費を奨励したことから，学校給食でも米飯の代わりにコッペパンが提供された．またこのころは，エネルギー摂取量は横ばいであるものの，動物性たんぱく質と動物性脂質の摂取量が年々増加し，日本人の食の欧米化が進んだ時代でもあった（表1・3）．

食生活の欧米化に伴い，日本人の疾病構造にも変化がみられた．栄養不足が問題であった時代には結核などの感染症が公衆衛生上の課題であったが，食生活の

表 1・2 公衆栄養活動の歴史

西暦（元号）	出来事
1872（明治 5）	群馬県官営富岡製糸工場で初の産業給食が始まる
1883（明治16）	日本飲食品成分表が出版される
1884（明治17）	海軍軍医監の高木兼寛が海軍兵食を麦飯にし，脚気を改善
1889（明治22）	山形県鶴岡町の私立忠愛小学校で学校給食が始まる
1910（明治43）	鈴木梅太郎が米ぬかから抗脚気成分のオリザニン（ビタミン B_1）を発見
1920（大正 9）	栄養研究所（現 国立健康・栄養研究所）創立（初代所長は佐伯矩）
1937（昭和12）	保健所法(旧)が制定され，保健所の任務として，栄養改善に関する指導を行うことが規定される
1938（昭和13）	・わが国最初の保健所の一つである木更津保健所に栄養士が配置される ・厚生省が創設され，栄養行政が内務省から移管される ・国立公衆衛生院（現 国立保健医療科学院）創立
1941（昭和16）	厚生科学研究所が日本人の栄養要求量標準を発表
1945（昭和20）	・国際連合発足 ・大日本栄養士会（現 公益社団法人日本栄養士会）設立
1946（昭和21）	厚生省公衆衛生局に栄養課が新設される
1947（昭和22）	保健所法(新)が公布され，保健所に1名以上の栄養士を配置することが規定される
1948（昭和23）	世界保健機関（WHO）設立
1949（昭和24）	・国連児童基金（UNICEF）による支援物資で学校給食が実施される ・第1回栄養士試験の実施
1952（昭和27）	栄養改善法公布
1954（昭和29）	学校給食法公布
1955（昭和30）	財団法人日本食生活協会（現 一般財団法人日本食生活協会）設立
1956（昭和31）	日本食生活協会の栄養指導車（キッチンカー）による巡回指導が始まる
1958（昭和33）	・厚生省が六つの基礎食品を発表 ・国民健康保険法が公布され，国民皆保険制度となる
1969（昭和44）	厚生省が日本人の栄養所要量を発表
1974（昭和49）	学校給食法が一部改正され，栄養士の配置が義務づけられる
1997（平成 9）	地域保健法の全面施行
1999（平成11）	厚生省が第6次改定日本人の栄養所要量—食事摂取基準を発表
2000（平成12）	介護保険制度発足
2001（平成13）	省庁再編により，厚生省と労働省が統合され，厚生労働省となる
2002（平成14）	健康増進法が公布され，栄養改善法が廃止される
2004（平成16）	・厚生労働省が日本人の食事摂取基準（2005年版）を発表 ・栄養教諭制度の創設
2005（平成17）	食育基本法の公布
2009（平成21）	消費者庁発足
2013（平成25）	食品表示法の公布

WHO: World Health Organization

UNICEF: United Nations Children's Fund

表 1・3 栄養素等摂取量の推移（全国，1人1日当たり）[a]

栄養素		1946年（昭和21年）	1950年（昭和25年）	1960年（昭和35年）	1970年（昭和45年）	1980年（昭和55年）	1990年（平成2年）	2000年（平成12年）	2010年（平成22年）	2012年（平成24年）
エネルギー [kcal]		1903	2098	2096	2210	2084	2026	1948	1849	1874
たんぱく質	総量 [g]	59.2	68.1	69.7	77.6	77.9	78.7	77.7	67.3	68.0
	うち動物性 [g]	10.5	17.6	24.7	34.2	39.2	41.4	41.7	36.0	36.4
脂質	総量 [g]	14.7	18.3	24.7	46.5	52.4	56.9	57.4	53.7	55.0
	うち動物性 [g]	—	—	8.6	20.9	27.2	27.5	28.8	27.1	28.0

a) 健康・栄養情報研究会編，"国民健康・栄養の現状—平成17年厚生労働省国民健康・栄養調査報告"，第一出版（2008），厚生労働省，"2012年国民健康・栄養調査"より．

欧米化が進むにつれ肥満や**生活習慣病**が多くみられるようになった．感染症には保健所を中心とした画一的な対策（集団予防接種や上下水道などの環境衛生）が効果的であったが，生活習慣病対策では，一人一人の生活習慣に応じた，多様できめ細やかな保健サービスを提供する必要があった．そこで，地域保健の強化を図るために，**保健所法**が見直され，**地域保健法**へと改正された．また，わが国の老年人口割合は 1994（平成 6）年に 14% を超え，高齢社会となった．従来の家族介護では対応しきれなくなったため，国民の共同理念に基づいた介護保険制度が 2000（平成 12）年に設立された．

　食品をめぐる問題には，中国製冷凍ギョウザ事件や事故米穀の不正規流通問題などがあった．このような消費者問題を一元的に扱う新組織の創設が求められ，**消費者庁**が発足した．消費者庁が所掌する業務の一つが食品表示に関することである．近年，食品偽装問題が相次いでおり，2007（平成 19）年には菓子メーカーが賞味期限を改ざんする事件が起こった．これまでわが国では，食品表示に関する法律が三つあった．安全性の確保に関する表示事項は**食品衛生法**，品質に関するものは **JAS 法**，栄養に関するものは**健康増進法**と，すみ分けはされていたものの，たとえば，賞味・消費期限のような表示事項は，食品衛生法（衛生上の危害発生を防止）と JAS 法（品質に関する適正な表示）の両法に基づくといった事態も生じていた．そこで，2013（平成 25）年 6 月に**食品表示法**が公布されたことにより，一つの法律のもとに一元化されることになった．

1・2・2　生態系保全のための公衆栄養活動

　人が生態系から得ている便益のことを**生態系サービス**とよぶ．生態系は食料や淡水，空気など，人が生命を維持するのに必要な生態系サービスを提供している．一方で，糞尿などの排泄物や食品の食べ残しなど，炭素を含む廃棄物も生態系の中にとどまる．よって，廃棄物の量が多くなれば，生態系にも負担がかかる．わが国では毎日，約 4193 万人分のエネルギー量（2200 kcal/人）に相当する食料が廃棄物や食べ残しとして処分されている．生態系保全のためには環境に負担をかけない食生活を実践する必要がある．

　包装材の破損や印字ミスなど，食品としての品質には問題がないものの，通常の流通ルートでは支障がある食品や食材を，食品メーカーや小売店などに無償で寄付してもらい，福祉施設や団体に無償で寄贈し，利用してもらうシステムを**フードバンク**という．約 40 年の実績がある米国では，全米で 220 の団体が活動しており，年間取扱総量は 200 万トンにも及ぶ．わが国においても，セカンドハーベスト・ジャパンのような特定非営利活動法人（NPO）がボランティアの協力を得ながら活動している．寄付をする企業側にも廃棄にかかる経費が削減できるなどのメリットがあり，企業の社会的責任（CSR）の一環にもなっている．

NPO: nonprofit organization

CSR: corporate social responsibility

1・2・3　地域づくりのための公衆栄養活動

　公衆栄養活動の現場は地域であり，地域における主役は住民である．行政や専門家主導ではなく，住民が主体的に健康づくりに取組むような地域をつくる．住

民主体の活動やソーシャルキャピタルを活用した健康づくり活動を推進するため，食生活改善推進員などのボランティア組織の育成を行う．

地域における仕組みづくりや体制整備も重要な公衆栄養活動である．今後，高齢化がいっそう進み，在宅療養者の数は増えていくことが予想される．これに対応して，在宅の栄養・食生活支援を担う管理栄養士の育成や確保が求められる．そのためには，地域の医師会や栄養士会など関係団体と連携し，地域のニーズに応じた栄養ケアの拠点の整備に努める必要がある．また，地域の状況を把握・分析するためには専門的な分析技術が必要であり，かつ，災害などの緊急時には速やかな分析が求められることから，地域の管理栄養士養成課程を有する大学などと連携し，地域の技術力を活かした栄養情報の拠点の整備にも努める．

> ソーシャルキャピタル：他人への"信頼"，助け合いといった"互酬性の規範"，人や組織の"ネットワーク（絆）"の3要素から構成される．健康日本21（第二次）では，"ソーシャルキャピタルの向上"として"地域のつながりの強化（居住地域でお互いに助け合っていると思う国民の割合の増加）"を目標に掲げている．

1・2・4 ヘルスプロモーションのための公衆栄養活動

公衆栄養は，生活の質（QOL）の向上を目的とする**ヘルスプロモーション**や，疾病予防や健康状態の改善を目的とする**公衆衛生**のなかに位置づけられる（図1・8）．

> QOL: quality of life

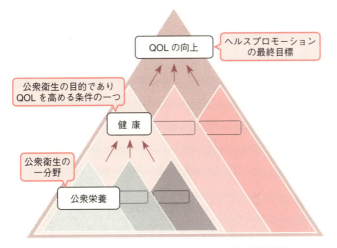

図 1・8 ヘルスプロモーションのための公衆栄養活動

公衆栄養活動の目標として，食育に関心のある人を増やす（意識・態度レベルの目標），朝食欠食をなくす（行動レベルの目標），カルシウムの摂取量を増やす（栄養摂取状況レベルの目標）などがあげられるが，これらは公衆栄養活動が目指す最終目的ではない．これらはいずれも"健康になる"という公衆衛生の目標を達成するための下位目標にすぎない．より上位の目標を達成するための手段といってもよい．公衆栄養というのは，より大きな枠組みである公衆衛生の一分野であり，公衆栄養だけで健康を達成することはできない．身体活動や禁煙，口腔保健など，別の小さな三角形に相当する，公衆衛生の他分野における取組みとともに健康を達成するのが，公衆栄養の位置づけである．

また，"健康"というのも，これ自体が最終目標ではない．健康というのはQOLを高めるための条件の一つにすぎず，健康でありさえすれば，QOLが高い

ということにはならない．たとえば，生きがいや人との交流など，QOLの向上にはさまざまな要素が必要である．よって，"健康"は"QOLの向上"を目標とするヘルスプロモーションの枠組みの中では下位目標にあたるもので，"QOLの向上"を達成するための手段ということになる．

このようにヘルスプロモーションを図示すると，大きい三角形の中に中くらいの三角形がいくつも存在し，さらに中くらいの三角形の中には小さい三角形がいくつも存在するという構造になる（図1・8）．一つ一つの三角形はすべてQOLの向上に欠かせない要素であり，それぞれ目標をもっている．中くらいの三角形の目標は小さい三角形の目標の上位目標（目的）にあたり，より大きい三角形の目標の下位目標（手段）に相当する．

1・2・5　自己管理能力（エンパワメント）のための公衆栄養活動

エンパワメント（empowerment）とは力を引き出すことである．エンパワメントの原則には"目標を当事者が選択する"，"問題点と解決策を当事者が考える"，"問題解決の過程に当事者の参加を促し，個人の責任を高める"などがあるが，いずれも当事者が主体的に関わることがポイントとなっている．

エンパワメントは，対象の種類によってセルフ・エンパワメント，ピア・エンパワメント，コミュニティ・エンパワメントの3種類に分けることができる．**セルフ・エンパワメント**は自らの力を自らが引き出す，エンパワメントの最も基本となるものであり，"生活に対して自ら意思決定し統御する能力"，すなわち**自己管理能力**のことである．これを身につけるための方法としては"生活について記録に残すこと"，"自分の人生に対し，責任を負うこと"，"自分自身を信頼すること"などがある．エンパワメントの原則に基づいて，自己管理能力を身につけさせることが，個人レベルにおける公衆栄養活動の目標でもある．

ピア・エンパワメント：仲間と一緒に元気になる，力を引き出しあうこと（ピアとは仲間という意味）．

コミュニティ・エンパワメント："場"全体の力を引き出す，活性化すること．

1・2・6　疾病予防のための公衆栄養活動*

適切な栄養・食生活を実践することで予防できる疾患については，予防の徹底を図る．予算や人員には限りがあるため，集団全体の健康・栄養状態の特徴を特定健康診査・特定保健指導の結果をはじめ，レセプトデータ，介護保険データ，その他の統計資料などに基づいて分析し，優先的に取組む健康・栄養課題の順位づけを行う．取組むべき課題が明確になったら，効果が期待できる達成可能な目標を設定し，効率的・効果的に栄養指導を実施する．

栄養指導の実施にあたっては，対象者自身が代謝などの身体のメカニズムと食習慣との関係を理解し，食習慣の改善を自らが選択し，行動を変えていくように進める．実施後は，検査データの改善度，行動目標の達成度，食習慣の改善状況などを評価することで変化を明確に認識し，より効率的かつ効果的な指導方法や内容となるよう改善を図る．

さらに，集団全体の健康・栄養状態の改善状況，生活習慣病の有病者・予備群の減少，生活習慣病関連の医療費の適正化など，設定した目標に対する評価・検証を行い，PDCAサイクル（図5・1参照）に基づき，課題解決に向けた計画の

* §1・2・6は"厚生労働省，地域における行政栄養士による健康づくり及び栄養・食生活の改善の基本指針"に基づく．

レセプトデータ：患者の病名，診療行為およびそれに伴う医療費などを記した記録．

修正を行う.

1・2・7 少子・高齢社会における健康増進

少子化の進むわが国における健康課題の一つに**低出生体重児**（出生時体重が 2500 g 未満の児）の増加がある．2012 年の人口動態統計によると，全出生数中の低出生体重児の割合は 9.6％ であり，2000 年の 8.6％ に比べ，増加していた．その背景には，不妊治療の増加による多胎の増加，妊婦の高年齢化のほかに，妊娠中の体重管理の問題がある．このような母子保健分野の課題に取組む国民運動が**健やか親子 21** であり，地域における公衆栄養活動も，この国の枠組みと連動させて，効果的に進めていく必要がある．以下は，次世代および高齢者の健康について，"厚生労働省，地域における行政栄養士による健康づくり及び栄養・食生活の基本指針" による通知である．

乳幼児健診で得られるデータについて，子どもの栄養状態を反映する代表的な指標である身体発育状況の集計・解析を行い，集団の年次推移の評価をとおして，肥満や栄養不良など優先される課題を選定するとともに，個人の状況の変化の評価をとおして，栄養・食生活の個別支援が必要とされる子どもの特定を図る．集団で優先される課題の解決，特定化された個人の課題の解決に向けて，その背景にある食事内容，食習慣および養育環境などの観察・分析を行い，保健師や児童相談所などと連携した取組みを行う．

また，低出生体重児の減少に向けては，妊娠前の母親のやせや低栄養など予防可能な要因について，医師，助産師，保健師などと連携し，その改善に向けた取組みを行う．さらに，児童・生徒について，肥満ややせなど将来の健康にも影響を及ぼす課題がみられた場合は，教育委員会と基本的な対応方針にかかる情報を共有したうえで，家庭，学校および関係機関と連携した取組みを行う．

高齢期の適切な栄養は，身体機能を維持し生活機能の自立を確保するうえで重要であることから，低栄養傾向や低栄養の高齢者の実態把握およびその背景の分析などを進め，改善に向けた効果的な計画を立案し，介護予防事業などの中で必要な取組みを行う．

また，地域によって高齢者を取巻く社会資源の状況が異なることから，地域包括ケア体制全体のなかで，優先的に解決すべき栄養の課題について，保健師，ケアマネージャー，社会福祉士などと連携し取組む体制を確保するとともに，必要な栄養・食生活支援について関係部局や関係機関と調整を行う．

重要な用語

栄養段階	残留性有機汚染物質	生態系
エンパワメント	食物連鎖	生物濃縮
行政栄養士	生態学的ピラミッド	フードバンク

2 健康・栄養問題の現状と課題

1. 開発途上国の人口増加，先進諸国の少子高齢化は深刻な社会問題である．
2. 一生のうちで健康に生活が営める期間のことを健康寿命とよぶ．
3. わが国は，医療技術の進歩や栄養事情，衛生面の改善，福祉の充実などにより平均寿命，健康寿命ともに世界一である．
4. 日本の食料自給率はカロリーベースで39％と先進諸国の中でも最も低く，多くを外国から輸入している．
5. 近年，感染症による死亡は減少し，悪性腫瘍，心疾患，脳血管疾患などの生活習慣病によるものが増えている．
6. 近年，食生活の変化や運動不足により，糖尿病とその予備群が増えている．
7. 根拠さえあれば国に届けるだけで機能を商品に表示できる"機能性表示食品"制度が2015年6月から施行されることとなった．
8. 肥満は先進国に限らず開発途上国にも及び，世界共通の健康課題となっている．一方，飢えと栄養失調は依然多くの開発途上国における重要な健康課題である．
9. 開発途上国の健康課題を解決するための国際的な枠組みが構築され，実行されている．

2・1 社会環境と健康・栄養問題

2・1・1 人口問題

　人口問題とは，生命の存続や社会の発展に支障をもたらす恐れのある，人口に関する質的，量的変化をいう．質的変化には，おもに少子化，高齢化などがあり，量的変化には人口爆発，人口偏在などがある．

　a. 世界の人口　現在世界の人口は，約70億人で，その約8割が開発途上国で暮らしている．人口増加もこの地域で著しく，特にアフリカでは25年で2倍になる勢いで増加している．第二次世界大戦以降，開発途上国を中心に起こった人口の急激な増加を**人口爆発**とよんでいるが，その最も大きな原因は，医療技術の進歩と公衆衛生の普及である．死亡率が大きく減少したにもかかわらず出生率が依然高いままであったため，急激に人口が増加する結果を招いた．人口の急激な増加は，食料不足や水不足，資源の枯渇，貧困の増加などをひき起こし，各種紛争の原因となることもある．

　開発途上国が多産少死で人口が増加している一方で，先進国では少産少死の**少子高齢化**が進んでいる．少子高齢化は経済発展の支障となるだけでなく，民族の

存続危機にもつながるため各国はあらゆる対策に取組んでいる．

b．日本の人口　わが国では，人口に関する問題に取組むため，出生，死亡，婚姻，離婚，死産などについて統計をとり，人口増減や人口構成の質的変化などを調査している．また，5年に一度**国勢調査**を行い，人口，性，年齢，世帯数，などについてその動向を把握し保健行政に反映させている．

わが国の2014年10月の人口は1億2708万3千人で男性6180万1千人，女性6528万2千人であった（前年同月に比べ21.5万人減少）．2008年に1億2808万人のピークに達したわが国の人口はその後，減少し始め2060年には8674万人になると推測されている．また，少子高齢化は今後も進み，年少人口（0〜14歳人口）や生産年齢人口（15〜64歳人口）は，今後50年で50％減少する一方で，老年人口（65歳以上人口）が20％増加し，全体の40％を占めるようになると推測されている．**生産年齢人口**が扶養する年少人口と老年人口を合わせた**従属人口**が急速に増加することが予測されるため，政府は，わが国の急激な少子高齢化を深刻な社会問題として捉え，各種対策を講じている（図2・1，図2・2）．なお，従属人口と生産年齢人口の割合が従属人口指数である．

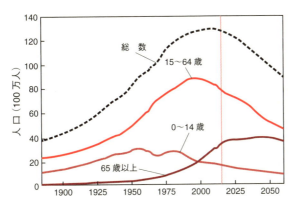

図2・1　年齢3区分別人口（1884〜2060年）［総務省統計局，"2011年人口推計"より改変］

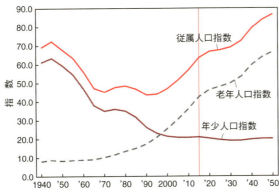

従属人口指数 $= \dfrac{\text{年少人口}+\text{老年人口}}{\text{生産年齢人口}} \times 100$

老年人口指数 $= \dfrac{\text{老年人口}}{\text{生産年齢人口}} \times 100$

年少人口指数 $= \dfrac{\text{年少人口}}{\text{生産年齢人口}} \times 100$

図2・2　従属人口指数および老年，年少人口指数（1940〜2050年）［国立社会保障・人口問題研究所，"人口統計資料集2013年版"より］

一方，人口分布についてみると，近年，地方から大都市に向けての人口移動が顕著になっており，人口の地域偏在が強まっている（図2・3）．その背景には，若者が就職先として首都圏や大都市にある企業を希望する傾向が強いことや，地方支所や営業所の人員削減，統廃合による就職先の減少などがある．

地方からの人口の流出は，地方経済の衰退を招き，生活機能を低下させ，さらなる流出へとつながる．その結果，首都圏への一極集中が進み，よりいっそう中央集権的な傾向が強まる．各自治体では，若い世代をつなぎとめるために，住民の福祉の向上や雇用の拡大，地域格差の是正などに努めている．

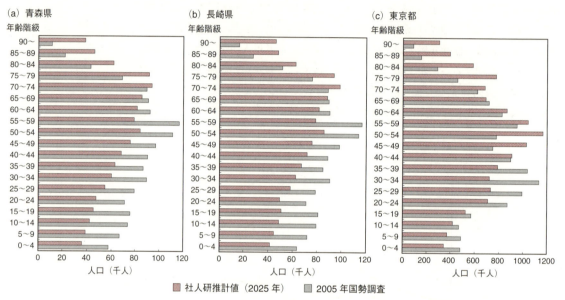

図2・3 青森県，長崎県，東京都における2005年の国勢調査と比較した2025年の人口（5歳階級）[藤波匠，"社会が加速する人口の地域偏差"，JRI news release ビジネス環境レポート No.2008-2，日本総合研究所（2008）より改変]

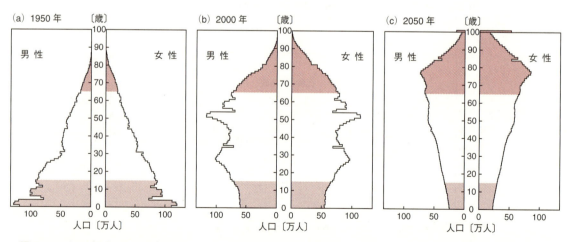

図2・4 人口ピラミッド　1920〜2005年の人口ピラミッドは"国勢調査"の結果による．2010〜2050年の人口ピラミッドは，国立社会保障・人口問題研究所の"日本の将来推計人口（2006年12月推計）"の中位推計による．[総務省統計局，"国勢調査e-ガイド，人口ピラミッド"より]

2・1・2 人口構成の変遷

わが国は1920年より国勢調査を実施し，国内の人口の規模や構成を把握している．年齢別人口を棒グラフで表し縦に重ねた図を**人口ピラミッド**とよび，年齢に着目して人口構成を表す指標として用いている．

1950年における人口構成は，図2・4(a)のようにきれいな"ピラミッド型"をしている．これは，年齢の若い者ほど人口が多く，年齢が上がるほど人口が減少している様子を表している．開発途上国は出生率が高いにも関わらず感染症や食料不足などにより死亡率も高いため多死多産型となりこのような形になることが多い．

2000年の人口構成は図2・4(b)のようになる．**出生率**がしだいに減少し裾野がしぼんでいる一方，死亡率も徐々に減少しているため不安定な形を描くことになる．第一次，第二次ベビーブームの年齢層が大きく張り出しているのがわかる．

2050年の予測図は図2・4(c)のように少死少産型となる．若い年齢の人口が急激に減り，多くの高齢者を支えていく形になっている．出生率が死亡率より低い場合はこのような"つぼ型"のラインを描くことになる．このような人口構成の変遷をみると，わが国が急激に少子高齢化の道をたどってきたことがよくわかる．

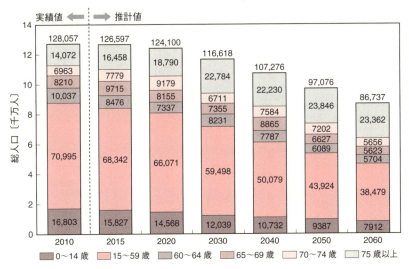

図 2・5 年齢区分別将来人口推計 2010年の総数は年齢不詳を含む．[内閣府，"2013年版高齢社会白書（全体版）"より]

国立社会保障・人口問題研究所では，将来の出生，死亡，国際人口移動について仮定を設け，わが国の将来の人口，年齢構成の推移について推計している．図2・5は，2013年に公表されたわが国の年齢区分別人口のグラフであるが，戦後第一次ベビーブームに出生した"**団塊の世代**"が75歳以上になる2025年には高齢者人口は3657万人に達すると見込まれている．その後も高齢者人口は増え続け，2042年に3878万人でピークとなりその後は減少すると推計されている．出生数が伸び悩むなか，高齢者数が増加すると高齢化率は上昇し，

高齢化率（％）
$= \dfrac{\text{老年人口}}{\text{総人口}} \times 100$

ひのえうま（丙午）：ひのえうま年生まれの女性は気が強く，縁起が悪いなどという迷信が江戸時代からあり，ひのえうまの年は出産を控える傾向がある．

2060 年には国民の約 2.5 人に 1 人が 65 歳以上の高齢者となることが推計されている．

2・1・3 少子化

図 2・6 は，1947〜2013 年までのわが国の出生率の変化を描いたものである．終戦直後の 1949 年の出生数は約 270 万人と大変多く，第一次ベビーブーム，いわゆる団塊の世代とよばれている．その後しだいに出生数は減少するが，1971〜1974 年にその団塊の世代の人々の子どもが生まれる第 2 次ベビーブームを迎える．しかし，再び出生数は減り始め，2013 年には約 103 万人まで減少し，合計

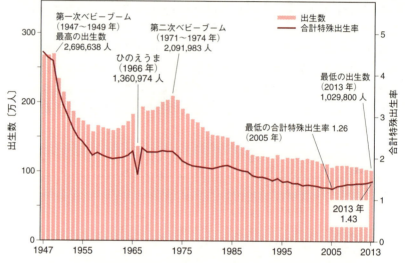

図 2・6 出生数と出生率の推移　［厚生労働省，"2013 年人口動態統計月報年計（概数）の概況"より］

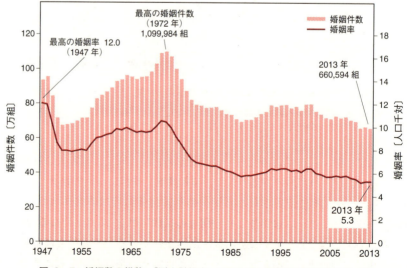

図 2・7 婚姻数の推移　［厚生労働省，"2013 年人口動態統計月報年計（概数）の概況"より］

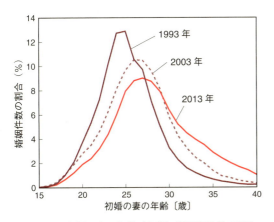

図 2・8 初婚の妻の年齢（各歳）別婚姻件数の割合
各届出年に結婚生活に入ったもの．[厚生労働省，"2013 年人口動態統計月報年計（概数）の概況"より]

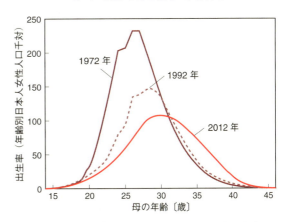

図 2・9 母の年齢別にみた出生率の年次比較 [厚生労働統計協会 編，"国民衛生の動向 2014/2015", p.60, 厚生労働統計協会（2014）より]

特殊出生率も 1.43 まで下がる．この出生率の減少は，深刻な少子化を招きさまざまな社会問題をひき起こす原因となっている．

少子化の原因としては，結婚しない男女が増えたこと（未婚化）や，結婚平均年齢の上昇（晩婚化）が考えられる．図 2・7 は婚姻件数および婚姻率の推移を表したものである．1972 年の 109 万 9984 組をピークにその後は減少傾向にあり，2013 年は，66 万 594 組とほぼ 40 % 減少している．図 2・8 は，初婚の妻の年齢別婚姻件数の割合を示したものである．1993 年のグラフはピークが 25 歳にあり平均初婚年齢は約 26 歳であった．しかし，2013 年のグラフはピーク時の年齢が上昇し，高い年齢に向かってカーブがなだらかになっている．これは，晩婚の傾向が強くなり平均初婚年齢が上昇している（29.3 歳）ことを示している．図 2・9 は，母親の年齢別にみた出生率を年次比較したものである．1972 年のグラフは 26，27 歳をピークに急な山型になっているが，その後徐々に山のすそ野が広がり始め，2012 年のグラフは 30 歳をピークになだらかなカーブを描く形に変わっている．これは，第一子出産時の母親の平均年齢が上がってきていることや，高齢出産が増加していることを表している．

女性の初婚平均年齢が上昇すると，高齢出産が増えるばかりではなく，妊娠可能期間自体が短くなる．その結果，一家族の子どもの数が減少し少子化につながる．女性の未婚化や晩婚化の背景には，女性の社会進出や高学歴化があるが，家庭と仕事を両立させることが困難な社会環境や，一度退職した女性が職場に復帰しにくい雇用体制などが結婚や出産の障害となっている．一方，男性の未婚化，晩婚化の理由については，低収入や非正規雇用などにより結婚しても世帯が維持できないなどの労働形態の問題があるとの指摘もされている．

また近年，高学歴志向が高まり，中卒高卒よりも大卒，大学院卒の人が増加している．高学歴を求めると子どもが独り立ちするまでに年月がかかるうえ，家庭に対する教育費の負担が大きくなるため，一家族で多くの子どもを育てることが困難になってくる．こういう社会的現象も少子化を招く一因となっている．

こうした少子化問題に対し，2003年に政府は，子どもが等しく心身ともに健やかに育ち，子どもを生み育てる者が真に誇りと喜びを感じることのできる社会を実現し，少子化の進展に歯止めをかけることを求めて"少子化社会対策基本法"をつくり女性が安心して子どもを生み，育てることのできる環境を整えるよう力を注いでいる．

> **少子化社会対策基本法による基本的施策**
> 1. 雇用環境の整備
> 2. 保育サービスなどの充実
> 3. 地域社会における子育て支援体制の整備
> 4. 母子保健医療体制の充実
> 5. ゆとりのある教育の推進
> 6. 生活環境の整備
> 7. 経済的負担の軽減
> 8. 教育および啓発

2・1・4 長寿社会

2012年の日本の**平均寿命**は84.6年とわが国は世界でも1位の長寿国である（表2・1）．乳児死亡率が低いことが平均寿命を引上げる直接の原因となっているが（表2・2），医療技術の進歩や栄養事情，公衆衛生面の改善などがそれらを支えている．

しかし，長寿社会は，総人口に占める老齢人口の割合が相対的に増加することとなり，高齢化を招く結果になる（図2・10）．高齢化は先進国共通の現象で，わが国では1970年ごろから高齢者の占める割合が急速に増え始め高齢化社会に突入した．わが国の高齢化のスピードは，他の先進諸国と比べてきわめて急速で，高齢者（65歳以上）が占める割合が7％（高齢化社会）から14％（高齢社

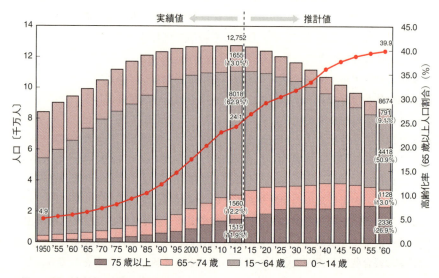

図 2・10　高齢化の推移と将来推計　［内閣府，"2013年版高齢社会白書（全体版）"より］

会）に到達するまでに要した年数はたったの 24 年であった．フランスが 114 年，スウェーデンが 82 年かかったことと比較すると，日本の高齢化の速度は大変速いことがわかる（表 2・3）．わが国の高齢化はその後もとどまるところを知らず，2012 年では高齢化率 24.1％ の世界一の超高齢国家となっている（図 2・11）．

高齢化が進み老年人口の割合が増えると，年金などの社会保障費も膨らむだけではなく，医療や介護を受ける人が増えるため，医療費，介護費が増加する．そ

表 2・1 平均寿命の国際比較（単位：年）[a]

	男 性	女 性	作成期間年
日 本	80.21 歳	86.61 歳	2013
アイスランド	80.8	83.9	2012
スウェーデン	80.09	83.71	2013
スイス	80.5	84.7	2012
英 国	78.96	82.79	2010〜2012
フランス	78.7	85.0	2013
ドイツ	77.72	82.73	2009〜2011
米 国	76.3	81.1	2011

[a] 厚生労働統計協会 編，"国民衛生の動向 2014/2015"，p.85，厚生労働統計協会（2014）より．

表 2・2 乳児死亡率・新生児死亡率（出生千対）の国際比較[a]

	乳児死亡率[†1]					新生児死亡率[†1]				
	'80 年	'90	2000	'10	'12	'80 年	'90	2000	'10	'12
日 本	7.5	4.6	3.2	2.3	2.2	4.9	2.6	1.8	1.1	1.0
カナダ	10.4	6.8	5.3	'06) 5.0	'08) 5.1	6.7	4.6	3.6	'06) 3.7	'08) 4
米 国	12.6	9.2	6.9	'08) 6.6	'09) 6.4	8.4	5.8	4.6	'08) 4.3	'09) 4
オーストリア	14.3	'91) 7.5	4.8	'09) 3.8	'11) 3.9	9.3	'91) 4.4	3.2	'09) 2.5	'11) 2
デンマーク	8.4	'91) 7.2	'01) 4.9	'09) 3.1	'11) 3.5	5.6	'91) 4.2	'01) 3.5	'09) 2.3	'11) 2
フランス	10.0	7.3	'03) 4.0	'09) 3.7	'10) 3.5	5.6	3.6	'03) 2.7	'09) 2.4	'10) 2
ドイツ[†2]	12.6	7.0	4.4	'07) 3.9	'11) 3.6[†3]	7.8	3.5	2.7	'07) 2.7	'11) 2
ハンガリー	23.2	'91) 15.6	9.2	'09) 5.1	'11) 4.9	17.8	'91) 11.4	6.2	'09) 3.4	'11) 4
イタリア	24.5	8.0	'03) 4.7	'07) 3.5	'10) 3.4	11.2	6.2	'03) 3.4	'07) 2.4	'10) 2
オランダ	8.6	7.1	5.1	'08) 3.8	'10) 3.8	5.7	5.7	3.9	'08) 2.8	'10) 3
ポーランド	21.3	'91) 15.0	8.1	'09) 5.6	'11) 4.7	13.3	'91) 10.8	5.6	'09) 4.0	'11) 3
スウェーデン	6.9	6.0	'01) 3.7	'09) 2.5	'11) 2.1[†3]	4.9	4.9	'01) 2.5	'09) 1.6	'11) 1
スイス	9.1	'91) 6.2	4.9	'09) 4.3	'11) 3.8	5.9	'91) 3.6	3.6	'09) 3.5	'11) 3
英 国	12.1	'92) 6.6	5.6	'07) 4.8	'10) 4.3	7.7	'92) 4.3	3.9	'07) 3.3	'10) 3
オーストラリア	10.7	'92) 6.7	5.2	'09) 4.3	'11) 4.1	7.1	'92) 4.3	3.5	'09) 3.0	'11) 3
ニュージーランド	13.0	'91) 8.4	6.1	'09) 4.9	'11) 4.7	5.8	'91) 4.4	3.6	'09) 2.8	'11) 3

[†1] 乳児死亡率：生後満 1 歳未満の死亡率，新生児死亡率：生後 28 日未満の死亡率．
[†2] ドイツの 1990 年までは旧西ドイツの数値である．
[†3] 暫定値．
[a] 厚生労働統計協会 編，"国民衛生の動向 2014/2015"，p.79，厚生労働統計協会（2014）より．

表 2・3 高齢化の国際比較

国 名	高齢化率の到達年 7%	高齢化率の到達年 14%	所要年数
フランス	1865	1979	114
スウェーデン	1890	1972	82
ドイツ	1930	1972	42
英 国	1930	1976	46
イタリア	1935	1990	55
米 国	1945	2014	69
日 本	1970	1994	24

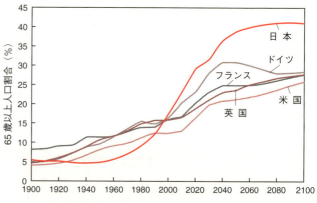

図 2・11 主要国の 65 歳以上人口割合の推移と将来推計 [国立社会保障, 人口問題研究所人口統計資料集より]

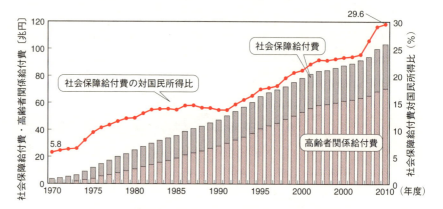

図 2・12 社会保障給付費の推移 資料：国立社会保障・人口問題研究所，"2010 年度社会保障費用統計"．［内閣府，"2013 年版高齢社会白書（全体版）"より］

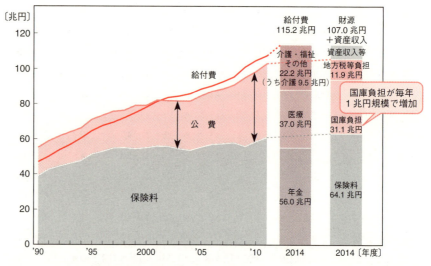

図 2・13 社会保障給付費の増に伴う公費負担の増 上記のほかに地方自治体は社会保障関係の地方単独事業費（5.5 兆円・2010 年度）がある．［内閣府大臣官房政府広報室ホームページ，"特集 社会保障と税の一体改革"より］

してそれを少ない若者で支えることとなるため若者一人当たりにかかる負担が大きくなるという問題が生じてくる（図2・12，図2・13）．そのため，政府は，2008年4月より医療費適正化計画を実施し，① 糖尿病などの生活習慣病の予防を進め25％減らす，② 病院の平均在院日数については全国平均（36日）と最短の長野県（27日）の差を半分に縮小するなど具体的な目標を掲げ，医療費などの社会保障費の抑制に努めている．

2・1・5 食料問題

人口が増加することによって問題となりやすいのは食料不足である．現在，世界の人口は約70億人であるが，今後増え続けることが予測されており，2025年には80億人，2045年には90億人を超えるとされている．しかし，地球が養える人口はせいぜい80億人程度であり，このままでは，近い将来**食料不足**になることは避けられない．

a. 食料の配分の問題　現在世界で生産されている穀物の総量は，70億人分の穀物消費量を上回っている．しかし，世界では約8億人もの人々が飢餓に苦しんでいる．このような現象が生じる原因は食料の配分の偏りにある．高度な生産技術をもち，肥沃な土壌にめぐまれた国では十分な食料を生産することができるが，農業技術に遅れのある国や地形や気候が食料生産に適さない国では十分な食料を確保することができない．また，経済力のある国は他国から食料を自由に輸入しことができる一方，貧しい国では生産した作物を輸出にまわすため食料の多くが他国に流れてしまう．その結果，欧米諸国では，栄養の摂りすぎによる肥満が問題になり，アフリカでは多くの子どもが飢餓で命を失うことになる．すべての人々に公平に食料が行きわたるよう食料配分について考慮しなければ，生産量をいくら増やしても食料不足による飢餓はなくならない．

b. 食料廃棄の問題　わが国では，年間約6000万トンの食料を輸入しているにもかかわらず，そのうちの約3分の1の食料を廃棄している．賞味期限切れ，外装の破損，汚れ，過度の鮮度志向などの理由による食品廃棄が年々増加し，家庭から出る残飯の総量は年間約11兆円にものぼり，その残飯の処理費用にも約2兆円が費やされている．この量は，世界一の消費大国である米国よりも多く，世界の食料援助総額740万トンをはるかに上回っている．

c. 食料自給率の問題　食料自給率とは，国内で消費される食料をどの程度国内産のもので賄っているかを表すものであり，カロリーをベースにするものや生産額をベースにするものがある．カロリーベースとは，重量を供給熱量に換算して計算するもので，生産額ベースとは，重量を金額に換算して算出するものである．日本の場合，和牛や高級メロンなど高額な食品を多く生産しているため，金額換算の自給率は比較的高いが，穀物などを輸入に頼っているためカロリーをベースにした自給率は非常に低い．日本人の食生活が魚や米中心の和食から，肉や小麦中心の洋食に変化してきたことにより，食料自給率は年々減少傾向にある．特にカロリーベースの自給率が非常に低いことは深刻な食料問題であり，1961年には78％であった自給率が2011年には39％にまで下がってしまっ

22　第2章　健康・栄養問題の現状と課題

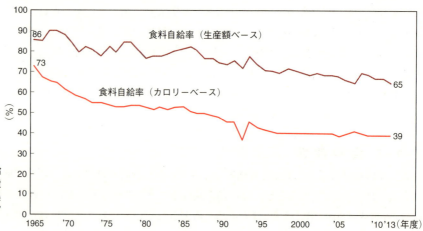

図 2・14　わが国の食料自給率（カロリーベース，生産額ベース）の年次推移　［農林水産省，"食料需給表" より］

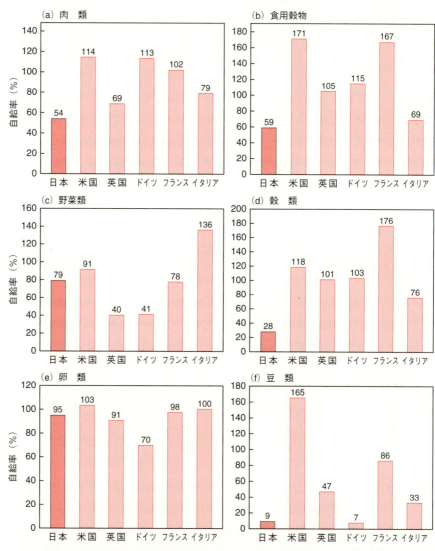

図 2・15　諸外国の品目別自給率（2011年，試算）　数値は自給率（％）を示す．
［農林水産省，"食料需給表 2013年度" のデータを基に作成］

た（図2・14）．この数値は，世界の主要先進国のなかでも最低水準で，わが国の深刻な食料問題の1つとなっている（図2・15a〜f）．食料輸入は，特定の少数国に頼っているため，もし何かの理由でそれらの国から食料を輸入できなくなった場合，わが国は1年後に3000万人が餓死するといわれている．環太平洋経済連携協定（TPP）など他国間とさまざまな輸入貿易協定が結ばれるようになると，安価な農産物が大量に輸入されるようになり，なおいっそう食料自給率が低下することが懸念される．国産農産物の需要が低下すれば，国内の農業生産者が減少し生産力そのものが脆弱化してしまう．人口増加，バイオ燃料の出現，地球温暖化，異常気象，自由貿易協定の締結など食料の生産や価格に影響を及ぼす諸要因を考慮しながら食料供給基盤を崩さないための施策が必要である．

TPP: Trans-Pacific Partnership

d. 1人当たりの消費量増加の問題　生活が豊かになってくると野菜や穀物中心の食事から肉を中心としたぜいたくな食事へと変化してくる．家畜を育てるためには，農地で生産された穀物が飼料として必要であるが，同じカロリー量の肉を生産するためには約10倍の量の穀物が消費される．つまり生活が豊かになるに従って多くの穀物が消費されることになる．近年，中国など多くの人口を有する開発途上国で食生活が肉食へと変わりつつある（図1・5参照）．食生活の質の向上も食料不足につながる原因の一つである．

2・2 健康状態の変化

2・2・1 死因別死亡

戦後，わが国の**死亡率**（年齢調整死亡率，人口千対）は減少し続け，1950年は男性18.6，女性14.6であったが2012年には男性5.2，女性2.7まで低下した（表2・4）．死因についてみると，戦後間もないころは，有効な薬剤や抗生物質がなかったため感染症による死亡が多く，結核が死因の1位を占めていたが，近年は，栄養状態や衛生面も改善され，感染症による死亡は激減した．一方，平均寿命の延びと共に悪性腫瘍（悪性新生物）による死亡が死因の1位を占めるよう

表 2・4　粗死亡率・年齢調整死亡率（人口千対）の推移[a]

	粗死亡率*			年齢調整死亡率*	
	総数	男性	女性	男性	女性
1950年	10.9	11.4	10.3	18.6	14.6
'60	7.6	8.2	6.9	14.8	10.4
'70	6.9	7.7	6.2	12.3	8.2
'80	6.2	6.8	5.6	9.2	5.8
'90	6.7	7.4	6.0	7.5	4.2
2000	7.7	8.6	6.8	6.3	3.2
'05	8.6	9.5	7.7	5.9	3.0
'10	9.5	10.3	8.7	5.4	2.7
'12	10.0	10.7	9.3	5.2	2.7
'13[†3]	10.1	10.8	9.5	…	…

＊　p.142 参照．

a) 厚生労働統計協会 編，"国民衛生の動向 2014/2015"，p.63，厚生労働統計協会（2014）より．

になり，心疾患，脳血管疾患など生活習慣病による死亡も増加してきた（図 2・16）．また，高齢化などの要因により，肺炎が死因の 3 位に浮上してきている．現在は，悪性腫瘍，心疾患，脳血管疾患の三大死因の数を合わせると死因のほぼ 60% を占めている．

年齢階級別にみると，乳児（0 歳）や幼児（1 歳～就学まで）では生まれつきの奇形や障害によるものおよび不慮の事故が多いが，10 歳代後半から自殺による死亡が増え始め，40 歳代以降は悪性腫瘍によるものが増えてくる（図 2・17）．主要死因別の死亡率の推移は図 2・16 のとおりである．なお，死亡統計の分類は WHO の国際疾病分類 ICD-10 に準拠して作成されている．

WHO: World Health Organization，世界保健機関

ICD: International Statistical Classification of Diseases and Related Health Problems，疾病および関連保健問題の国際統計分類

2・2・2 平均寿命，健康寿命

年齢別死亡率が今後もずっと変わらないと仮定した場合，それぞれの年齢に達

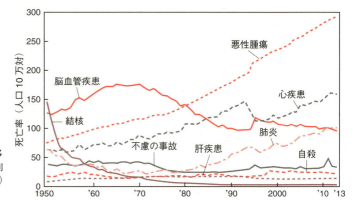

図 2・16 主要死因別にみた死亡率の推移
［厚生労働統計協会 編，"国民衛生の動向 2014/2015"，p.64，厚生労働協会（2014）より］

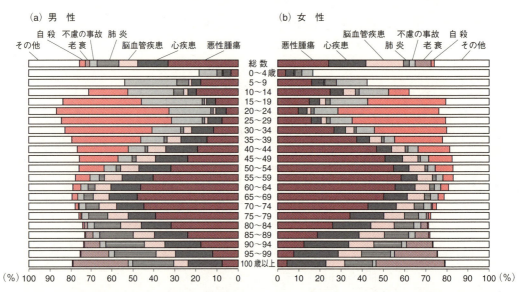

図 2・17 年齢階級別にみたおもな死因の構成割合（2012 年）［厚生労働省，"2012 年人口動態統計月報年計（概数）の概況"より］

した人たちがその後平均して何年生きられるかを示したものを**平均余命**といい，特に0歳児の平均余命を**平均寿命**という．平均寿命は，医療技術の進歩や栄養状態の改善に伴って高齢者の死亡率や，新生児の死亡率が減ることにより伸びる結果となる．江戸時代の日本の平均寿命は30歳代であったがその後急速に延び，第二次世界大戦後には60歳を超えた（表2・5）．現在，わが国は，男女合わせると世界一の長寿国で，女性86.6年，男性80.2年（2013年）である（図2・18）．

一方，一生のうちで病気で寝たきりになったり介護を受けたりせずに健康に生活が営める期間のことを**健康寿命**とよんでいる．健康寿命という概念は，生活の質（QOL）を重視する考え方に基づき2000年にWHOが公表したものである．健康寿命は平均寿命から健康でない期間を引いた期間をさすため，平均寿命の延びが必ずしも健康寿命の延びを表すとは限らない．近年，高度な医療技術によって健康を損ねた状態でも長く生きながらえることが可能となったため，単なる平均寿命より"人間らしい自立した生活を営む期間"を意味する健康寿命という概念に注目が集まっている．2010年のわが国の健康寿命は，男性70.42年，女性73.62年であった．同年の平均寿命が，男性79.55年，女性86.30年であったことから差し引きすると，男性は約9年，女性は約13年健康を損ねた状態で生きながらえることになる（図2・19）．女性が男性よりもこのような期間が長いのは，骨粗鬆症や認知症に罹患しやすいのが原因であろうと考えられているが，どん

QOL: quality of life

表 2・5　戦後における平均寿命の推移（単位：年）a)

	男性	女性		男性	女性		男性	女性
1947年†	50.06	53.96	1969年	69.18	74.67	1992年	76.09	82.22
'48	55.60	59.40	'70	69.31	74.66	'93	76.25	82.51
'49	56.20	59.80	'71	70.17	75.58	'94	76.57	82.98
'50	58.00	61.50	'72	70.50	75.94	'95	76.38	82.85
'50～'52†	59.57	62.97	'73	70.70	76.02	'96	77.01	83.59
'51	60.80	64.90	'74	71.16	76.31	'97	77.19	83.82
'52	61.90	65.50	'75	71.73	76.89	'98	77.16	84.01
'53	61.90	65.70	'76	72.15	77.35	'99	77.10	83.99
'54	63.41	67.69	'77	72.69	77.95	2000†	77.72	84.60
'55	63.60	67.75	'78	72.97	78.33	'01	78.07	84.93
'56	63.59	67.54	'79	73.46	78.89	'02	78.32	85.23
'57	63.24	67.60	'80†	73.35	78.76	'03	78.36	85.33
'58	64.98	69.61	'81	73.79	79.13	'04	78.64	85.59
'59	65.21	69.88	'82	74.22	79.66	'05	78.56	85.52
'60	65.32	70.19	'83	74.20	79.78	'06	79.00	85.81
'61	66.03	70.79	'84	74.54	80.18	'07	79.19	85.99
'62	66.23	71.16	'85	74.78	80.48	'08	79.29	86.05
'63	67.21	72.34	'86	75.23	80.93	'09	79.59	86.44
'64	67.67	72.87	'87	75.61	81.39	'10	79.55	86.30
'65	67.74	72.92	'88	75.54	81.30	'11	79.44	85.90
'66	68.35	73.61	'89	75.91	81.77	'12	79.94	86.41
'67	68.91	74.15	'90	75.92	81.90	'13	80.21	86.61
'68	69.05	74.30	'91	76.11	82.11			

† 完全生命表である．
注）1945年，1946年は基礎資料が不備につき，本表から除いてある．1972年以降は沖縄県を含めた値であり，1971年以前は同県を除いた値である．
a) 厚生労働統計協会 編，"国民衛生の動向 2014/2015"，p.84，厚生労働統計協会（2014）より．

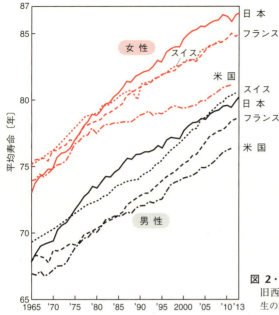

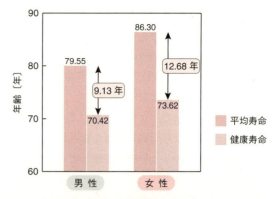

図 2・19　平均寿命と健康寿命の差（2010 年）［厚生科学審議会地域保健健康増進栄養部会 次期国民健康づくり運動プラン策定専門委員会，"健康日本 21（第二次）の推進に関する参考資料"，p.25（2012）より］

図 2・18　諸外国の平均寿命の比較　1990 年以前のドイツは旧西ドイツの数値である．［厚生労働統計協会 編，"国民衛生の動向 2014/2015"，p.85, 厚生労働統計協会（2014）より］

なに平均寿命が延びても QOL が低ければ満足な生活を送っているとはいえないので，わが国では，近年，健康寿命を延ばすいろいろな取組みがなされている．

2013 年度から開始された国民の健康づくりプラン"健康日本 21（第二次）"にも，その目標のなかに健康寿命の延伸が盛り込まれている．平均寿命の延びが健康寿命の延びを上回ると，QOL の問題だけではなく医療費や介護費が増加する結果にもつながってくるので，それらの負担を軽減するためにも健康的な生活を維持する努力が必要である．

2012 年に発行された *The Lancet* によると，わが国の健康寿命は 2010 年時点で男女ともに世界第 1 位で男性 68.8 年，女性 71.1 年であった（表 2・6）．（この数値が先に示した厚生労働省によって算出されたものと違いがあるのは，健康寿命の指標となるものにさまざまな論があり，定義や算出方法に統一的な見解が示されていないからである．）

表 2・6　健康寿命の上位 5 カ国（2010 年）[a]

	男　性		女　性	
順 位	国　名	健康寿命〔年〕	国　名	健康寿命〔年〕
1	日　本	68.8	日　本	71.1
2	シンガポール	68.1	韓　国	70.3
3	スイス	67.5	スペイン	70.1
4	スペイン	67.3	シンガポール	70
5	イタリア	66.9	台　湾	69.6

a) J.A. Salomon, *et al*., *Lancet*, **380**, 2144〜2162（2012）より．

今後，健康寿命を延ばしていくために，食生活，運動習慣，喫煙，飲食，睡眠，ストレスなど生活習慣の改善に努め，悪性腫瘍や心疾患，脳血管疾患などの疾病を減らしていくことが重要となってくる．そのためには，国をはじめ地方自治体は，健康寿命という言葉の意味や概念を国民に浸透させ，国民一人一人の健康づくりに対する関心を高めていく政策を積極的に取入れていく必要がある．

2・2・3 生活習慣病の有病率

生活習慣病とは，食生活，運動習慣，喫煙，飲酒，睡眠，ストレスなど生活習慣が原因となって発生する疾病のことで，以前は，成人病とよばれていた．生活習慣病には，日本の三大死因である悪性腫瘍，心疾患，脳血管疾患をはじめ糖尿病，高血圧，脂質異常症，歯周病，骨粗鬆症，認知症などが含まれる．成人病という名称は，年齢を重ねることが原因で起こる病気というイメージがあるが，これらの病気は，生まれながらにもつ遺伝因子に加えて生活習慣の乱れが原因となって30〜40歳以上の世代から発症しやすいものなので，厚生省は1997年"成人病"を**生活習慣病**と改称した．1935年ごろ死因の半数は感染症疾患によるものであったが，医療技術の進歩や，衛生面の改善により戦後感染症による死亡は激減した．一方，生活レベルの向上とともに生活習慣病が増え始め，1955年には，死因の半数を占めるようになった．

生活習慣病として扱われる病気には次のようなものがある．

- 食事習慣によるもの：肥満症，栄養失調症，拒食症，糖尿病，胃がん，胃潰瘍，大腸がん，痛風，高血圧性疾患，動脈硬化，胆石，心筋梗塞，腎臓病，肝臓病，骨粗鬆症，歯周病
- 飲酒習慣によるもの：脂肪肝，アルコール性肝硬変，アルコール依存症，アルコール性精神疾患
- 喫煙習慣によるもの：肺がん，慢性気管支炎，肺気腫，心臓病，骨粗鬆症，脳疾患
- 運動不足によるもの：糖尿病，肥満症，脂質異常症，高血圧
- 睡眠不足によるもの：過労死，うつ病，自殺，心筋梗塞，不眠症

生活習慣病を予防するために，われわれは日頃から次のようなことを心がける必要がある．

1. 動物性脂肪，塩分の摂取を控え栄養バランスのとれた食事を摂る
2. 三食規則正しく食べる
3. アルコール摂取量を適量にする
4. たばこを吸わない
5. 運動不足にならないよう適度に運動する
6. ストレスをためず，休養を十分とる
7. 適度な睡眠をとる

生活習慣病の一次予防は，上記のようなものであるが，二次予防は，健診による早期発見である．厚生労働省は，2008年より市町村や健康保健組合に生活習慣病予防のための**特定健康診査**および**特定保健指導**を義務づけた．メタボリックシンドローム（内臓脂肪症候群）は，内臓脂肪型肥満（内臓肥満・腹部肥満）に

高血糖・高血圧・脂質異常症のうち二つ以上を合併した状態のことで、心臓病や脳卒中につながるものとしてこの健診の重要な項目となっている．

> **メタボリックシンドローム診断基準**
>
> 臍の高さの腹囲が女性 90 cm，男性 85 cm 以上で次の三つの条件のうち二つ以上が該当した場合，メタボリックシンドロームと診断される（一つの場合は，予備群）．
> 1. 空腹時血糖値が 110 mg/dL 以上
> 2. 血圧が収縮期で 130 mmHg 以上，拡張期で 85 mmHg 以上のいずれかまたは両方
> 3. 中性脂肪 150 mg/dL 以上，HDL コレステロール 40 mg/dL 未満のいずれかまたは両方
>
> （日本の 8 学会による"メタボリックシンドロームの診断基準"より）

2006 年国民生活基礎調査の結果から推計すると，40～74 歳の男性では，2 人に 1 人が，女性では 5 人に 1 人がメタボリックシンドローム該当者あるいは予備

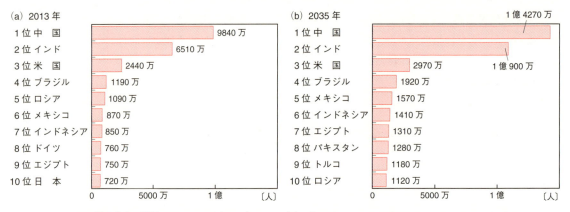

図 2・20　糖尿病人口世界ワースト 10（2013 年・2035 年）［IDF Diabetes Atlas, 6th Ed., International Diabetes Federation（2013）より］

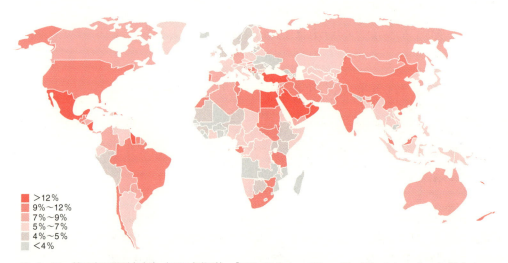

図 2・21　糖尿病の国別有病率（2007 年推計）［IDF Diabetes Atlas, 6th Ed., International Diabetes Federation（2013）より］

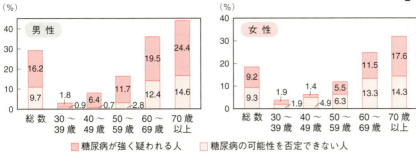

図 2・22　糖尿病が疑われる者の割合　20歳代は0％なのでここには示していない．[厚生労働省，"2013年国民健康・栄養調査報告"を基に作成]

群とみなされ，国民の約2000万人が該当するといわれている．

糖尿病は，脳梗塞，虚血性心疾患，脂質異常症，および合併症（糖尿病性腎症，糖尿病性網膜症，糖尿病性神経症）などあらゆる病気をひき起こすもとになり生活習慣病に特に関係の深い病気として注目されている．現在，世界で糖尿病が急速に増加しており20年前には約3000万人だった患者数が，2013年には約3億8200万人に増加し深刻な事態となっている（図2・20a）．今後その数は増え続け，2035年には5億9200万人に達すると推計されている（図2・20b）．世界では，2012年現在，年間400万人近くが糖尿病で亡くなっており，糖尿病は21世紀の世界的課題となっている．糖尿病患者の70％は開発途上国が占めており，サウジアラビアやアラブ首長国連邦など中東での罹患率が際立っている．これは都市化による食生活やライフスタイルの変化と運動不足などによるものであろうといわれている（図2・21）．

わが国の糖尿病患者人口は，約720万人（2013年）で世界第10位である．糖尿病は女性よりも男性に罹患率が高く，男性の場合70歳以上になると2.5人に1人が糖尿病の疑いがもたれる状態にある（図2・22）．

2・3　食事の変化

2・3・1　エネルギー・栄養素摂取量*

エネルギー摂取量およびエネルギーを構成するたんぱく質，脂質，炭水化物の比率をみると，1960年代から70年代にかけて，エネルギー摂取量が増加するとともに，たんぱく質および脂質の構成割合が増加し，炭水化物の構成割合が大きく減少した（図2・23）．1980年代以降，エネルギー摂取量は減少傾向となり，構成割合に大きな変化はみられない．なお，高齢化が進展した日本の人口構造の変化の影響を除くために年齢調整をしたエネルギー摂取量の推移をみても同様の傾向がみられた．

表1・3には，たんぱく質と脂質の摂取量（g）を示した．戦後の1946年に比べて，いずれも増加しているが，特に，動物性たんぱく質，総脂質の増加が著しい．動物性脂質の摂取量は1960年～1970年の10年間に大きく増加した．

たんぱく質，脂質，炭水化物の供給比率について諸外国と比較すると，炭水化

＊ §2・3・1は"厚生労働省，日本人の長寿を支える「健康な食事」のあり方に関する検討会報告書"に基づく．

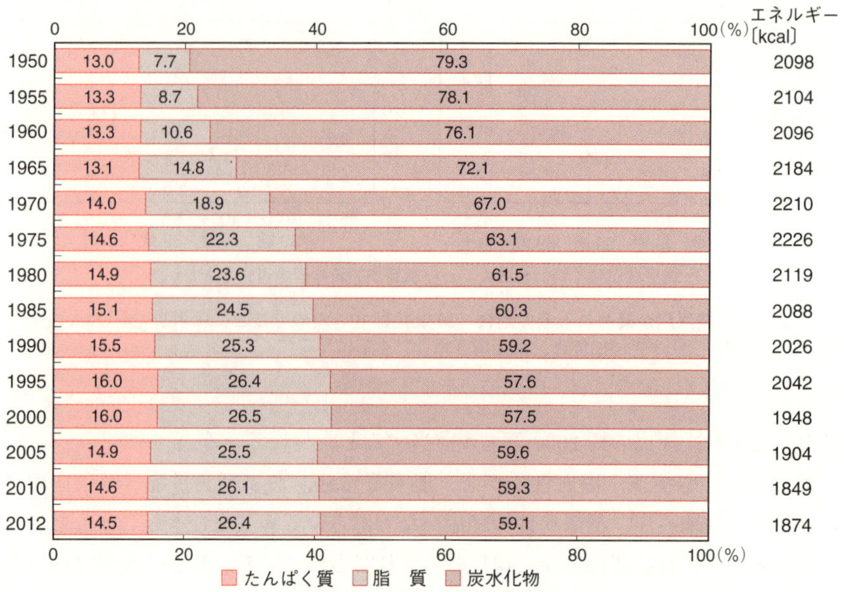

第 2 章 健康・栄養問題の現状と課題

年	たんぱく質	脂質	炭水化物	エネルギー [kcal]
1950	13.0	7.7	79.3	2098
1955	13.3	8.7	78.1	2104
1960	13.3	10.6	76.1	2096
1965	13.1	14.8	72.1	2184
1970	14.0	18.9	67.0	2210
1975	14.6	22.3	63.1	2226
1980	14.9	23.6	61.5	2119
1985	15.1	24.5	60.3	2088
1990	15.5	25.3	59.2	2026
1995	16.0	26.4	57.6	2042
2000	16.0	26.5	57.5	1948
2005	14.9	25.5	59.6	1904
2010	14.6	26.1	59.3	1849
2012	14.5	26.4	59.1	1874

図 2・23　エネルギー摂取量，エネルギー産生栄養素の構成割合の推移　[厚生労働省，"日本人の長寿を支える「健康な食事」のあり方に関する検討会報告書"（2014年10月）より]

表 2・7　PFC 供給比率の諸外国との比較[a]

	PFC 供給熱量比率[†]（％）		
	たんぱく質	脂質	糖質（炭水化物）
米　国（2011）	12.4	41.8	45.8
カナダ（2011）	12.3	40.9	46.8
ドイツ（2011）	12.2	40.1	47.7
スペイン（2011）	13.2	47.7	39.0
フランス（2011）	12.9	43.7	43.4
イタリア（2011）	12.5	41.1	46.3
オランダ（2011）	14.0	35.2	50.9
スウェーデン（2011）	13.8	39.5	46.7
英　国（2011）	12.3	38.4	49.3
スイス（2011）	11.0	43.0	46.0
オーストラリア（2011）	13.0	44.1	42.9
日　本（2011）	13.0	28.6	58.4
日　本（2012）	13.1	28.6	58.3
日　本（2013）	13.0	28.6	58.4

[†] PFC 供給熱量比率は，たんぱく質 (Protein)，脂質 (Fat)，糖質（炭水化物）(Carbohydrate) の比率
資料：農林水産省「食料需給表」（平成 25 年度）
a) [厚生労働省，"日本人の長寿を支える「健康な食事」のあり方に関する検討会報告書"（2014 年 10 月より）]

2・3 食事の変化

表 2・8 食品群別摂取量の年次推移 (1911〜2012年, 1人1日当たり, 単位: g)

		1911〜1915 平均†1	1931〜1940 平均†1	1947 (2月) (都市/農村)	1955	1965	1975	1980	1985	1990	1995	2000	2005	2010	2012
総量					1100	418.5	1411.6	1351.9	1345.6	1331.4	1449.2	1379.6	2080.7	1994.5	2018.3
穀類	総量	376.7	406.5	312.3/370.7	485.6	349.8	340.0	319.1	308.9	285.2	264.0	256.2	452.0	439.7	439.7
	米・加工品	92.3	89.7†2	59.3/ 25.5	346.6	60.4	248.3	225.8	216.1	197.9	167.9	160.4	343.9	332.0	329.1
	小麦・加工品	17.69	9.2	11.1/ 60.7	68.3	8.3	90.2	91.8	91.3	84.8	93.7	94.3	99.3	100.1	102.4
	その他の穀類・加工品				70.7		1.5	1.5	1.5	2.6	2.5	2.1	8.8	7.6	8.1
いも類	総量	52.9	42.7	216.0/210.2	80.8	41.9	60.9	63.4	63.2	65.3	68.9	64.7	59.1	53.3	54.3
	じゃがいも・加工品	46.8	36.7	37.8/ 42.6	33.7		11.0	10.4	10.7	10.7	10.8	9.3	28.5	7.2	7.4
	さつまいも・加工品	6.1	6	12.7/ 26.9	33.6		22.1	23.2	25.6	28.2	30.3	30.5		25.9	26.4
	その他のいも・加工品				13.5		27.8	29.8	26.9	26.7	27.8	24.9	23.5	20.3	20.6
砂糖・甘味料類		16.7	36.9	1.2/ 0.5	15.8	17.9	14.6	12.0	11.2	10.6	9.9	9.3	7.0	6.7	6.5
豆類	総量	45.2	41.1	25.4/ 47.4	67.3	69.6	70.0	65.4	66.6	68.5	70.0	70.2	59.3	55.3	57.9
	大豆・加工品	31.4	27.6	2.8/ 3.3	60.3	64.3	67.2	63.2	64.3	66.2	68.0	68.4	57.7	53.9	56.6
	その他の豆・加工品	13.8	13.5		7	5.3	2.8	2.2	2.3	2.3	2.0	1.9	1.5	1.3	1.3
種実類							1.5	1.3	1.4	1.4	2.1	1.9	1.9	2.1	2.1
野菜類	緑黄色野菜	15.1	14.2†3	66.4/ 73.2	61.3	49	48.2	51.0	73.9	77.2	94.0	95.9	94.4	87.9	86.8
	その他の野菜			250.9/299	184.9	170.4	189.9	192.3	178.1	162.8	184.4	180.1	185.3	180.0	187.8
果実類		3.3	4.6	9.1/ 7.7	44.3	58.8	193.5	155.2	140.6	124.8	133.0	117.4	125.7	101.7	107.0
きのこ類						その他の野菜に含まれる	8.6	8.1	9.7	10.3	11.8	14.1	16.2	16.8	16.1
藻類				6.8/ 1.7	4.3	6.1	4.9	5.1	5.6	6.1	5.3	5.5	14.3	11.0	9.9
動物性食品	総量	1.04	47.8†4	65.3/ 22.1	77.2	76.3	303.3	313.3	320.0	340.0	366.8	338.7	324.7	308.2	319.7
	魚介類		1.87†5	5.9/ 1.8	12	29.5	94.0	92.5	90.0	95.3	96.9	92.0	84.0	72.5	70.0
	肉類	0.6	1.9†6	1.8/ 1.1	11.5	35.2	64.2	67.9	71.7	71.2	82.3	78.2	80.2	82.5	88.9
	卵類	0.3	1	1.0/ 0.7	14.2	57.4	41.5	37.7	40.3	42.3	42.1	39.7	34.2	34.8	33.9
	乳類						103.6	115.2	116.7	130.1	144.5	127.6	125.1	117.3	125.8
油脂類		1.6	2.7	1.7/ 0.6	4.4	10.2	15.8	16.9	17.7	17.6	17.3	16.4	10.4	10.1	10.4
菓子類							29.0	25.0	22.8	20.3	26.8	22.2	25.3	25.1	26.7
嗜好飲料類 調味料・香辛料類	{ 嗜好飲料類 { 調味料・香辛料類			28.5/ 18.3†7	12.8 29.6	— —	119.7	109.7	113.4	137.4	190.2	182.3	601.6 92.8	598.5 87.0	603.9 90.6
補助栄養素・特定保健用食品							11.7	14.0	13.7	14.3	17.6	19.4	11.8	12.3	—
その他															—

注1) 2001年より分類が変更された。特に"ジャム"は"砂糖類"から"果実類"に, "味噌"は"豆類"から"調味料・香辛料類"に, "マヨネーズ"は"油脂類"から"調味料・香辛料類"に分類された。"動物性食品"の"総量"には"バター"は含まない。内訳合計としては一致しない。また, 2001年より調理を加味した数量となり, 2001年の米より"米"は"めし", "かゆ"など, "その他の穀類"の"ゆでそば"など, "乾燥わかめ"は水戻しわかめなど, "米・加工品"の"米"は"めし", "かゆ"など, "その他の穀類・加工品"の"干しそば"は"ゆでそば"など, "藻類"の"乾燥わかめ"は"水戻しわかめ"など, "嗜好飲料類"の"茶葉"は"茶浸出液"などで算出している。"その他の野菜"には"野菜ジュース""漬けもの"が含まれる。
注2) 2001年より重量については調理を加味した数量となり, "めし""ゆでそば"など数値が大きく変化した。
注3) 2003〜2011年までは補助栄養素 (顆粒, 錠剤, カプセル, ドリンク状の製品 (薬剤も含む)) および特定保健用食品からの摂取量が追加された。
注4) 2012年は全国補正値。
†1 国民食糧の現状 (日本学術振興会食糧委員会, 1938年). †2 大麦, 小麦合計. †3 1935年定値 †4 1935年推定値 (日本学術振興会食糧委員会, 1938年), 鳥類含む. †5 鳥類含む. †6 鳥類含む. †7 調味嗜好品合計.

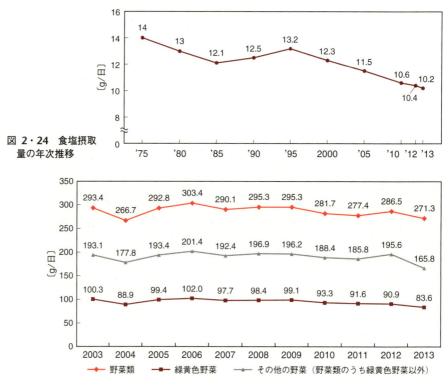

図 2・24 食塩摂取量の年次推移

図 2・25 野菜類摂取量の平均値の年次推移（20 歳以上，男女計，2003〜2012 年）
［厚生労働省，"2012 年，2013 年国民健康・栄養調査報告" より］

物の比率が 6 割近くと高いが，脂質の比率が低いことが，日本の特徴である（表 2・7）．

2・3・2 食品群別摂取量

　食品群別摂取量の年次推移を表 2・8 に示す．食品群別摂取量の年次比較をする際には，食品の分類方法の変更に注意する必要がある．2000 年と 2005 年の間で米・加工品の摂取量が大きく増加しているのは，2001 年より前は '米'，それ以降は 'めし' の重量を用いているためである．油脂類の大幅な増加は図 2・23 でみた脂質エネルギー比率の増加や，表 1・3 でみた総脂質摂取量の増加に表れている．

　食塩の摂取量は過去 20 年間，減少し続けているが，日本人の食事摂取基準（2015 年版）の目標値である 8.0 g 未満は達成できていない（図 2・24）．

　図 2・25 は，過去 10 年間の野菜摂取量の推移である．健康日本 21（第二次）では，2022 年度までに野菜摂取量の平均値を 350 g にすることを目標に掲げているが，野菜摂取量はずっと横ばいであり，300 g にも達していない．

2・3・3 料理・食事パターン

　図 2・26 の食料費の項目別支出割合をみると，単身世帯では食材から調理する割合が他の世帯類型よりも少ない一方で，外食への支出割合が多い．図 2・27 の家族類型別世帯数の推移をみると，単独世帯数は増加し続けており，2020 年以

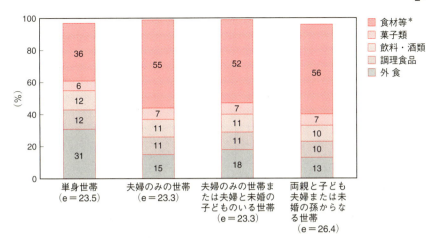

図 2・26 世帯類型別食料費の項別支出割合 e: エンゲル係数. [厚生労働省, "日本人の長寿を支える「健康な食事」のあり方に関する検討会報告書"(2014 年 10 月)より]

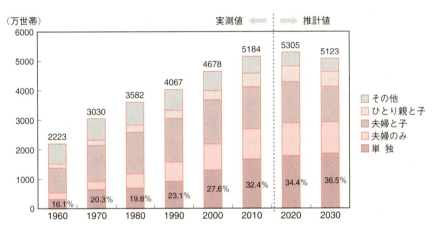

図 2・27 家族類型別一般世帯数の推移 1960 年は 1% 抽出集計結果による. 沖縄県を除く. 2010 年までは総務省, "国勢調査", それ以降は国立社会保障・人口問題研究所 "日本の世帯数の将来推計（全国推計）"(2013 年 1 月推計). [厚生労働省, "日本人の長寿を支える「健康な食事」のあり方に関する検討会報告書"(2014 年 10 月)より]

降も増加し, 2030 年以降ようやく減少に転じるが, 一般世帯総数に占める割合が 2010 年の 32.4% から 2030 年では 36.5% へと上昇すると推計されている. これに伴い, 外食は今後も増えていくことが予想される. 外食でも健康的なメニューが提供されること, メニュー選択の助けとなるような栄養表示などの情報が入手でき, 正しく理解できることが健康的な食生活を送るうえで重要となってくる.

2013 年の国民健康・栄養調査によると, 1 日の摂取食品数の平均値は 22.3 食品であり, 20〜24 食品を摂取する者の割合が 26.6% と最も高かった（図 2・28). 1986 年の国民栄養調査と比較すると, 平均食品数は約 22 食品と変わらなかったものの, 1986 年は 20〜24 品目の周辺に人が集中しているのに対し, 2013 年は両端の割合も増え, 分布が分散し, 多様になっていることがわかる.

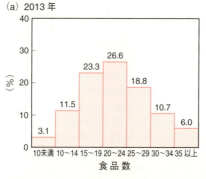
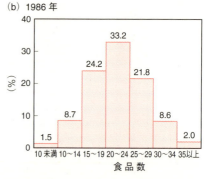

図 2・28　1日の食品数の分布　(a) 20歳以上．90食品以上の者は除く．欠食者を含む．(b) 世帯主および配偶者．3日間のうち，第2日目の食物摂取状況調査により把握した結果．[厚生労働省，"2013年国民健康・栄養調査結果の概要"より]

2・4　食生活の変化

2・4・1　食 行 動

　朝食欠食率は男女ともに20歳代で最も高い（表2・9）．年次推移をみると，20歳代男性は30％前後，20歳代女性は25％前後で横ばいである．第2次食育推進基本計画では，子どもの朝食欠食率を0％，20～30歳代男性の朝食欠食率は15％以下にすることを2015年度までの目標値としている（図3・16参照）．成人する前から朝食欠食が始まっている者は4～5割に達することから，学校教育の中でも対策を講じる必要がある（図2・29）．朝食を欠食する子どもの割合の減少は，健やか親子21（第2次）の目標にもなっている（表3・14参照）．

表 2・9　朝食の欠食率の年次推移（20歳以上，性・年齢階級別，2003～2013年）（単位：％）[a]

		2003	2004	2005	2006	2007	2008	2009	2010	2011	2012	2013
男性	20～29歳	30.1	32.3	32.6	30.7	29.7	30.5	30.9	32.3	31.1	31.2	30.0
	30～39歳	24.5	25.3	25.2	26.7	26.9	29.0	28.0	29.3	28.1	27.9	26.4
	40～49歳	16.4	17.0	18.7	18.3	21.5	21.0	21.8	21.1	21.2	21.4	21.1
	50～59歳	10.5	10.8	11.8	12.2	13.3	13.1	13.8	13.7	13.9	15.3	17.8
	60～69歳	4.3	4.7	5.2	6.3	7.1	8.2	8.8	8.2	7.8	6.9	6.6
	70歳以上	2.7	2.9	2.6	2.8	3.4	4.3	4.6	4.3	4.0	3.9	4.1
女性	20～29歳	22.1	23.1	22.7	23.7	24.6	24.8	26.0	26.9	26.5	25.4	25.4
	30～39歳	13.3	14.3	14.6	15.1	17.3	18.7	18.3	17.1	16.0	15.5	13.6
	40～49歳	8.1	8.6	9.7	11.4	12.9	13.2	14.0	14.4	14.4	13.4	12.2
	50～59歳	7.4	8.1	8.4	8.6	10.3	11.2	11.5	10.7	10.3	11.4	13.8
	60～69歳	4.9	5.0	5.0	5.1	6.1	7.0	7.1	6.7	6.5	6.4	5.2
	70歳以上	3.1	3.2	2.6	2.9	3.7	4.6	4.9	4.4	4.0	3.7	3.8

注）年次推移は，移動平均により平滑化した結果から作成．移動平均は各年の結果のばらつきを少なくするため，各年次結果と前後の年次結果を足し合わせ，計3年分を平均化したもの．ただし，2013年については単年の結果である．
[a] 厚生労働省，"2013年国民健康・栄養調査結果の概要"より．

近年注目されているのが'共食'の大切さである．健康日本21(第二次)では，"共食の増加(食事を一人で食べる子どもの割合の減少)"が，第2次食育推進基本計画では"朝食または夕食を家族と一緒に食べる「共食」の回数の増加"が，健やか親子21(第2次)では"家族など誰かと食事をする子どもの割合の増加"が目標として掲げられている．これは，2013年の調査結果では，朝食をほとんど毎日家族と食べる割合が5割を切るなど，共食の頻度が低いことや(図2・30)，共食のメリットや孤食のデメリットが報告されてきたことによる(表2・10)．学童・思春期の共食を推進することは，健康状態，栄養素等摂取量等，食習慣の確立などにつながると考えられている．

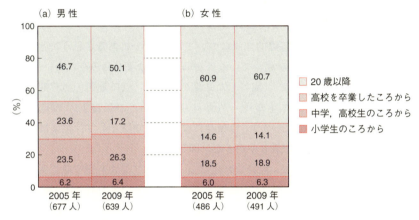

図2・29 朝食欠食が始まった時期 (20歳以上) 2005年と2009年との比較．
[厚生労働省，"2009年 国民健康・栄養調査"より]

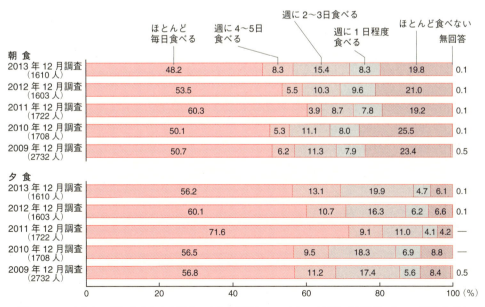

図2・30 家族と一緒に食事をする頻度 家族と同居している人のみ回答 [内閣府，"2014年版 食育白書"より]

表 2・10 共食と孤食に関する知見[a]

共食のメリット
- 家族との共食頻度が低い児童生徒に肥満・過体重が多い（国内外）
- 共食頻度が高い者は，野菜・果物・ご飯を"よく食べる"者が多い（日本）
- 共食頻度が高い児童・生徒ほど野菜・果物摂取量が多く，清涼飲料水の摂取量が低く，ビタミン・ミネラルの摂取量が多い（欧米）
- 思春期の共食頻度の高さがその後の食物摂取状況とも関連する（欧米）

孤食のデメリット
- 孤食頻度が高い中学生は，自覚的症状の訴えが多い（日本）

a) 厚生科学審議会地域保健健康増進栄養部会 次期国民健康づくり運動プラン策定専門委員会，"健康日本 21（第二次）の推進に関する参考資料"（2012 年 7 月）より．

2・4・2 食知識，食態度，食スキル

食品の安全性に関する基礎的知識については，"十分にあると思う"と回答した割合が 2011 年以降 1 割を超えているほかは，大きな変化はみられない（図 2・31）．"あると思う（小計）"と回答した知識の内容は"賞味期限・消費期限の見方"が最も多い一方，"エネルギー（カロリー）などの栄養表示の見方"は 60.3％ にとどまった（図 2・32）．今後身につけたい知識としては健康被害に直結する"食中毒の予防"が最も多かった（図 2・33）．

郷土料理や伝統料理など，地域や家庭で受け継がれてきた料理や味に関することを"よく知っている"または"知っている"と回答した者の割合は，2013 年の時点ですでに半数を割っている（図 2・34, p.38）．これらの人たちにそれらを次世代に伝承する意欲を尋ねたところ，79.2％ が"伝えたい"と回答していた．

家族と一緒に食事をすることを重要であると思う者の割合は 95.4％ であるも

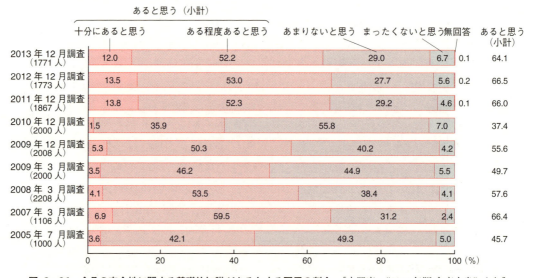

図 2・31　食品の安全性に関する基礎的知識があるとする国民の割合　［内閣府，"2014 年版 食育白書"より］

のの，家族と一緒に食事をするために自分のスケジュールを調整しようと思う者の割合は 60.6％ にとどまった（図 2・35）．

50～60％ の国民が何らかのツールを参考にして食生活を実践しており，近年最も多く用いられているツールは食事バランスガイドであった（図 2・36）．

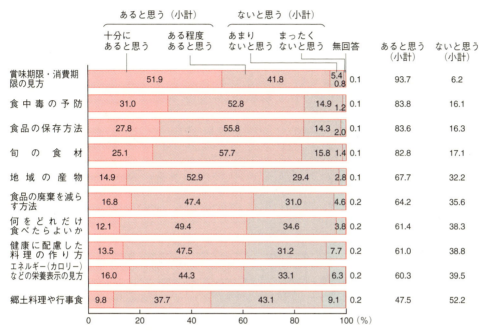

図 2・32 食品の選択や調理についての知識（内容別） 各項目とも 1771 人による回答．[内閣府，"2014 年版 食育白書"より]

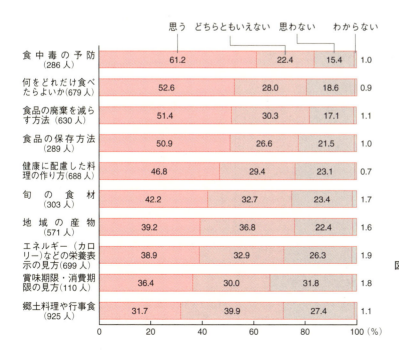

図 2・33 食品の選択や調理について今後身につけたい知識 図 2・32 の各項目に"あまりないと思う"，"まったくないと思う"を選択した人が回答．[内閣府，"2014 年版 食育白書"より]

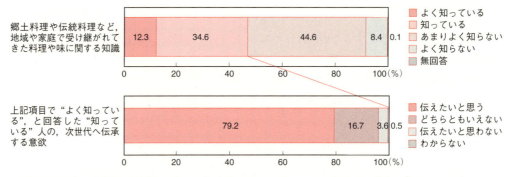

図 2・34 郷土料理や伝統料理など，地域や家庭で受け継がれてきた料理や味に関する知識，およびその知識の次世代への伝承 [厚生労働省，"日本人の長寿を支える「健康な食事」のあり方に関する検討会報告書"（2014 年 10 月）より]

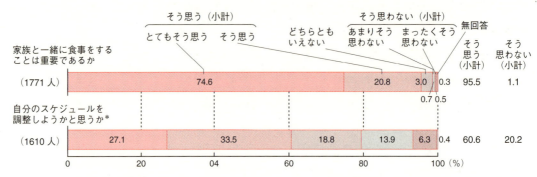

図 2・35 家族との食事について ＊家族と同居している人のみ回答 [内閣府，"2014 年版 食育白書"より]

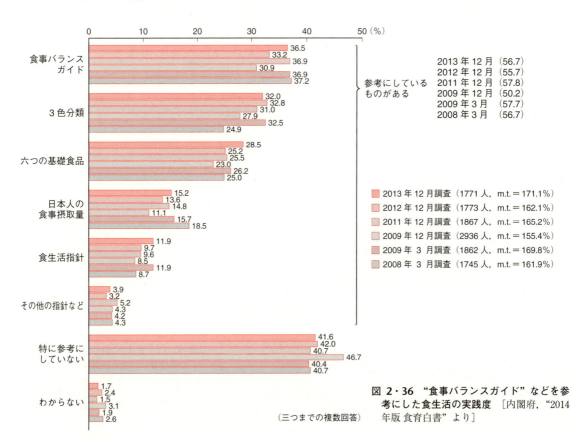

図 2・36 "食事バランスガイド"などを参考にした食生活の実践度 [内閣府，"2014 年版 食育白書"より]

2・5 食環境の変化

2・5・1 食品生産・流通*

農業・水産業の就業人口は年々減少している一方,食品製造業・食品流通業・飲食店といった食品産業に従事する人が急速に増加した(表2・11).2010 年時点でこれらの就業人口数は 958 万人であり,およそ 6 人に 1 人が食に関わる産業に従事していることになる.農業・水産業と食品産業,特に食品製造業は地方に比較的密度高く立地する産業であり,今後の日本の社会や,就業機会や雇用機会

* §2・5・1 は"厚生労働省,日本人の長寿を支える「健康な食事」のあり方に関する検討会報告書"に基づく.

表 2・11 農業・水産業と食品産業の就業人口[†a] (単位: 万人, %)

		1970	1980	1990	2000	2010
実数	農業・漁業	987	596	430	314	232
	食品産業	512	643	723	804	726
	食品製造業	109	115	138	143	129
	食品流通業	245	299	333	382	308
	飲食店	159	230	252	279	288
	合計	1499	1239	1153	1118	958
割合	農業・漁業	65.9	48.1	37.3	28.1	24.2
	食品産業	34.1	51.9	62.7	71.9	75.8
	食品製造業	7.2	9.3	12.0	12.7	13.5
	食品流通業	16.3	24.1	28.9	34.2	32.2
	飲食店	10.6	18.5	21.9	25.0	30.1
	合計	100.0	100.0	100.0	100.0	100.0
就業者総数		5211	5578	6168	6303	5961

† 各分類の内訳は,2010 年国勢調査に用いる産業分類名による.そのため,過去の調査年の分類表記とは異なる.農業・漁業:農業,漁業.食品製造業:食料品製造業,飲料・たばこ飼料製造業.食品流通業:飲食料品小売業,農畜産物・水産物卸売業,食料・飲料卸売業.飲食店:一般飲食店,その他の飲食店.
a) 厚生労働省"日本人の長寿を支える「健康な食事」のあり方に関する検討会報告書"(2014 年 10 月)より.

● 学校給食における地場産物の活用状況(年次推移)

2004 年度	2005 年度	2006 年度	2007 年度	2008 年度	2009 年度	2010 年度	2011 年度	2012 年度
21.2%	23.7%	22.4%	23.3%	23.4%	26.1%	25.0%	25.7%	25.1%

調査対象:完全給食を実施する公立小・中学校のうち,約 500 校をサンプリング調査
調査項目:学校給食に使用した食品数のうち地場産食品数の割合
*2011 年度については,東日本大震災の影響から,岩手県,宮城県および福島県を本調査対象より除く

● 学校給食における国産食材の活用状況

2012 年度
77%

調査対象:完全給食を実施する公立小・中学校のうち,約 500 校をサンプリング調査
調査項目:学校給食に使用した食品数のうち国産食品数の割合

図 2・37 学校給食における地場産物などの活用状況(年次推移) [内閣府, "2014 年版 食育白書"より]

の安定という観点からも食産業のもつ意味は大きい．

こうして食品産業が厚みを増したことにより，世界中の食材を味わうことができ，また，手間をかけることなく多彩な調理済み食品を楽しむことができるなど，食生活は豊かになったといえる．一方，厚みを増した食品産業が，消費者と生産者の間に介在することとなり，それらの距離が拡大したことに伴い，情報のギャップも生じている．このような状況のなか，地元で生産されたものを消費しようという"地産地消"が推奨されている．学校給食で地場産物を活用している割合は25％台まで増加している（図2・37）．

戦後の経済成長に伴い，食料消費の地域間格差は縮小へと向かい，食料の消費の地域間の平準化が進行した（図2・38）．たとえば，牛肉と納豆について，その動向をみてみると，1963年には，牛肉はかつて関西，近畿が圧倒的に多く，納豆は東日本が中心だったが，1995年には，そうした地域間の差は小さくなってきている（図2・39）．

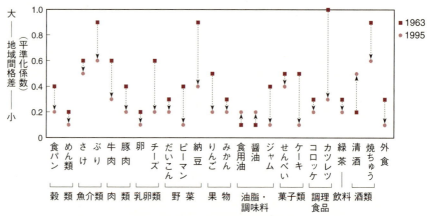

図 2・38 食品における地域間の平準化の動向（1963年→1995年） 平準化係数＝全国10ブロックの標準偏差/全国平均値［農林水産省，"農業白書1996年度"より］

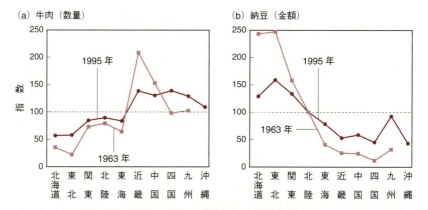

図 2・39 地域平準化が顕著な食品の購入数量および金額の動向（1人1年当たり，全国＝100） 1963年の沖縄については，未調査である．1人1年当たり購入数量および金額は，"家計調査"結果より算出した．［農林水産省，"農業白書1996年度"より］

2・5・2 食情報の提供

図2・40と図2・41はそれぞれ2000年と2008年に食に関する情報の入手先を調べた結果である。テレビ・ラジオが最も多いのは不変である。2000年に10%未満であったインターネットは2008年には16.5%まで増加しているものの、国民全体でみると情報源としてそれほど大きな存在ではないことがわかる。しかしながら、若年層ではその割合は大きいことが予想される。雑誌・本は、テレビ・

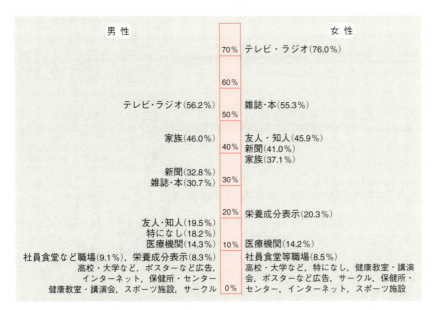

図2・40 健康づくりに必要な栄養や食事に関する知識や情報をどこから得ているか
[2000年 国民栄養調査より]

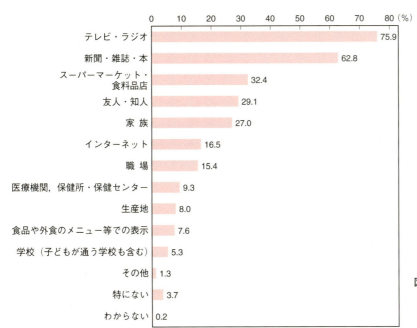

図2・41 食に関する情報の入手先（複数回答, 1745人）［内閣府, "食育に関する意識調査"（2008年3月）より］

ラジオにつぐ情報源となっているが，特に雑誌は読者層を絞り込み，そのライフステージに合わせた内容となっている（図2・42）．

2・5・3 保健を目的とした食品の提供

2012年の調査結果によると，健康食品を"ほぼ毎日利用"もしくは"たまに利用"している人の割合は6割近くに上る（表2・12）．高齢になるにつれて"ほ

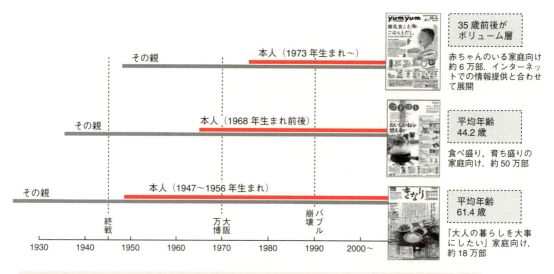

図2・42 民間事業者による情報提供媒体の例 [厚生労働省, "日本人の長寿を支える「健康な食事」のあり方に関する検討会報告書"（2014年10月）より]

表2・12 年齢階級別にみた健康食品の利用状況（3万人）[a]

	利用ほぼ毎日	利用たまに	以前利用	利用経験なし
消費者全体	26.2	32.3	16.5	25.0
男性	22.6	31.5	16.2	29.8
女性	29.7	33.2	16.7	20.4
20歳代	16.8	39.4	17.0	26.7
30歳代	20.9	36.9	18.6	23.7
40歳代	24.6	33.1	18.1	24.2
50歳代	30.1	31.0	15.8	23.2
60歳代・70歳代	32.2	26.9	14.5	26.4

a) 消費者委員会, "消費者の「健康食品」の利用に関する実態調査（アンケート調査）"（2012）より．

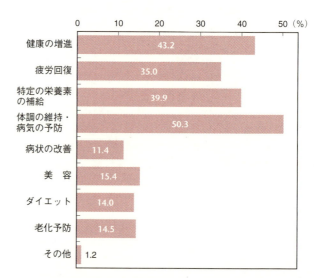

図2・43 健康食品の利用目的（1万人） [消費者委員会, "消費者の「健康食品」の利用に関する実態調査（アンケート調査）"（2012）より]

ぼ毎日利用"している人の割合が増加している．健康食品を利用する目的として多いのは"体調の維持・病気の予防"，"健康の増進"であり，加齢に伴う健康不安が利用の増加につながっていると考えられる（図2・43）．しかし，健康食品に明確な定義はなく，"健康の増進に役立つものとして販売・利用されている食品"の総称であり，あくまでも食品であるため，食品として健康の維持に対して一定の働きはあるものの，医薬品のような効果は期待しすぎないようにする必要がある．3番目に多い利用目的として"特定の栄養素の補給"があげられているが，ふだんの食事から身体に必要な栄養素を摂取することは十分可能である．健康食品のなかには，安全性に問題があり，健康被害が報告されたものもあることから，健康食品に頼らない食生活を送れるように，管理栄養士・栄養士は支援する必要がある．

2・5・4　フードバランスシート（食料需給表）

フードバランスシート（**食料需給表**）は，農林水産省がFAO（国連食糧農業機関）の手引きに準拠して1960年より毎年作成している．食料需給表から算出される供給栄養量は調理や家庭における残耗量や残渣量を含んでいるため，国民

FAO: Food and Agriculture Organization

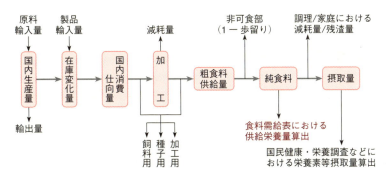

図 2・44　食料需給表作成の手順　［柳井玲子，"N ブックス 五訂 公衆栄養学"，八倉巻和子，井上浩一 編著，同文書院（2001），図 2-36 より］

表 2・13　食料需給表を利用する際の留意点

① 大多数の国がFAOに準拠して算出しているので，国際比較が可能
② 1人1日当たりの食料供給量などは，その年度の10月1日現在の人口を用いる
③ 計測時間：4月1日〜翌年3月31日
④ 自給率：$\dfrac{\text{食料の国内精算額}}{\text{食料の国内消費仕向額}} \times 100$（生産額ベース）

　　　　　$\dfrac{\text{国内生産量}}{\text{国内消費仕向量}} \times 100$　（重量ベース）

　　　　　$\dfrac{\text{国産供給熱量}}{\text{国内総供給熱量}} \times 100$　（カロリーベース）

⑤ 国内消費仕向量：国内生産量＋輸入量－輸出量－在庫増加量（または＋在庫減少量）
⑥ 純食料：粗食料に歩留りを乗じたもの
　＝ {国内消費仕向量－（飼料用＋種子用＋加工用＋減耗量）} ×歩留り
　　　　　　　　　　　（粗食料）
⑦ 1人1日当たりの供給栄養素量は，供給純食料に栄養成分量を乗じて算出

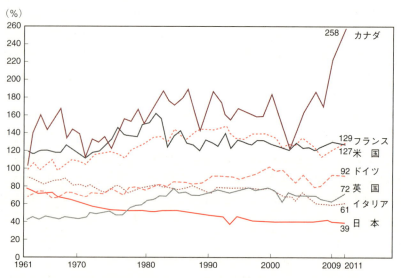

図 2・45 先進国の食料自給率（カロリーベースの推移） 1993 年は異常気象などの影響により，米の著しい不作で，カロリーベース，生産額ともに急減した［農林水産省，"食料需給表"を基に作成］

健康・栄養調査などにおける栄養素等摂取量とは異なる点に注意する（図 2・44）．その他の留意点を表 2・13 に示す．

2・5・5 食料自給率

食料自給率は食料需給表に基づいて作成される．表 2・13 に示すように，食料自給率には，重量ベース，カロリーベース（供給熱量ベース），生産額ベースがあるが，国際比較の際によく用いられるのはカロリーベースである．日本の食料自給率は先進諸国のなかで最も低い（図 2・45）．年々減少し続け，近年は 40%前後で推移している．品目別にみると，主食用の米のみ 100% を維持している（表 2・14）．1965 年に 100% だった魚介類も 2013 年には 55% にまで低下している．

2・6 諸外国の健康・栄養問題の現状と課題

WHO の"健康のための身体活動に関する国際勧告"によれば，全世界の死者数の 6% が身体活動不足によるとされている．

身体活動量の不足や栄養の過剰摂取などによりひき起こされる肥満は，先進国における健康課題と認識されがちであるが，先進国の若年層や開発途上国にも拡大し，いまや世界共通の健康課題となっている．世界における肥満が原因である疾病による死亡は，2010 年時点で 340 万人とされている．

1980 年と 2013 年を比べると，世界全体で BMI が 25 kg/m^2 以上の者は，成人男性では 28.8〜36.9%，成人女性では 29.8〜38.0% に増大している．先進国のみならず開発途上国においても肥満は子どもや青年層にも拡大してきている．特にトンガの男性，クウェート，キリバス，ミクロネシア連邦，リビア，カタール，

トンガ，サモアの女性の 50% 以上は肥満である．このように太平洋諸国や中東で多くみられる．ただ，2006 年以来先進国での成人肥満の増加は緩やかになってきている．

肥満は，心臓病，脳卒中，糖尿病などの原因にもなる．開発途上国は感染症や栄養不良が主たる健康課題とされてきたが，現在では先進国型の生活習慣に由来する疾病も増大してきている．このように二つの健康問題が開発途上国に大きくのしかかっている（疾病の二重苦，double burden of diseases）．

開発途上国では，動物性食品の消費の増大などのライフスタイルの変化や食事の欧米化，さらに生活習慣に関する国民の知識・情報不足，そして政府の対応の遅れなどのために肥満が増大し，併せて肥満が危険因子（リスクファクター）となる高血圧症や糖尿病，心疾患などが増加している．開発途上国においては肥満

表 2・14 品目別食料自給率の推移[a]（単位：%）

品 目	1965	1975	1985	1995	2005	2010	2011	2012	2013（概算）
米	95	110	107	104	95	97	96	96	96
うち主食用					100	100	100	100	100
小 麦	28	4	14	7	14	9	11	12	12
大麦・はだか麦	73	10	15	8	8	8	8	8	9
いも類	100	99	96	87	81	76	75	75	76
豆 類	25	9	8	5	7	8	9	10	9
野 菜	100	99	95	85	79	81	79	78	79
果 実	90	84	77	49	41	38	38	38	39
肉類（鯨肉を除く）	90 (42)	77 (16)	81 (13)	57 (8)	54 (8)	56 (7)	54 (8)	55 (8)	55 (8)
鶏 卵	100 (31)	97 (13)	98 (10)	96 (10)	94 (11)	96 (10)	95 (11)	95 (11)	95 (12)
牛乳・乳製品	86 (63)	81 (44)	85 (43)	72 (32)	68 (29)	67 (28)	65 (28)	65 (27)	64 (27)
魚介類	100	99	93	57	51	55	52	52	55
海藻類	88	86	74	68	65	70	62	68	69
砂糖類	31	15	33	31	34	26	26	28	29
油脂類	31	23	32	15	13	13	13	13	13
きのこ類	115	110	102	78	79	86	87	86	87

注1） 米については，国内生産と国産米在庫の取崩しで国内需要に対応している実態を踏まえ，1998 年度から国内生産量に国産米在庫取崩し量を加えた数量を用いて，次式により品目別自給率，穀物自給率および主食用穀物自給率を算出している．
　　　自給率＝国産供給量（国内生産量＋国産米在庫取崩し量）/国内消費仕向量×100（重量ベース）
　　なお，国産米在庫取崩し量は，2005 年度が 3 千トン，2010 年度が 150 千トン，2011 年度が 224 千トン，2012 年度が ▲371 千トン，2013 年度が ▲244 千トンである．
　　また，飼料用の政府売却がある場合は，国産供給量および国内消費仕向量から飼料用政府売却数量を除いて算出している．
注2） 品目別自給率，穀物自給率および主食用穀物自給率の算出は次式による．
　　　自給率＝国内生産量/国内消費仕向量×100（重量ベース）
注3） 供給熱量総合食料自給率の算出は次式による．ただし，畜産物については，飼料自給率を考慮して算出している．
　　　自給率＝国産供給熱量/国内総供給熱量×100（熱量ベース）
注4） 生産額ベースの総合食料自給率の算出は次式による．ただし，畜産物および加工食品については，輸入飼料および輸入食品原料の額を国内生産額から控除して算出している．
　　　自給率＝食料の国内生産額/食料の国内消費仕向額×100（生産額ベース）
注5） 飼料自給率については，可消化養分総量に換算した数量を用いて算出している．
注6） 肉類（鯨肉を除く），鶏卵，牛乳・乳製品の（ ）については，飼料自給率を考慮した値である．
[a] 農林水産省，"食料自給表 2013 年度"より．

が増えたといえども，飢えと栄養失調は，依然多くの開発途上国における重要な健康課題である．これらは貧困に由来するものであり，世界の人口の約30％は，栄養失調による何らかの健康問題を抱えている．そして栄養不良は死，障害，心身の発育不良などの健康問題のみならず国家経済の発展をも阻害するに至っている．毎年，開発途上国での5歳未満児の死亡1090万人のうちの約60％は，栄養失調と関係している．

2・6・1 先進諸国

動物性脂肪などの摂取量の増大，エネルギーの過剰摂取，そして運動不足によるエネルギーの過小消費などの好ましくない生活習慣などに起因する高血圧症，高血糖，脂質異常症などの健康異常が増えている．さらにこれらの異常に起因する心疾患，脳血管疾患，糖尿病，痛風も増加している．また，高齢化による平均寿命の延伸と，喫煙や過度の飲酒などのがんリスクを増大させるような生活習慣により悪性腫瘍も先進国では主要な健康課題となっている．うつ病などの精神疾患も注目を集めている．

SARS: severe acute respiratory syndrome，重症急性呼吸器症候群

エイズ，SARS，変異型クロイツフェルト・ヤコブ病，海外渡航者が帰国後発症するマラリア，デング熱などの新興・再興感染症，人体に有害な生物・化学物質や放射性物質によるテロなども主要な健康課題である．

2・6・2 開発途上国

開発途上国の重要な健康課題として以下のものがある．また，これらは食生活の改善や不足する栄養素を人為的に投与するなどの対策により健康影響の出現を防止する活動が行われている．

a. ヨウ素欠乏　脳障害と精神発達障害をひき起こすことがあり，世界で7億人以上がこの問題に直面している．ヨウ素剤を投与することにより健康影響を防止することが可能である．

b. 鉄欠乏症貧血　20億人以上が鉄欠乏の状態にある．食生活の改善が必要であるが，鉄分を補強した食品の利用や鉄剤投与が行なわれている．

c. ビタミンA欠乏　症状は出現していないものの2億5000万人の子どもがビタミンA不足にある．特に5歳未満児ではビタミンA欠乏は夜盲症や発育不良により感染症にかかりやすくなることから，それによる死亡をひき起こしている．

PEM: protein energy malnutriton

d. タンパク・エネルギー栄養障害（PEM）　先進国においては低栄養による高齢者などは，うつ病などの食欲を減退させる疾患や摂取した食事の消化・吸収・代謝を阻む疾患により"タンパク・エネルギー栄養障害"患者がみられることがある．しかし，食料事情が悪い開発途上国では，小児を中心にエネルギーやたんぱく質の摂取不良によりこうした健康異常がみられる．

小児のPEMには以下の3型がある．

i) マラスムス（消耗症．乾性型PEMともよばれる）

開発途上国における小児に最も一般的なPEMである．飢餓など極度に食料事

情が悪いことによるエネルギー，たんぱく質，必須微量栄養素の不足によりひき起こされる．アフリカ諸国の飢饉の際にテレビなどで報道されるやせ細った子どもの姿がこれに該当する．体重減少，脂質やたんぱく質がエネルギー確保のために異化されることによる脂肪および筋肉の減少をもたらす．

ⅱ）クワシオルコル

兄弟が短い間隔で誕生したときなど，次に生まれた子どもに授乳をさせる必要から，まだ授乳期間であるにもかかわらず先に生まれた子どもに対する授乳を早期に止めたために起こりやすい．たんぱく質の不足によるPEMがあると，胃腸炎や感染症によりクワシオルコルをひき起こすことがある．症状や所見は，浮腫，腹水，皮膚潰瘍，肝肥大などであり，年長児に多い．

ⅲ）マラスムス型クワシオルコル

マラスムスとクワシオルコルの両者の特徴を有する．浮腫がありマラスムスより体脂肪が多い．

e．その他 そのほか，子宮内成長遅滞は1年につき23.8％またはおよそ3000万人の新生児に影響を及ぼしている．

2・6・3 地域間格差

a．開発途上国における地域間格差 開発途上国においても，比較的順調に経済開発が行われ，国民の健康水準が順調に向上している国々と，開発から取り残され，いまだに多くの健康課題を抱えている国々がある．後者は，**後発開発途上国（LDC）** とよばれ，**国連開発計画委員会（CDP）** が認定した基準に基づき，国連経済社会理事会の審議を経て，国連総会の決議により認定された特に開発の遅れた国々である．これらの国々は，1人当たり国民総所得（GNI）（2008～2010年平均）が992ドル以下などの基準を満たし，かつ当該国の同意が得られて初めて後発開発途上国として認定される．アンゴラ，ブルキナファソ，エチオピア，シエラレオネ，ソマリア，アフガニスタン，バングラデシュ，ハイチなどの国々がある．

LDC: least developed country

CDP: United Nations Committee for Development Policy

GNI: Gross National Income

表2・15　ミレニアム開発目標（MDGs）

目標1:	極度の貧困と飢餓の撲滅（1日1.25ドル未満で生活する人口の割合を半減させる．飢餓に苦しむ人口の割合を半減させる）
目標2:	初等教育の完全普及の達成（すべての子どもが男女の区別なく初等教育の全課程を修了できるようにする）
目標3:	ジェンダー平等推進と女性の地位向上（すべての教育レベルにおける男女格差を解消する）
目標4:	乳幼児死亡率の削減（5歳未満児の死亡率を3分の1に削減する）
目標5:	妊産婦の健康の改善（妊産婦の死亡率を4分の1に削減する）
目標6:	HIV/エイズ，マラリア，その他の疾病の蔓延の防止（HIV/エイズの蔓延を阻止し，その後減少させる）
目標7:	環境の持続可能性確保（安全な飲料水と衛生施設を利用できない人口の割合を半減させる）
目標8:	開発のためのグローバルなパートナーシップの推進（民間部門と協力し，情報・通信分野の新技術による利益が得られるようにする）

近年，開発途上国はめざましい経済発展を遂げている．しかし，医学・医療の進歩，医療制度の充実などの点において，先進国との差は依然大きいといえよう．

b. 先進諸国における格差　先進国においては，かつては貧しくもなく富裕者でもなく普通にほぼ満足がいく日常生活を送ることができる中間所得者層が，国の人口の大半を占めていたが，先進国においても中間所得者層が減少し，経済的に富める者と貧しい者の二極化が進み，国民の健康状態も健康な者とそうではない者との格差が開きつつあると指摘されている．

c. 対　策　開発途上国も健康課題を解決するための国際的な枠組みが構築され，実行されている．以下に，そのおもな取組みをあげる．

　i）世界栄養宣言（1992年）

1992年にWHOとFAOが共同で開催したローマ会議で，"飢餓と栄養不良を軽減するための努力を各国が行うことを誓約"したものとして採択された．"人々は栄養面にも優れ，かつ安全な食物を入手する権利を有する"とする世界栄養宣言が採択された．1996年の世界食糧サミットでも，人々は飢えから解放されるべき基本的権利を有しているとされ，こうした国際的に合意された規範に則って国際的枠組みに立脚した活動が推進されている．

　ii）九州・沖縄サミットと世界基金の設立（2000年）

九州・沖縄サミットで世界の感染症問題が討議された．HIV/エイズ，結核，マラリアなどの感染症対策として具体的目標値を掲げ対策を推進していくことが合意された．また，2002年には**世界エイズ・結核・マラリア対策基金（世界基金）**が設立された．

　iii）国連ミレニアム・サミット（2000年）

この会議で2015年までに国際社会が取組むべき課題について，**ミレニアム開発目標（MDGs）**が具体的数値目標として定められた（表2・15）．感染症対策，乳幼児死亡率の低下，妊産婦の健康状態の改善などの母子保健事業を含む8分野の目標が盛り込まれている．

WHO: World Health Organization, 世界保健機関

FAO: Food and Agriculture Organization of the United Nations, 国際連合食糧農業機関

MDGs: Millennium Development Goals

重要な用語

FAO	食料問題	鉄欠乏性貧血
共　食	人口ピラミッド	デング熱
クワシオルコル	生活習慣病	フードバランスシート（食料需給表）
健康寿命	生産年齢人口	
後発開発途上国（LDC）	世界エイズ・結核・マラリア対策基金（世界基金）	平均年齢
国連開発計画委員会（CDP）		変異型クロイツフェルト・ヤコブ病
国連ミレニアム・サミット	WHO	
SARS	double burden of diseases	マラスムス
GNI	タンパク・エネルギー栄養障害（PEM）	マラスムス型クワシオルコル
従属人口		ミレニアム開発目標（MDGs）
少子高齢化	地産地消	メタボリックシンドローム
食料自給率	朝食欠食	ヨウ素欠乏

3 栄養政策

1. 地域における公衆栄養活動の拠点は，保健所と市町村保健センターである．
2. 公衆栄養活動の中心的な担い手は行政栄養士である．
3. 管理栄養士の業務に関係が深い公衆栄養関連法規には，地域保健法，健康増進法，食品表示法，食育基本法，母子保健法，高齢者医療確保法がある．
4. 食品の原材料や添加物，栄養成分などの表記を統一する食品表示法が 2013 年に成立し，2015 年より施行されている．
5. 母子保健法は母性，乳児，幼児の健康保持と増進を目的とし，保健所と市町村との役割分担が示されている．
6. 国民健康・栄養調査は，身体状況調査，栄養摂取状況調査，生活習慣調査の三つからなる．
7. 最初の健康日本 21 は第 3 次国民健康づくり対策として 2000 年 4 月にスタートし，現在の健康日本 21（第二次）は 2013 年 4 月から 10 年を目途としている．
8. 米国におけるわが国の管理栄養士に相当する資格は，登録栄養士（RD）である．

3・1 栄養行政組織の仕組み

わが国の公衆栄養活動を理解するためには，まず栄養行政組織の仕組みについて学ぶ必要がある．行政は日常生活に密接に関係している役所の業務である．行政の執行機関は国レベル，都道府県レベル，市町村レベルがあり，都道府県庁や市役所，町役場，村役場などがある．それぞれに勤務する管理栄養士や栄養士がおり，これを**行政栄養士**という．

公衆栄養活動の中心的な担い手は行政栄養士である．行政栄養士の総数は 2014 年現在 6061 人である．厚生労働省は 2013 年 3 月 29 日に "地域における行政栄養士による健康づくり及び栄養・食生活の改善の基本指針" を示した（表 3・1）．行政栄養士はこの指針に基づいて活動している．

厚生労働省や内閣府などの中央省庁にも管理栄養士が栄養系技官として勤務している．中央省庁のなかで，公衆栄養活動と最も関わりの深い省庁は厚生労働省である*1．厚生労働省のなかで，公衆栄養活動に関連する政策を最も多く担っている部署が健康局がん対策・健康増進課*2である．2013 年 4 月 1 日に当課に栄養指導室が新設された．

地域における公衆栄養活動の拠点は，**保健所**と**市町村保健センター**である．"保健所は都道府県，指定都市，中核市，その他の政令で定める市又は特別区がこれを設置する" と地域保健法第 5 条第 1 項に示されている．

*1 よって厚生労働省は本省とよばれる．

*2 がん対策・健康増進課の所掌事務には，国民の健康増進および栄養の改善ならびに生活習慣病に関すること，健康増進法，栄養士法および調理師法に関すること，栄養士，管理栄養士および調理師に関すること，食生活の指導および国民健康・栄養調査に関すること，がん，高血圧症，心臓病，糖尿病その他生活習慣病の予防に関すること，たばこおよびアルコール対策に関すること，地域における保健の向上に関することなどがある．

表 3・1　地域における行政栄養士による健康づくり及び栄養・食生活の改善の基本指針
（厚生労働省，2013 年）

都道府県	保健所設置市及び特別区	市町村
(1) 組織体制の整備		
(2) 健康・栄養課題の明確化と PDCA サイクル*1 に基づく施策の推進		
(3) 生活習慣病の発症予防と重症化予防の徹底のための施策の推進		
(4) 社会生活自立的に営むために必要な機能の維持及び向上のための施策の推進		
市町村の情報を集約，整理し，還元する仕組みづくり	① 次世代の健康 ② 高齢者の健康	① 次世代の健康 ② 高齢者の健康
(5) 食を通じた社会環境の整備の促進		
① 特定給食施設における栄養管理状況の把握及び評価に基づく指導・支援	① 特定給食施設における栄養管理状況の把握及び評価に基づく指導・支援	
② 飲食店によるヘルシーメニューの提供等の促進	② 飲食店によるヘルシーメニューの提供等の促進	
③ 地域の栄養ケア等の拠点の整備		
④ 保健，医療，福祉及び介護領域における管理栄養士・栄養士の育成	③ 保健，医療，福祉及び介護領域における管理栄養士・栄養士の育成	① 保健，医療，福祉及び介護領域における管理栄養士・栄養士の育成
	④ 食育推進ネットワークの構築	② 食育推進ネットワークの構築
⑤ 健康増進に資する食に関する多領域の施策の推進		
⑥ 健康危機管理への対応	⑤ 健康危機管理への対応	③ 健康危機管理への対応

*1 図 5・1 参照.

*2 たとえば，健康増進法は**法律**，健康増進法施行令は**政令**，健康増進法施行規則は厚生労働**省令**である．法律は国会で制定，政令は内閣が制定，省令は各省庁の大臣が発令する.

　指定都市とは，政令*2 で指定する人口 50 万人以上の市で，2014 年 4 月 1 日現在 20 市ある．指定都市になると，都道府県から千を超える事務権限の委譲があり，市の自己決定権が拡大する．通常の市町村の場合，国からの通知は都道府県を通して周知されるが，指定都市になると国と直接やり取りをする．さらに，指定都市に特有なものとして区制の施行がある．東京都 23 区が特別区とよばれるのに対し，指定都市の区（たとえば，横浜市神奈川区など）は行政区とよばれる．特別区には区議会があり，区長は選挙によって選出されるが，行政区に区議会はなく，区長は一般職職員のなかから市長が任命する．

　中核市は，政令で指定する人口 20 万人以上の市で，2014 年 4 月 1 日現在 43 市ある．中核市には区制はないが，事務権限の委譲や国と直接やり取りする点は指定都市と同じである．また，保健所を設置するため，保健衛生行政を市が直接担当できる．

　"その他政令で定める市"とは，地域保健法施行令第 1 条第三号に示された小樽市，町田市，藤沢市，四日市市，呉市，大牟田市および佐世保市の 7 市である．町田市は 2011 年 4 月 1 日に加わった一番新しい市である．これら 7 市を狭義の保健所政令市という．

　このように，**地域保健法施行令**第 1 条は"保健所を設置する市"に関する条文であり，第 1 項第一号は指定都市，第二号は中核市に関する記述である．よって，指定都市を 1 号市，中核市を 2 号市，狭義の保健所政令市である 7 市を 3 号

市とよぶこともある．さらに，これら三つを合わせて広義の保健所政令市という．しかし，狭義の保健所政令市と紛らわしいため，これらの総称として"保健所設置市"を用いることが多い．

都道府県，保健所設置市のほか，東京都特別区も保健所を設置する．2014年4月1日現在，都道府県（47），指定都市（20），中核市（43），その他の政令市（7），特別区（23）が設置する保健所はそれぞれ365施設，51施設，43施設，7施設，23施設である．都道府県が設置する保健所を県型保健所，保健所設置市や特別区が設置する保健所を市型保健所という．

市町村保健センターに関する記述は地域保健法第18条にあり，"市町村は，市町村保健センターを設置することができる"と記されている．よって，設置が義務付けされているわけではない．

3・1・1 公衆栄養活動の役割

少子高齢化がいっそう進行する人口減少社会において，できる限り予防可能な疾患を防ぎ，身体機能や生活機能を維持することは，健康長寿を実現していくためにも，持続可能な社会を実現していくためにも重要である．**健康寿命**とは，日常生活に制限のない期間であり，2010年時点で男性が70.42年，女性が73.62年で，2001年と比較して延びたが，平均寿命と健康寿命の差は，男性9.13年，女性12.68年であり，2001年よりも広がっていた．今後，平均寿命の延伸に伴い，健康寿命との差が拡大すれば，医療費や介護給付費の多くを消費する期間が増大することになる．公衆栄養活動によって，この差を短縮することができれば，個人の生活の質（QOL）の低下を防ぐとともに，社会保障負担の軽減も期待できる．

QOL: quality of life

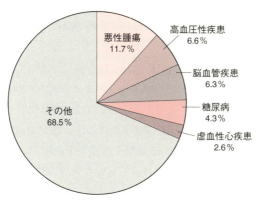

図 3・1　生活習慣病の医療費に占める割合　[厚生労働省，"2012年国民医療費の概況"を基に作成]

図3・1をみると，医療費の約3割を生活習慣病が占めているのがわかる．生活習慣病による医療費は増加傾向にあり，2005年以降，8兆円を超えている．生活習慣病の重症化予防のために重要なのが公衆栄養活動である．このほかに"食"は，食文化の継承や人との交流を促すなど，社会的・心理的にも重要なものである．われわれの食生活は食料の生産や流通，ごみ問題に直結しており，資源や環境の保全のために食生活を見直すことも公衆栄養活動の一つである．

3・1・2 行政栄養士の業務

　食を通じた社会環境整備の一つとして，**特定給食施設**における栄養管理があげられる．特定給食施設とは，特定かつ多数の者に対して継続的に食事を提供する施設のうち，栄養管理が必要なものとして厚生労働省令で定めるものをいう（健康増進法第 20 条）．具体的には継続的に 1 回 100 食以上または 1 日 250 食以上の食事を供給する施設である（**健康増進法施行規則**第 5 条）．学校，病院，児童福祉施設，事業所など，2013 年度末現在，49,111 施設ある（図 3・2）．

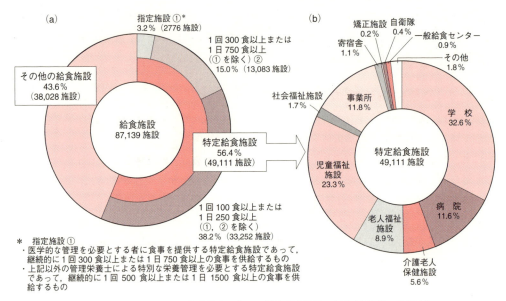

図 3・2　給食施設に占める特定給食施設の割合(a)とその内訳(b)
［厚生労働省，"2013 年度衛生行政報告例の概要"より］

　管理栄養士の必置規定があるのは，"特定給食施設であって特別の栄養管理が必要なものとして厚生労働省令で定めるところにより都道府県知事が指定するもの"である（健康増進法第 21 条第 1 項）．この都道府県知事が指定する施設とは，"医学的な管理を必要とする者に食事を供給する特定給食施設であって，継続的に 1 回 300 食以上又は 1 日 750 食以上の食事を供給するもの"（健康増進法施行規則第 7 条第一号），"前号に掲げる特定給食施設以外の管理栄養士による特別な栄養管理を必要とする特定給食施設であって，継続的に 1 回 500 食以上又は 1 日 1500 食以上の食事を供給するもの"（同第二号）の二つである．

　健康増進法第 21 条第 1 項に規定する特定給食施設以外の特定給食施設の設置者は，"当該特定給食施設に栄養士又は管理栄養士を置くように努めなければならない"とされている（健康増進法第 21 条第 2 項）．さらに，そのうち，"1 回 300 食又は 1 日 750 食以上の食事を供給するものの設置者は，当該施設に置かれる栄養士のうち少なくとも 1 人は管理栄養士であるように努めなければならない"とされている（健康増進法施行規則第 8 条）．

　2011 年現在，管理栄養士・栄養士が配置されている特定給食施設の割合（配

置率）は70.7％（75,960人）である．2011年の病院，介護老人保健施設および社会福祉施設における管理栄養士・栄養士の配置率は90〜100％であるが，児童福祉施設および事業所については，配置率が5割前後にとどまっている．

"健康危機管理への対応"については，2011年3月11日の東日本大震災の発生を受けて，4月21日付けで"避難所における食事提供の計画・評価のために当面の目標とする栄養の参照量について"，6月14日付けで"避難所における食事提供に係る適切な栄養管理の実施について"がそれぞれ厚生労働省健康局総務課生活習慣病対策室（当時）から事務連絡された（付録C参照）．

3・2 公衆栄養関連法規

国や都道府県，そして市町村の行政活動は法律の根拠に基づいて行われている．行うべき公衆栄養プログラムも何らかの法律の根拠がある．国の政策を理解するには，まず関係する法律を理解する必要がある．いかなる目的で法律が制定され，対象者（受益者）は誰か，実施主体はどこなのか，関係者にどのような義務や努力規定が課せられているか，法律を根拠として行われる事業の内容はどのようなものか，関連する法律は何か，などを理解する．その際，法律の解釈を補完する政令や省令（厚生労働省令など）にも目を通すことにより法律の記載がよりいっそう理解できるようになる．また，法律に基づいた事業を実施する際に出される通知も事業を担当する者は必ず目を通さなければならない．

3・2・1 公衆栄養関連法規の変遷

1920年に国立栄養研究所（現 国立研究開発法人 医薬基盤・健康・栄養研究所 国立健康・栄養研究所）が設置されるとともに，栄養業務は厚生行政の一環に位置づけられてきた．1938年には，栄養士規則が定められ，戦後の1952年に栄養改善法が定められた．その間，日本人の栄養摂取状況は特に戦後，劇的に改善してきた．**栄養改善法**は，国民の栄養改善思想の向上，栄養状態の明確化，それによる国民の栄養改善と健康の保持および体力の向上に大きな役割を果たしたが，今日の科学技術の進歩や栄養過剰摂取の問題などの新たな公衆衛生上の問題に対処する必要が生じてきた．

そうしたなかで**健康増進法**が，わが国における急速な高齢化の進展および疾病構造の変化とそれに伴う国民の健康増進の重要性の増大という背景のもと，単に栄養改善の問題にとどまらず国民の健康増進の総合的な推進を内容として2002年8月に公布され，2003年5月より施行されている．また，老人保健法が改正され，2008年4月より**高齢者の医療の確保に関する法律**（以下，**高齢者医療確保法**とする）が施行され，被保険者や被扶養者のメタボリックシンドローム対策として特定健康診査・特定保健指導がこの法律に基づいて実施されることになった．

食品の安全性確保と国民の健康の保護を最重要事項として2003年5月に**食品安全基本法**が公布されている．2005年6月には，食育に関し，基本理念を定め，国および地方公共団体等の責務を明らかにするとともに，食育に関する施策の基

本となる事項を定めることにより，食育に関する施策を総合的かつ計画的に推進し，もって現在および将来にわたる健康で文化的な国民の生活と豊かで活力ある社会の実現に寄与することを目的として**食育基本法**が公布された．

また，食品の原材料や添加物，栄養成分などの表示方法を統一する**食品表示法**が 2015 年 4 月より施行されている．

3・2・2 地域保健法

地域住民の健康の保持および増進に寄与することが同法の目的である．法の基本理念は，地域住民の健康の保持および増進のために，国および地方公共団体が，地域における公衆衛生の向上ならびに増進を図る施策を推進することにより，地域住民の多様化しているニーズに適確に対応することである．さらに地域の特性および社会福祉などの関連施策との連携に配慮しながら，これらの施策が総合的に推進することとされている．

関係機関の役割として，**保健所**は地域における保健行政の技術的，専門的，広域的拠点として，表 3・2 に掲げた事項を所管し実施する．その具体的な業務内容は表 3・3 に示すものである．また，所管区域内の市町村の地域保健対策の実施に関し，市町村相互間の連絡調整を行い，市町村の求めに応じて技術的助言，市町村職員の研修その他必要な援助を行わなければならない．

市町村の役割であるが，市町村は住民に対して健康事業を行うために，**市町村保健センター**を設置することができる．"市町村保健センターは，住民に対し，健康相談，保健指導及び健康診査その他住民に身近な地域保健に関し必要な事業を行うことを目的とする施設"であり，そこでは各種健診，予防接種，健康相談・指導，生活習慣病予防のための健康教室・教育などが行われている．なお，保健所長の資格要件は"地域保健法施行令（第 4 条）"に示されている．保健所長は原則医師でなければならないが，医師を確保することが著しく困難な場合，医師と同等以上の公衆衛生行政に必要な医学の専門知識を有する者をあてること

表 3・2　保健所が行うべき事項

保健所が企画，調整，指導および必要な事業を実施しなければならない事項（地域保健法第 6 条）
① 地域保健に関する思想の普及及び向上に関する事項
② 人口動態統計，その他地域保健に係る統計に関する事項
③ 栄養の改善及び食品衛生に関する事項
④ 住宅，水道，下水道，廃棄物の処理，清掃，その他の環境の衛生に関する事項
⑤ 医事及び薬事に関する事項
⑥ 保健師に関する事項
⑦ 公共医療事業の向上及び増進に関する事項
⑧ 母性及び乳幼児並びに老人の保健に関する事項
⑨ 歯科保健に関する事項
⑩ 精神保健に関する事項
⑪ 治療方法が確立していない疾病，その他の特殊な疾病により長期に療養を必要とする者の保健に関する事項
⑫ エイズ，結核，性病，伝染病，その他の疾病の予防に関する事項
⑬ 衛生上の試験及び検査に関する事項
⑭ その他，地域住民の健康の保持及び増進に関する事項

表 3・3 保健所の業務

専門的かつ技術的業務
・精神保健，難病対策，エイズ対策等
・食品衛生，環境衛生，医事，薬事等についての広域的監視および検査業務

情報の収集，整理および活用
・保健・医療・福祉に関する情報の幅広い収集・管理・分析・提供
・住民相談に総合的に対応できる情報ネットワークの構築

調査および研究等
・地域住民の生活に密着した調査および研究の推進
・情報の収集・整理・活用および調査・研究および，成果の地域への還元

市町村に対する技術援助等の推進
・市町村に対する専門的・技術的な指導・支援および市町村保健センター等の運営に関する協力の積極的実施
・市町村職員等に対する現任訓練を含めた研修等の積極的推進

地域における健康危機管理の拠点としての機能の強化
・炭疽菌テロ，新興・再興感染症などの生命にきわめて有害な影響を与える健康危機の発生に備え，地域の保健医療の管理機関として，健康危機の発生の防止，地域における医療提供体制の確保，危機管理体制の整備に努める．また，地域の保健医療情報の集約に努める
・健康危機発生時における，患者の生命に係る情報の収集・提供・医療の確保のための支援措置等
・健康危機発生後における，管理体制等に対する科学的根拠に基づく評価の実施等の推進

"21世紀における国民健康づくり運動（健康日本21）"の推進
・健康情報の収集，地方計画の策定に対する支援，住民の健康づくりの拠点として機能の強化の推進

企画および調整の機能の強化
・医療計画・介護保険事業支援計画・老人保健福祉計画・障害者計画等の計画策定への関与
・各種地域保健サービスの評価
・保健・医療・福祉のシステムの構築
・医療機関の機能分担と連携
・医療提供体制の整備
・食品衛生・環境衛生に係るサービス等についての企画調整の推進

ができる．

3・2・3 健康増進法

わが国における急速な高齢化の進展および疾病構造の変化に伴い，国民の健康の増進の重要性が著しく増大していることに鑑み，国民の健康増進の総合的な推進に関し，基本的な事項を定めるとともに，国民の栄養の改善や健康増進を図るための措置を講じ，もって国民保健の向上を図ることを目的としている．

a. 国民等関係者の責務 この法律を実施するにあたっての関係者の責務として，まず国民の責務は，"国民は，健康な生活習慣の重要性に対する関心と理解を深め，生涯にわたって，自らの健康状態を自覚するとともに，健康の増進に努めなければならない（第2条）"とあり，国民自らが平素から健康増進活動を行うことを求めている（義務ではなく努力規定）．

国や地方公共団体および関係者の責務も定められているが，現在実施されている事業との関連では，"健康日本21"などの国の健康増進計画を受けて都道府県や市町村で地方健康増進計画を策定することが示されている．なお，都道府県の

健康増進計画の策定は都道府県の義務であるが，市町村の健康増進計画の策定については，市町村は策定に努めるという"努力規定"となっている（第8条）．

b. 国民健康・栄養調査　国民栄養調査に健康状況全体を把握できる項目が追加され，"国民健康・栄養調査"になり，栄養不足時代の影響が多少ともあった同調査を，健康一般や栄養過剰の問題にまで踏み込んだ調査に改変することができるようになった．また，国民健康・栄養調査の実施に関しては，"厚生労働大臣は，国民の健康の増進の総合的な推進を図るための基礎資料として，国民の身体の状況，栄養摂取量及び生活習慣の状況を明らかにするため，国民健康・栄養調査を行うものとする"という条文（第10条）が設けられている．

生活習慣病の発生の状況把握は，"国及び地方公共団体は，国民の健康の増進の総合的な推進を図るための基礎資料として，国民の生活習慣とがん，循環器病その他の政令で定める生活習慣病との相関関係を明らかにするため，生活習慣病の発生の状況の把握に努めなければならない（第16条）"とされ，公衆衛生や疫学向上の観点から，地域がん登録や地域循環器病登録などの推進支援の裏付けがされている．

c. 保健指導　栄養改善や生活習慣の改善に関する栄養指導および保健指導に関わる職種としては，医師，歯科医師，薬剤師，保健師，助産師，看護師，准看護師，管理栄養士，栄養士，歯科衛生士などがあげられている．

都道府県が行う専門的な栄養指導業務として，住民の健康の増進を図るために必要な栄養指導，その他の保健指導のうち，特に専門的な知識および技術を必要とするものを都道府県の管理栄養士等が行うことになっている（第18条）．

d. 特定給食施設　健康増進法では，特定給食施設について，事業の開始，休業，廃止，変更などがあった日から1カ月以内に都道府県知事宛に省令で定める事項を届け出ることが定められ，公衆衛生上の観点からも必要な施設の把握が容易になった（第20条）．また，特定給食施設であって特別の栄養管理が必要なものとして，厚生労働省令で定めるところにより都道府県知事が指定するものの設置者は，当該特定給食施設に管理栄養士を置かなければならないことになっている（第21条）．管理栄養士必置義務があるところが，それに反した場合や適切な栄養管理を怠った場合には，都道府県知事は特定給食施設の設置者に"勧告や命令"，"立入検査"などができることになり，監督権限が強化された（第23条，第24条）．こうしたことにより，特定給食施設の栄養管理の推進が図られている．

e. 受動喫煙の防止　学校，体育館，病院，劇場，観覧場，集会場，展示場，百貨店，事務所，官公庁施設，飲食店その他の多数の者が利用する施設の管理者は，これら施設の利用者のために，**受動喫煙**を防止するために必要な措置を講ずるように努めなければならないとされている（第25条）．

受動喫煙：室内またはこれに準ずる環境において，他人のたばこの煙を吸わされること．

f. 特別用途表示の許可（第26条）　乳児用，幼児用，妊産婦用，病者用その他内閣府令で定める特別の用途に適する旨の表示（以下"特別用途表示"という）をしようとする者は，内閣総理大臣の許可を受けなければならない．そして許可をしようとする際には，内閣総理大臣はあらかじめ，厚生労働大臣の意見を聴く必要がある．また，許可を受けようとする者は，製品見本を添え，商品名，

原材料の配合割合および当該製品の製造方法，成分分析表，許可を受けようとする特別用途表示の内容その他内閣府令で定める事項を記載した申請書を，その営業所の所在地の都道府県知事を経由して内閣総理大臣に提出しなければならない．こうして許可を受けて特別用途表示をする者は，当該許可に係る食品（特別用途食品という）につき，内閣府令で定める事項を内閣府令で定めるところにより表示しなければならない．

g．特別用途食品の検査及び収去（第27条），**許可の取消し**（第28条）　内閣総理大臣または都道府県知事は，必要があると認めるときは，食品衛生監視員を特別用途食品の製造施設，貯蔵施設または販売施設に立ち入らせ，販売の用に供する当該特別用途食品を検査させ，または試験の用に供するのに必要な限度において当該特別用途食品を収去させることができる．

内閣総理大臣は，許可を受けた者が，"当該許可に係る食品につき虚偽の表示をしたとき"，"当該許可を受けた日以降における科学的知見の充実により当該許可に係る食品について当該許可に係る特別用途表示をすることが適切でないことが判明するに至ったとき"など，許可を取り消すことができる．なお，特別用途食品の検査・収去等を拒否した場合には，30万円以下の罰金が科せられる（第38条）．

h．食事摂取基準（第16条の2）　国民健康・栄養調査その他の健康の保持増進に関する調査および研究の成果を分析し，その分析の結果をふまえて，厚生労働大臣により食事による栄養摂取量の基準（"食事摂取基準"という）が定められ，生涯にわたる国民の栄養摂取の改善に向けた自主的な努力を促進している．食事摂取基準の内容は，国民が"健康の保持増進を図る上で摂取することが望ましい熱量に関する事項"と"栄養摂取の状況からみてその欠乏が健康の保持増進に影響を与えているものとして厚生労働省令で定める栄養素"，"過剰摂取が国民の健康の保持増進に影響を与えているものとして厚生労働省令で定める栄養素"である．なお，厚生労働大臣は，食事摂取基準を定めたり変更したときは，遅滞なくこれを公表しなければならない．

i．虚偽・誇大広告等の表示の禁止（第31条，第32条）　食品に関しては，著しく事実に相違する表示や人を誤認させるような表示をしてはならない．これに反したときは，内閣総理大臣は虚偽・誇大広告等の表示に関し必要な措置をとるべき旨の勧告をすることができる．さらに内閣総理大臣は，勧告を受けた者が正当な理由がなくてその勧告に係る措置をとらなかったときは，その者に対し，その勧告に係る措置をとるべきことを命ずることができる．

3・2・4　食品表示法

食品の原材料や添加物，栄養成分などの表示方法を統一する**食品表示法**が，2013年に成立した．2015年4月より施行されている．

従来の**食品衛生法**は，"衛生上の危害発生防止"，**日本農林規格（JAS）法**は"適正な品質の保障"，そして**健康増進法**は"国民の健康の増進"に資する事項を表示の内容としてきた．

食品衛生法	日本農林規格(JAS)法	健康増進法	食品表示法
・内閣総理大臣は、一般消費者に対する食品に関する公衆衛生上必要な情報の正確な伝達の見地から、消費者委員会の意見を聴いて、販売の用に供する食品に関する表示につき、必要な基準を定めることができる。 ・表示につき基準が定められた食品、添加物、器具又は容器包装は、その基準に合う表示がなければ、これを販売し、販売の用に供するために陳列し、又は営業上使用してはならない。	・内閣総理大臣は、飲食料品の品質に関する表示の適正化を図り一般消費者の選択に資するため、農林物資のうち飲食料品の品質に関する表示について、内閣府令で定める区分ごとに、次に掲げる事項のうち必要な事項につき、その製造業者等が守るべき基準を定めなければならない。 一 名称、原料又は材料、保存の方法、原産地その他表示すべき事項 二 表示の方法その他前号に掲げる事項の表示に際して製造業者等が遵守すべき事項 ・製造業者等は、品質に関する表示の基準に従い、農林物資の品質に関する表示をしなければならない。	・内閣総理大臣は、販売に供する食品につき、栄養表示に関する基準を定めるものとする。 ・販売に供する食品につき、栄養表示をしようとする者及び栄養表示食品を輸入する者は、栄養表示基準に従い、必要な表示をしなければならない。	・内閣総理大臣は、次に掲げる事項のうち必要と認められる事項を内容とする食品に関する表示の基準を定めなければならない。 1 名称、アレルゲン、保存の方法、消費期限、原材料、添加物、栄養成分の量及び熱量、原産地その他販売をする際に表示されるべき事項 2 1に掲げる事項を表示する際に遵守すべき事項（第4条第1項） ・食品関連事業者等は、食品表示基準に従った表示がされていない食品の販売をしてはならない（第5条）.

図3・3 食品表示法制定に伴う表示基準の移行

食品表示法はこれまで食品衛生法，JAS法，健康増進法に分かれていた食品関係の表示に関する規定を統合して，包括的かつ一元的な食品表示のためにもうけられた法律である（表3・4）．これまで任意だったエネルギーや脂質などの"栄養成分表示"も義務化された．これによって整合性のとれた表示基準が制定され，消費者，事業者双方にとってわかりやすい表示となった．また，消費者の日々の栄養・食生活管理による健康増進に寄与することが期待されている．

表示項目は，名称，**アレルゲン**，保存の方法，**消費期限**，原材料，添加物，栄養成分の量および熱量，原産地その他食品関連事業者等が表示すべき事項に関する具体的基準は，内閣総理大臣が基準（**食品表示基準**）を定めることとなっている（第4条）．これを受けて，食品関連事業者等は食品表示基準に従い食品の表示をする義務が課せられた（第5条）．

内閣総理大臣（食品全般を所管），農林水産大臣（酒類以外の食品を所管），財務大臣（酒類を所管）は，食品表示基準に違反した食品関連事業者に対して表示事項を表示し，遵守事項を遵守すべき旨を指示することができる．また，内閣総理大臣の指示を受けた者が，正当な理由なく指示に従わなかったときは，指示に従うことを命令することができる．国民の身体・生命に緊急の必要があるときは，内閣総理大臣は食品の回収等や業務停止を命令することができる（第6条）．

内閣総理大臣は，販売される食品の表示の適正を確保するため必要なときは，食品関連事業者や関係のある事業者に対し，食品表示について必要な報告，帳簿，書類などの提出を求めることができる．また，食品関連事業者の事務所に立ち入り，食品に関する表示の状況や食品，原材料，帳簿，書類などを検査することができる．従業員などに対する質問の実施，食品あるいはその原材料を無償で収去させることができる．農林水産大臣や財務大臣についても，所管の食品に対して同様の権限を有している（第8条）．

本法では，**適格消費者団体**の**差止請求権**が認められている．それは，食品関連事業者が，不特定かつ多数の者に対して食品表示基準に違反し，販売の用に供す

適格消費者団体：消費者契約法第2条第4項に基づき，消費者全体の利益擁護のために差止請求権を適切に行使することができる適格性を備えた消費者団体として内閣総理大臣の認定を受けたもの．

る食品の名称，アレルゲン，保存の方法，消費期限，原材料，添加物，栄養成分の量もしくは熱量または原産地について著しく事実とは異なる表示をしたりする恐れがあるときは，内閣総理大臣等[*1]に対して適切な措置を講じるように申出を行うことができる．申出を受けた内閣総理大臣等は，必要な調査を行い，申出の内容が事実であれば適切な措置を講じなければならない（第11条）．また，消費者（国民）が販売されている食品の表示が適正でないとして消費者の利害が害されているとして内閣総理大臣等に対して適切な処置をとるように求めることができる（第12条）．なお，この法律を受けて新たに設けられたのが，機能性表示食品制度[*2]である．

[*1] すでに述べたように，内閣総理大臣は食品全般を，農林水産大臣は酒類以外の食品を，財務大臣は酒類を所管しているため，それぞれの食品の所管により差止請求の申出先が異なる．

[*2] 6章（p.171）参照．

3・2・5 食育基本法

　食育基本法では，食育とは安全で安心した食品を確保し取入れることにより，国民の健康と豊かな人間形成をはぐくみ，食に対する感謝の念を示し，"食"を知育，徳育および体育の基礎となるべきものと位置付けている．そして子どもの食育における保護者や教育関係者などの役割，食に関する体験活動と食育推進活動の在り方を示している．

　このような"食"を取巻く環境や課題を解決すべく，食育についての基本理念を明らかにしてその方向性を示すとともに，伝統的な食文化，地域産業の活性化，食料自給率の向上への貢献を計画的に推進し，豊かな国民生活および活力ある経済社会の実現するために，国，地方公共団体および国民の食育の推進に関する取組みを総合的かつ計画的に推進するために制定された．

　同法では，"目的"，"基本理念"，国などの"責務"，"食育推進基本計画"，"基本的施策"，"食育推進会議の設置"などについて述べられている．

a. 目的　本法律の目的は，"食育に関し，基本理念を定め，国および地方公共団体等の責務を明らかにするとともに，食育に関する施策の基本となる事項を定めることにより，食育に関する施策を総合的かつ計画的に推進し，もって現在及び将来にわたる健康で文化的な国民の生活と豊かで活力ある社会の実現に寄与すること"である（第1条）．

b. 基本理念　基本理念は，"国民の心身の健康の増進と豊かな人間形成を図ること（第2条）"，"国民の食に関する感謝の念や理解が深まるように配慮すること（第3条）"，"国民，民間団体等の自発的意思を尊重し，地域の特性に配慮し，地域住民その他の社会を構成する多様な主体の参加と協力を得て食育推進運動の展開を図ること（第4条）"，"子どもの食育における保護者，教育関係者等が教育，保育等における食育の重要性を十分自覚し，積極的に子どもの食育の推進に関する活動に取組むこと（第5条）"，"広く国民が家庭，学校，保育所，地域その他のあらゆる機会とあらゆる場所を利用して食に関する体験活動と食育推進活動の実践し，食に関する理解を深めること（第6条）"，"伝統的な食文化，環境と調和した生産等への配意，および農山漁村の活性化と食料自給率の向上に貢献すること（第7条）"，および"食に関する知識と理解を深めることなどを通じて食品の安全性の確保等を国際的な連携を図りつつ積極的に進めていくこと（第8条）"である．

c. 国等の責務　"国は基本理念にのっとり，食育の推進に関する施策を総合的かつ計画的に策定し，それを実施する責務を有している（第9条）". 都道府県や市町村などの地方公共団体は，"基本理念に沿って食育の推進に関し，国との連携を図りつつその地方公共団体の区域の特性を生かした自主的な施策を策定し，それを実施する責務を負っている（第10条）". 教育関係者や農林漁業者等の責務は，"教育ならびに保育，介護その他の社会福祉，保健医療や教育に関する職務の従事者は，積極的に食育推進に努めるとともに食育の推進に関する活動に協力するように努めなければならない．農林漁業者および農林漁業に関する団体は，農林漁業に関する体験活動等が食に関する国民の関心および理解を増進するうえで重要な意義を有することから，農林漁業に関する多様な体験の機会を提供し，自然の恩恵と食に関わる人々の活動の重要性について，国民の理解促進，また教育関係者等と連携して食育推進活動を行うことに努めなければならない（第11条）". 食品関連事業者等も，"食育の推進に努めるとともに国や地方公共団体が実施する食育の推進に関する施策や活動に協力するよう努めなければならない（第12条）".

一方，国民の責務は，"家庭，学校，保育所，地域その他の社会のあらゆる分野において生涯にわたる健全な食生活の実現ならびに食育の推進に寄与するよう努めることである（第13条）". なお，"政府は食育の推進に関する施策を実施するために必要な法制上または財政上の措置などを講じなければならない（第14条）". そして，"毎年，国会に，政府が食育の推進に関して講じた施策に関する報告書を提出しなければならないことが定められている（第15条）".

d. 食育推進基本計画　内閣府に設置されている食育推進会議は，"食育の推進に関する施策の総合的かつ計画的な推進を図るため"に2011年度～2015年度までの5年間の"第2次食育推進基本計画"を策定した（第1次計画は2006年度～2010年度まで）.

食育推進基本計画では，① 食育の推進に関する施策についての基本的な方針，② 食育の推進の目標に関する事項，③ 国民等の行う自発的な食育推進活動等の総合的な促進に関する事項等を含む計画を作成することが定められている（第16条）. 併せて都道府県および市町村も食育推進基本計画（市町村にあってはこれと都道府県食育推進計画の二つを基本とする）を基本として食育推進計画を作成するよう努めることとなっている（第17条，第18条）.

第二次の食育推進基本計画では，"「周知」から「実践」へ"とコンセプトの変更が行われるとともに"食育の推進に関する施策についての基本的な方針"に以下の三つの"重点課題"が加わった．

① 生涯にわたるライフステージに応じた間断ない食育の推進
② 生活習慣病の予防および改善につながる食育の推進
③ 家庭における共食を通じた子どもへの食育の推進

なお，第2次食育推進基本計画の概要は，表3・4に示すとおりである．

e. 基本的施策　家庭，学校，保育所，地域等を中心に国民運動として食育の推進に取組んでいくとともに食育の推進に関するわが国の取組みが，海外と

表 3・4 第 2 次食育推進基本計画[a]

【第1　食育の推進に関する施策についての基本的な方針】
1. 重点課題
　(1) 生涯にわたるライフステージに応じた間断ない食育の推進
　(2) 生活習慣病の予防及び改善につながる食育の推進
　(3) 家庭における共食を通じた子どもへの食育の推進
2. 基本的な取組方針
　(1) 国民の心身の健康の増進と豊かな人間形成
　(2) 食に関する感謝の念と理解
　(3) 食育推進運動の展開
　(4) 子どもの食育における保護者，教育関係者等の役割
　(5) 食に関する体験活動と食育推進活動の実践
　(6) わが国の伝統的な食文化，環境と調和した生産等への配慮及び農山漁村の活性化と食料自給率の向上への貢献
　(7) 食品の安全性の確保等における食育の役割

【第2　食育の推進の目標に関する事項】（現状値→目標値[†]）
　(1) 食育に関心をもっている国民の割合の増加（70.5％→90％ 以上）
　(2) 朝食または夕食を家族と一緒に食べる"共食"の回数の増加（週平均 9 回→10 回以上）
　(3) 朝食を欠食する国民の割合の減少（子ども 1.6％→0％，20 歳代〜30 歳代男性 28.7％→15％ 以下）
　(4) 学校給食における地場産物を使用する割合の増加（26.1％→30％ 以上）
　(5) 栄養バランス等に配慮した食生活を送っている国民の割合の増加（50.2％→60％ 以上）
　(6) 内臓脂肪症候群（メタボリックシンドローム）の予防や改善のための適切な食事，運動等を継続的に実践している国民の割合の増加（41.5％→50％ 以上）
　(7) よく噛んで味わって食べるなどの食べ方に関心のある国民の割合の増加（70.2％→80％ 以上）
　(8) 食育の推進に関わるボランティアの数の増加（34.5 万人→37 万人以上）
　(9) 農林漁業体験を経験した国民の割合の増加（27％→30％ 以上）
　(10) 食品の安全性に関する基礎的な知識をもっている国民の割合の増加（37.4％→90％ 以上）
　(11) 推進計画を作成・実施している市町村の割合の増加（40％→100％）

【第3　食育の総合的な促進に関する事項】
1. 家庭における食育の推進
2. 学校，保育所等における食育の推進
3. 地域における食育の推進（"生活習慣病の予防及び改善につながる食育推進"，"歯科保健活動における食育推進"，"高齢者に対する食育推進"および"男性に対する食育推進"の記述を追加）
4. 食育推進運動の展開
5. 生産者と消費者との交流の促進，環境と調和のとれた農林漁業の活性化等（"農山漁村コミュニテイの維持再生"の記述を追加）
6. 食文化の継承のための活動への支援等
7. 食品の安全性，栄養その他の食生活に関する調査，研究，情報の提供および国際交流の推進（"世代区分等に応じた国民の取組の提示（「食育ガイド」(仮称)）の作成・公表"の記述を追加）

【第4　食育の推進に関する施策を総合的かつ計画的に推進するために必要な事項】
1. 多様な関係者の連携・協力の強化
2. 地方公共団体による推進計画の策定等とこれに基づく施策の促進（"都道府県及び市町村は，食育を推進する中核となる人材育成を検討"の記述を追加）
3. 世代区分等に応じた国民の取組の提示等積極的な情報提供と意見等の把握
4. 推進状況の把握と効果等の評価および財政措置の効率的・重点的運用
5. 基本計画の見直し

[†] 目標値は 2015 年度までの達成を目指すもの．
[a] 内閣府，"第 2 次食育推進基本計画"より抜粋．

表 3・5 基本的施策

① 家庭における食育の推進
② 学校，保育所等における食育の推進
③ 地域における食生活の改善のための取組の推進
④ 食育推進運動の展開
⑤ 生産者と消費者との交流の促進，環境と調和のとれた農林漁業の活性化等
⑥ 食文化の継承のための活動への支援等
⑦ 食品の安全性，栄養その他の食生活に関する調査，研究，情報の提供及び国際交流の推進

の交流等を通じて食育に関して国際的に貢献することを目指して国および地方公共団体は基本的施策を定めている（第19条～第25条）（表3・5）．

f. 食育推進会議等　食育推進会議は，① 食育推進基本計画を作成し，その実施を推進すること，② 食育の推進に関する重要事項について審議し，食育の推進に関する施策の実施を推進することが機能として付与されている（第26条）．

都道府県は，"都道府県食育推進計画の作成及びその実施の推進のため，条例で定めるところにより，都道府県食育推進会議を置くことができる（第32条）"．市町村についても，"市町村の区域における食育の推進に関して，市町村食育推進計画の作成及びその実施の推進のため，条例で定めるところにより，市町村食育推進会議を置くことができる（第33条）"とされている．

3・2・6 母子保健法

戦後，1951年に療育指導が，1954年に育成医療給付制度が設立され，障害児童などに対する施策が実施された．主として戦後期から高度経済成長期の母子保健の課題は，家族計画と都市部と農村部の母子健康指標格差の是正であった．この問題に対処するために戦前の民間主体の地域母子保健活動に加え，1958年に母子保健センター整備補助事業の開始，1965年に**母子保健法**が公布された．さらに1968年の母子保健推進員制度の設立，母子保健推進会議の設置などが行われた．母子保健法は母性の保護尊重，乳幼児の健康の保持増進を図るとともに，国や地方公共団体にも母子保健増進の責務があることを明記した法律であり，これを根拠としてなおいっそう公的部門による地域活動が行われるようになった．

その後，医療機関委託の妊婦健診および乳児精密健康診査の制度化，妊婦精密健康診査の制度化および乳児健康診査の制度化などが行われ，現在では母子保健事業の実施主体も都道府県からより身近な住民サービスが提供できる市町村に移行している．

母子保健法は，母性，乳児，幼児の健康保持と増進を目的としている．対象者（児）を速やかに把握するために，市町村長に対して妊娠を届出ることと，2500g未満の児を出生した場合は，保護者はそのことを知事に届出なければならない．妊娠の届出を行った妊婦には市町村から母子健康手帳が交付され，妊娠，出産，予防接種歴，育児に関して一貫した記録が行われる．なお，同法に基づいて以下のような事業が展開されている（⑤，⑥を除く事業の実施主体はすべて市町村である）．

① 保健指導：妊産婦，乳幼児の保護者に対する妊娠，出産，育児に関する指導

② 妊産婦および新生児訪問指導：妊娠面・育児面で必要とされる場合，医師，保健師，助産師による訪問が行われる．
③ 1歳6カ月児および3歳児などの健診：乳児の発育，栄養，歯科および精神発達状況，ならびに視聴覚異常（斜視，難聴など）を把握するための検査が行われる．これらの健診は法律に基づいて行われるが，それ以外にも市町村は必要に応じて妊産婦や乳幼児に対する健診を行うことができる．
④ 栄養摂取に関する援助：低所得層の妊婦や乳児に対しては市町村から牛乳が無料で支給される．
⑤ 未熟児の訪問指導：養育上必要な場合，医師，保健師，助産師による訪問指導が行われるが，この事業は保健所が実施主体となっている．
⑥ 養育医療：重症黄疸の血漿交換，先天性心疾患手術などの医療が必要な未熟児に対して行われる医療給付であり，保健所が実施主体である．

3・2・7 高齢者医療確保法（高齢者の医療の確保に関する法律）

　この法律は，国民の高齢期における適切な医療の確保を図るために医療費の適正化を推進するための計画の作成（医療費適正化計画）の策定および保険者による健康診査などの実施に関する措置（特定健康診査・特定保健指導）を講ずるとともに，高齢者の医療について，国民の共同連帯の理念などに基づき，前期高齢者については保険者間の費用負担の調整を行い，後期高齢者については適切な医療の給付などを行うために必要な制度を設けることにより，国民保健の向上および高齢者の福祉の増進を図ることを目的としている．なお，2008年度から実施されている"特定健康診査ならびに特定保健指導事業"や"医療費適正化計画"はこの法律を根拠として行われている．
　特定健康診査や特定保健指導は保険者に実施義務が課されており，対象者は被保険者ならびに被扶養者である．医療費適正化計画の策定は都道府県の責任のもとに行われる．

3・3　わが国の管理栄養士・栄養士制度

3・3・1　栄養士法

　栄養士法は1947年に公布された．第1条には，栄養士と管理栄養士の定義が示されている．第1条第1項の栄養士の定義に比べ，第1条第2項の管理栄養士の定義は長いが，このような定義の違いは，2000年の栄養士法一部改正によるもので，それまでの管理栄養士の業務は，栄養士の業務のうち，"複雑または困難なもの"とされているにすぎず，両者の区別は明確ではなかった．
　栄養士は都道府県知事の免許，管理栄養士は厚生労働大臣の免許であるが，いずれも国家資格である．栄養士法第6条に規定されているように，栄養士または管理栄養士でない者がこれらの名称を用いて栄養の指導等に従事してはいけない．これを**名称の独占**という．しかし，栄養士や管理栄養士の名称を用いなければ，誰でも栄養指導をすることはできる．つまり，**業務の独占**はうたわれていな

いのである．

　このほか栄養士法には，管理栄養士国家試験に関することなどが示されている．1985年の栄養士法一部改正により，管理栄養士国家試験制度が発足するまで，管理栄養士養成施設を卒業した者は卒業と同時に管理栄養士の登録をすることができた．1987年4月の入学者から，国家試験の受験が必須となったが，管理栄養士養成施設の卒業者には受験科目の一部免除があった．しかし，2000年の法改正により，科目免除がなくなったほか，これまで受験資格を得るのに実務経験が不要であった4年制を含む，すべての栄養士養成施設で実務経験が必要になった（図3・4）．

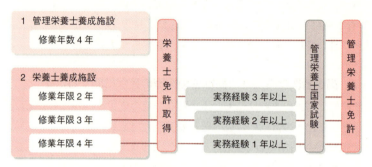

図3・4　管理栄養士国家試験の受験資格を得るために必要な実務経験の有無

3・3・2　管理栄養士・栄養士の社会的役割

　管理栄養士・栄養士の活躍の場は多岐にわたる．病院に勤務する管理栄養士は医師などと連携し，栄養ケア・マネジメントを行う．患者の治療方針は栄養サポートチーム（NST）で話し合って決める．NSTのメンバーは，栄養管理に関する専門的な知識をもった医師，管理栄養士，看護師，薬剤師，臨床検査技師などの多職種からなる．入院・外来患者に対する個別・集団指導も行う．

　一方，栄養士は病院や福祉施設，事業所などから給食業務を請け負う給食受託会社に勤務することが多い．給食受託会社の栄養士は，本社で委託施設に合わせた献立を作成するほか，委託施設の厨房に派遣され，調理員とともに調理・盛り付け・配膳などに従事する．いずれの場合も委託施設の管理栄養士とコミュニケーションを密にとることが重要である．

　学校栄養職員は教員免許をもたない管理栄養士・栄養士で，おもに学校給食の管理を行う．学校栄養職員が職種の名称であるのに対し，栄養教諭は免許であり，給食管理のほか，食育の授業なども行う．管理栄養士と異なり，栄養教諭になるのに試験はなく，養成施設で必要な単位を取得すれば免許がもらえる*（図3・5）．

3・3・3　管理栄養士・栄養士制度の沿革

　管理栄養士・栄養士制度の沿革を表3・6に示す．なかでも重要なのは，1962年，1985年，2000年の栄養士法改正である．これまで管理栄養士は栄養士の上位資格として位置づけられてきたが，2000年の改正により，両者の違いが明確化された．

NST: nutrition support team

＊　2015年現在は学校栄養職員から栄養教諭への移行措置がとられており，3年間学校栄養職員として勤務している者は少ない単位で栄養教諭の免許状がもらえるようになっている．2005年度の制度発足当時，全国で34名だった栄養教諭の配置数は，2014年度には5023名まで増加している．

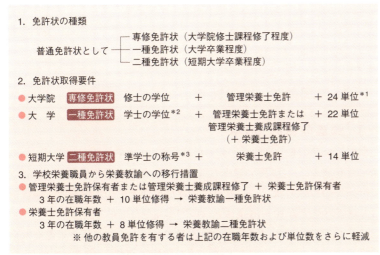

図 3・5 栄養教諭免許制度の概要

表 3・6 管理栄養士制度・栄養士制度の沿革

1925（大正 14）年	私立栄養学校の創立	創立者は国立栄養研究所（現 独立行政法人 国立健康・栄養研究所）の初代所長 佐伯矩
1926（大正 15）年	栄養士の誕生	私立栄養学校初の卒業生 13 名が栄養技手として，官公庁，学校，工場，病院などに就職
1945（昭和 20）年	栄養士規則・私立栄養士養成所指定規則の制定	栄養技手の名称として栄養士が公的に使用されることとなり，身分が法的に確立
1947（昭和 22）年	栄養士法の公布	日本国憲法の施行に伴い，栄養士規則は栄養士法となる．養成施設における修業年限はこのときから 2 年以上となる
1962（昭和 37）年	栄養士法一部改正	管理栄養士制度の新設（栄養士との違いは，栄養士業務のうち，複雑または困難な栄養指導に従事する者）
1985（昭和 60）年	栄養士法一部改正	栄養士試験の廃止（栄養士養成施設を卒業した者だけが栄養士免許を取得できるようになる）
		管理栄養士国家試験制度発足（国家試験に合格した者だけが管理栄養士として登録できるようになる．第 1 回試験は 1987（昭和 62）年に実施）
2000（平成 12）年	栄養士法一部改正	① 管理栄養士は登録制から免許制へ ② 新しい管理栄養士の定義の明文化 ③ 管理栄養士国家試験の受験資格を見直し，専門知識や技術の高度化を図る
2001（平成 13）年	栄養士法施行規則改正	管理栄養士・栄養士養成カリキュラムの改正

3・3・4 管理栄養士・栄養士養成制度

　栄養士になるための修業年限は 1947 年の栄養士法の公布以来，2 年以上となっている．現在の栄養士養成施設の修業年限は 2～4 年と幅がある．修業年限に関わらず，栄養士養成施設を卒業すれば，卒業と同時に栄養士の免許が取得できるが，管理栄養士国家試験の受験資格を得るために必要な実務経験の年数が修業年限に応じて変わってくる（図 3・4 参照）．

* 米国をはじめとする多くの国においては，管理栄養士の資格を得るうえで，学士号の取得は必須要件となっている（表3・24参照）．

管理栄養士養成施設における修業年限は4年である．しかし，大学卒業者に授与される学士号は必要とされていない．つまり，4年制であれば，専門学校でも養成することができるのである＊．

3・4 国民健康・栄養調査

3・4・1 調査の目的・沿革

国民健康・栄養調査の目的は，健康増進法第10条第1項に記されている．国民健康・栄養調査は，"国民の健康の増進の総合的な推進を図るための基礎資料として，国民の身体の状況，栄養摂取量及び生活習慣の状況を明らかにするため"に，健康増進法第10～16条に基づいて実施されている．

1945年，敗戦後の日本は深刻な食料不足であった．諸外国や国際機関からの食料援助を受けるための資料として，連合国総司令部（GHQ）の指令により，特に食料難が深刻であった東京都民の栄養状態を調べたのがこの調査の始まりである（表3・7）．翌年からは調査地域を広げ，第1回の**国民栄養調査**が実施された．1952年に"国民栄養調査"について定めた**栄養改善法**が公布されたことにより，法的根拠をもつ調査となった．

表 3・7 国民健康・栄養調査の沿革

1945（昭和20）年	連合軍総司令部（GHQ）の指示により東京都民の栄養調査を実施
1946（昭和21）年	29都道府県に範囲を広げ，**第1回国民栄養調査**を実施（年4回）
1948（昭和23）年	沖縄を除く46都道府県で実施
1952（昭和27）年	**栄養改善法**が公布され，"国民栄養調査"は法律に基づいて実施されるようになった
1995（平成7）年	**世帯単位**の調査から**個人単位**の調査へ移行．調査日数は**3日間**から**1日間**へ（11月）
2003（平成15）年	**健康増進法**が施行され，"国民健康・栄養調査"へ移行

比例案分法：カレー，味噌汁，鍋物のように家族の分をまとめて作る料理については，料理に用いた食材の重量を記録し，その料理を複数人でどのように分けたかを残食分も含め，比率や分数で示す．各食材の重量に摂取割合を乗じて，各人の摂取量とする．

調査方法に大きな転換がみられたのは1995年である．これまで，"国民栄養調査は鍋ごと調査"といわれていたように，世帯全体の食事摂取状況を把握してきた．1人1日当たりの栄養素等摂取量も示されてきたが，それは世帯ごとの栄養素等摂取量を世帯員数で割って求めたものであり，世帯員数の性別や年齢による食事量の違いは考慮されていなかった．よって，性・年齢階級別の集計ができたのは一人世帯のみであった．しかし，1995年に**比例案分法**（図3・6）が導入されたことにより，個人単位の摂取量の把握が可能となった．

また，これまで3日間であった調査日数が1日間に短縮された．その理由は，① 個人の日常的な摂取量ではなく，集団の平均値がわかればよい．② 調査日数は少ないが，調査人数が多い．③ 3日間の調査では調査対象世帯の負担が重く，協力が得られにくいことがあげられる．1日間の調査では個人の習慣的な摂取量の評価はできないが（第4章参照），国民栄養調査の目的は個人の習慣的な摂取量を把握することではなく，日本人という集団の平均的な摂取量を知ることである．目的が"集団の平均値"を推定することならば，1人1日間の食事記録法ま

12月 10日 【夕食】	食 物 摂 取 状 況 調 査												1
家族が食べたものは全て記載してください				その料理は、どのように家族で分けましたか？									
料理名	食品名	使用量（重量または目安量）	廃棄量	氏名1	氏名2	氏名3	氏名4	氏名5	氏名6	氏名7	氏名8	氏名9	残食分
ごはん	ごはん（中）	3杯（495g）		2	0	0	0	1					
ごはん	ごはん（小）	2杯（220g）		0	1.5	0	0.5	0					
すき焼き	牛肉（もも）	300g		20%	10%	10%	20%	20%					20%
	ねぎ	1本											
	豆腐	1丁											
	しょう油	1/4カップ											
	砂糖	大さじ2杯											
りんご	りんご	300g	60g	0	2/4	1/4	0	1/4					

					調査員記入欄（ここには、記入しないでください）								1
料理・整理番号	食品番号			使用量（左記の家庭記入欄の使用量－廃棄量を記入すること）小数点↓	案 分 比 率								
					1	2	3	4	5	6	7	8	9	残
1	0	0	0	5	2 0 2 .9	2	0	0	0	1				
2	0	0	0	5	9 0 .2	0	3	0	1	0				
3	0	5	3	6	3 0 0 .0	2	1	1	2	2				2
	0	7	7	1	1 0 0 .0									
	0	2	5	7										
	1	0	3	5	5 7 .5									
	0	1	0	4	2 0 .0									
4	0	9	2	5	2 4 0 .0	0	2	1	0	1				

図3・6 比例案分法による栄養摂取状況調査票の記入例

たは24時間食事思い出し法で十分である．なぜなら，集団の平均値に影響するのは，**個人内変動**ではなく，**個人間変動**だからである．

3・4・2 調査の内容・方法

　国民健康・栄養調査の調査系統を図3・7に示す．国民健康・栄養調査は，健康増進法の第10条に基づき，厚生労働大臣が行うものである．厚生労働省では毎年，都道府県，保健所設置市，特別区の行政栄養士を集めて，その年の国民健康・栄養調査に関する説明会を実施する．

　調査の対象（客体）は，通常，同年の**国民生活基礎調査**を実施した地区から層化無作為抽出した300単位区内約6000世帯（約18,000人）である．しかし，2012年は，健康日本21（第二次）の指標となる項目の地域格差を把握するため，2010年**国勢調査**の一般調査区から層化無作為抽出した1道府県当たり10地区（人口規模が大きい東京都のみ15地区）の計475地区のすべての世帯（約23,750世帯）の世帯員で，満1歳以上の者（約61,000人）を調査客体とした*．

　調査単位区を管轄する保健所が調査の実施にあたる．都道府県，保健所設置市，特別区の行政栄養士は，調査地区を管轄する保健所の担当者に調査の説明を行う．

　調査の実施のために設置される調査員を**国民健康・栄養調査員**という（健康増

* 今後も健康日本21（第二次）の中間評価と最終評価にあわせて，2016年と2020年に通常よりも大規模調査を実施し，目標達成の度合いや，健康格差と社会環境の整備に関する基本データも収集・分析する予定である．

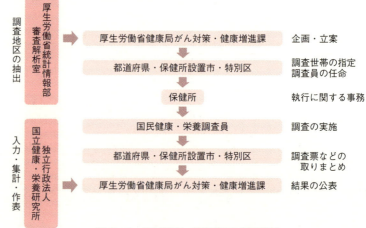

図 3・7　国民健康・栄養調査の調査体制

進法第12条).国民健康・栄養調査員は,医師,管理栄養士,保健師その他の者のうちから,毎年,都道府県知事(保健所を設置する市または特別区にあっては,市長または区長)が任命する(健康増進法施行規則第3条).栄養摂取状況調査については,主として管理栄養士,栄養士がこれにあたり,身体状況調査については医師,保健師,臨床(衛生)検査技師などが担当する.

　調査事項は,健康増進法施行規則第1条に示されている.国民健康・栄養調査は,身体状況調査,栄養摂取状況調査,生活習慣調査の三つからなる(表3・8).

表 3・8　国民健康・栄養調査に用いられる3種類の調査票と調査項目

身体状況調査票
(1) 身長(満1歳以上)
(2) 体重(満1歳以上)
(3) 腹囲(満6歳以上)
(4) 血圧:収縮期(最高)血圧,拡張期(最低)血圧(満20歳以上)[2回測定]
(5) 血液検査(満20歳以上)
(6) 問診(満20歳以上)
　①血圧を下げる薬,②脈の乱れを治す薬,③インスリン注射または血糖を下げる薬
　④コレステロールを下げる薬,⑤中性脂肪(トリグリセリド)を下げる薬
　⑥運動習慣の有無と1週間の運動日数,運動を行う日の平均運動時間,運動の強さ

栄養摂取状況調査票(満1歳以上)
(1) 世帯状況:氏名,生年月日,性別,妊婦(週数)・授乳婦別,仕事の種類
(2) 食事状況
　ア.家庭食:家庭でつくった食事や弁当を食べた場合
　イ.調理済み食:調理されたものを買ってきたり,出前をとって家庭で食べた場合
　ウ.外食:飲食店での食事および家庭以外の場所で出前をとったり市販の弁当を買って食べるなど家庭で調理せずに,食べる場所も家庭ではない場合
　エ.給食:保育所・幼稚園給食,学校給食,職場給食
　オ.その他の区分:菓子,果物,乳製品,嗜好飲料などの食品のみを食べた場合,錠剤などによる栄養素の補給,栄養ドリンク剤のみの場合
(3) 食物摂取状況:料理名,食品名,使用量,廃棄量,世帯ごとの案分比率
(4) 1日の身体活動量〈歩数〉(満20歳以上)

生活習慣調査票(満20歳以上)[アンケート調査]
　食生活,身体活動・運動,休養(睡眠),飲酒,喫煙,歯の健康などに関する生活習慣全般を把握する

調査は 11 月に実施され，栄養摂取状況調査は日曜日および祝祭日を除く任意の 1 日に行われる．

a. 栄養摂取状況調査　図 3・8 に 2014 年の調査で使用された栄養摂取状況調査票の一部を示す．栄養摂取状況調査票は“I 世帯状況”，“II 食事状況”および“III 食物摂取状況”（図 3・6 参照）の三つのパートから構成されている．身体状況調査の項目である“1 日の身体活動量（歩数）”の記入欄があるのは，歩数計の装着を栄養摂取状況調査と同日に行うため，記入の便を考えてのことである．

“II 食事状況”は，朝食，昼食，夕食ごとに，表 3・8 に示す食事状況のア～オの区分で回答する．‘オ．その他’を選択した者（三つの合計）の割合から**欠食率**が算出される．つまり，何も摂取していない者の割合ではないことに注意する必要がある．

b. 生活習慣調査　留置法（§5･2･4 a 参照）による質問紙調査である．調査内容は毎年異なり，内容によって調査対象となる年齢層も異なる．

今後は，健康日本 21（第二次）の中間評価を見据えた調査方針が示されており，2014 年調査では所得格差，2015 年は社会環境，2016 年は地域格差に関する調査を実施する予定である．

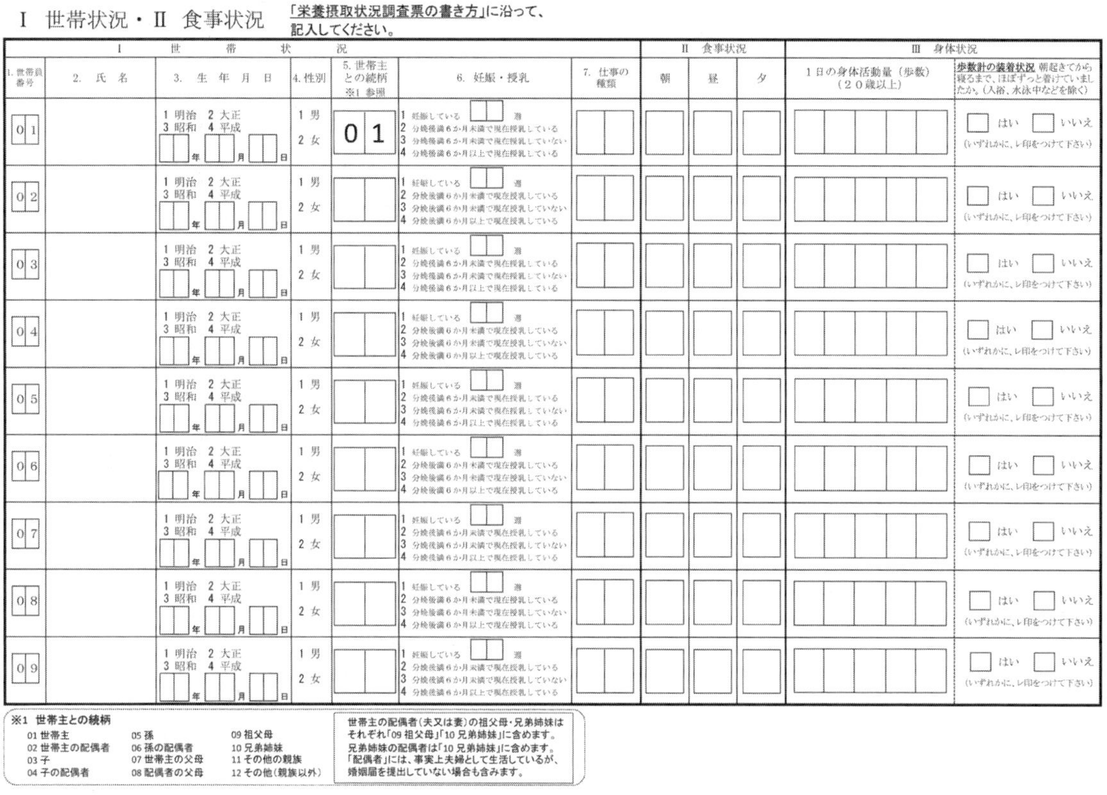

I 世帯状況・II 食事状況　「栄養摂取状況調査票の書き方」に沿って、記入してください。

I 世帯状況							II 食事状況			III 身体状況	
1. 世帯員番号	2. 氏名	3. 生年月日	4. 性別	5. 世帯主との続柄 ※1 参照	6. 妊娠・授乳	7. 仕事の種類	朝	昼	夕	1 日の身体活動量（歩数）（２０歳以上）	歩数計の装着状況 朝起きてから寝るまで、ほぼずっと着けていましたか。（入浴、水泳中などを除く）
01		1 明治 2 大正 3 昭和 4 平成 年 月 日	1 男 2 女	01	1 妊娠している 週 2 分娩後満 6 か月未満で現在授乳している 3 分娩後満 6 か月未満で現在授乳していない 4 分娩後満 6 か月以上で現在授乳している						はい いいえ（いずれかに、レ印をつけて下さい）
02		1 明治 2 大正 3 昭和 4 平成 年 月 日	1 男 2 女		1 妊娠している 週 2 分娩後満 6 か月未満で現在授乳している 3 分娩後満 6 か月未満で現在授乳していない 4 分娩後満 6 か月以上で現在授乳している						はい いいえ（いずれかに、レ印をつけて下さい）
03		1 明治 2 大正 3 昭和 4 平成 年 月 日	1 男 2 女		1 妊娠している 週 2 分娩後満 6 か月未満で現在授乳している 3 分娩後満 6 か月未満で現在授乳していない 4 分娩後満 6 か月以上で現在授乳している						はい いいえ（いずれかに、レ印をつけて下さい）
04		1 明治 2 大正 3 昭和 4 平成 年 月 日	1 男 2 女		1 妊娠している 週 2 分娩後満 6 か月未満で現在授乳している 3 分娩後満 6 か月未満で現在授乳していない 4 分娩後満 6 か月以上で現在授乳している						はい いいえ（いずれかに、レ印をつけて下さい）
05		1 明治 2 大正 3 昭和 4 平成 年 月 日	1 男 2 女		1 妊娠している 週 2 分娩後満 6 か月未満で現在授乳している 3 分娩後満 6 か月未満で現在授乳していない 4 分娩後満 6 か月以上で現在授乳している						はい いいえ（いずれかに、レ印をつけて下さい）
06		1 明治 2 大正 3 昭和 4 平成 年 月 日	1 男 2 女		1 妊娠している 週 2 分娩後満 6 か月未満で現在授乳している 3 分娩後満 6 か月未満で現在授乳していない 4 分娩後満 6 か月以上で現在授乳している						はい いいえ（いずれかに、レ印をつけて下さい）
07		1 明治 2 大正 3 昭和 4 平成 年 月 日	1 男 2 女		1 妊娠している 週 2 分娩後満 6 か月未満で現在授乳している 3 分娩後満 6 か月未満で現在授乳していない 4 分娩後満 6 か月以上で現在授乳している						はい いいえ（いずれかに、レ印をつけて下さい）
08		1 明治 2 大正 3 昭和 4 平成 年 月 日	1 男 2 女		1 妊娠している 週 2 分娩後満 6 か月未満で現在授乳している 3 分娩後満 6 か月未満で現在授乳していない 4 分娩後満 6 か月以上で現在授乳している						はい いいえ（いずれかに、レ印をつけて下さい）
09		1 明治 2 大正 3 昭和 4 平成 年 月 日	1 男 2 女		1 妊娠している 週 2 分娩後満 6 か月未満で現在授乳している 3 分娩後満 6 か月未満で現在授乳していない 4 分娩後満 6 か月以上で現在授乳している						はい いいえ（いずれかに、レ印をつけて下さい）

※1 世帯主との続柄

01 世帯主	05 孫	09 祖父母
02 世帯主の配偶者	06 孫の配偶者	10 兄弟姉妹
03 子	07 世帯主の父母	11 その他の親族
04 子の配偶者	08 配偶者の父母	12 その他（親族以外）

世帯主の配偶者（夫又は妻）の祖父母・兄弟姉妹はそれぞれ「09 祖父母」「10 兄弟姉妹」に含めます。
兄弟姉妹の配偶者は「10 兄弟姉妹」に含めます。
「配偶者」には、事実上夫婦として生活しているが、婚姻届を提出していない場合も含みます。

図 3・8　栄養摂取状況調査票　［厚生労働省，“国民健康・栄養調査”より］

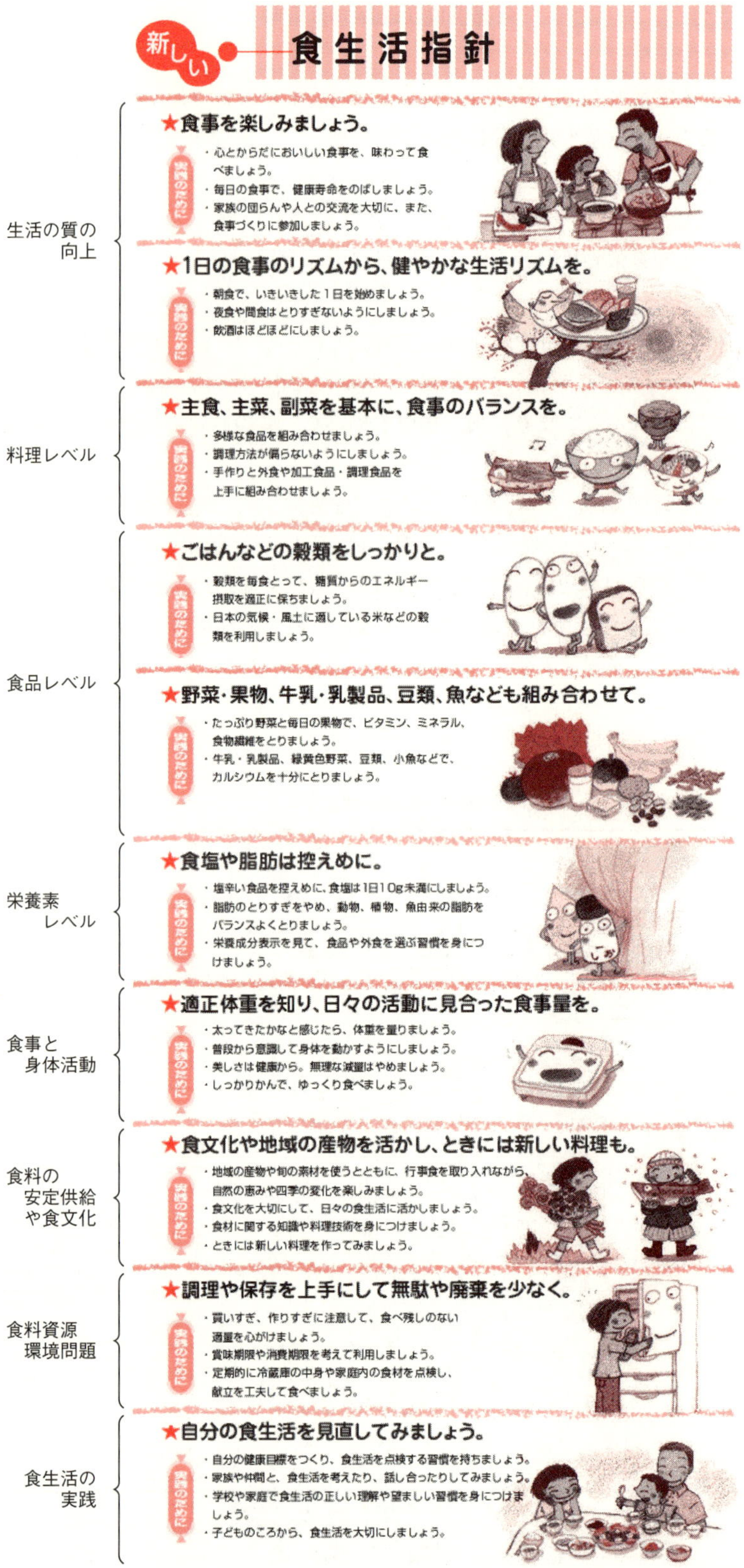

新しい食生活指針
生活の質の向上
★食事を楽しみましょう。
実践のために
・心とからだにおいしい食事を、味わって食べましょう。
・毎日の食事で、健康寿命をのばしましょう。
・家族の団らんや人との交流を大切に、また、食事づくりに参加しましょう。
★1日の食事のリズムから、健やかな生活リズムを。
実践のために
・朝食で、いきいきした1日を始めましょう。
・夜食や間食はとりすぎないようにしましょう。
・飲酒はほどほどにしましょう。
料理レベル
★主食、主菜、副菜を基本に、食事のバランスを。
実践のために
・多様な食品を組み合わせましょう。
・調理方法が偏らないようにしましょう。
・手作りと外食や加工食品・調理食品を上手に組み合わせましょう。
食品レベル
★ごはんなどの穀類をしっかりと。
実践のために
・穀類を毎食とって、糖質からのエネルギー摂取を適正に保ちましょう。
・日本の気候・風土に適している米などの穀類を利用しましょう。
★野菜・果物、牛乳・乳製品、豆類、魚なども組み合わせて。
実践のために
・たっぷり野菜と毎日の果物で、ビタミン、ミネラル、食物繊維をとりましょう。
・牛乳・乳製品、緑黄色野菜、豆類、小魚などで、カルシウムを十分にとりましょう。
栄養素レベル
★食塩や脂肪は控えめに。
実践のために
・塩辛い食品を控えめに、食塩は1日10g未満にしましょう。
・脂肪のとりすぎをやめ、動物、植物、魚由来の脂肪をバランスよくとりましょう。
・栄養成分表示を見て、食品や外食を選ぶ習慣を身につけましょう。
食事と身体活動
★適正体重を知り、日々の活動に見合った食事量を。
実践のために
・太ってきたかなと感じたら、体重を量りましょう。
・普段から意識して身体を動かすようにしましょう。
・美しさは健康から。無理な減量はやめましょう。
・しっかりかんで、ゆっくり食べましょう。
食料の安定供給や食文化
★食文化や地域の産物を活かし、ときには新しい料理も。
実践のために
・地域の産物や旬の素材を使うとともに、行事食を取り入れながら、自然の恵みや四季の変化を楽しみましょう。
・食文化を大切にして、日々の食生活に活かしましょう。
・食材に関する知識や料理技術を身につけましょう。
・ときには新しい料理を作ってみましょう。
食料資源環境問題
★調理や保存を上手にして無駄や廃棄を少なく。
実践のために
・買いすぎ、作りすぎに注意して、食べ残しのない適量を心がけましょう。
・賞味期限や消費期限を考えて利用しましょう。
・定期的に冷蔵庫の中身や家庭内の食材を点検し、献立を工夫して食べましょう。
食生活の実践
★自分の食生活を見直してみましょう。
実践のために
・自分の健康目標をつくり、食生活を点検する習慣を持ちましょう。
・家族や仲間と、食生活を考えたり、話し合ったりしてみましょう。
・学校や家庭で食生活の正しい理解や望ましい習慣を身につけましょう。
・子どものころから、食生活を大切にしましょう。

図 3・9　食生活指針　［文部省・厚生省・農林水産省決定（2000年3月）より］

3・5 実施に関連する指針・ツール

3・5・1 食生活指針

2000年に文部省，厚生省，農林水産省の三省が合同で発表した"食生活指針"を図3・9に示す．この食生活指針は，食料生産・流通から食卓，健康へと幅広く食生活全体を視野に入れたものとなっているのが大きな特徴である．

若年女性のやせや低出生体重児の増加を受け，2006年に厚生労働省が**妊産婦のための食生活指針**を発表した（表3・9）．厚生省が1990年に発表した**健康づくりのための食生活指針(対象特性別)**には"女性(母性を含む)のための食生活指針"があるものの，特に妊娠期および授乳期に焦点を当てた食生活指針はこれまで作成されていなかった．

表3・9 妊産婦のための食生活指針[a]

1. 妊娠前から，健康なからだづくりを
2. "主食"を中心に，エネルギーをしっかりと
3. 不足しがちなビタミン・ミネラルを，"副菜"でたっぷりと
4. からだづくりの基礎となる"主菜"は適量を
5. 牛乳・乳製品などの多様な食品を組合わせて，カルシウムを十分に
6. 妊娠中の体重増加は，お母さんと赤ちゃんにとって望ましい量に
7. 母乳育児も，バランスのよい食生活のなかで
8. たばことお酒の害から赤ちゃんを守りましょう
9. お母さんと赤ちゃんの健やかな毎日は，からだと心にゆとりある生活から生まれます

a) 厚生労働省，"「健やか親子21」推進検討会報告書"（2006）より．

3・5・2 食事バランスガイド

食事バランスガイドは，生活習慣病予防を中心とした健康づくりのための具体的なツールとして，2005年に厚生労働省と農林水産省により決定された（図3・10）．食事バランスガイドとは，食生活指針を具体的な行動に結びつけるものとして，"何を"，"どれだけ"食べたらよいかをわかりやすくイラストで示したものである．主食，副菜，主菜，牛乳・乳製品，果物の五つの料理区分から，1日に摂るべき量を"○つ(SV)"で示している．SVとはサービングの略で，各料理の1回当たりの標準的な量をおおまかに示している．

料理ベースの食事ガイドであるため，自分で調理をしない人や，外食や中食の利用が多い人にとっても活用しやすい．一方で，日本人の食事摂取基準（2010年版）に基づいて作成されているため，栄養素レベルでも適正な摂取ができるようになっている（コラム"食事バランスガイド対象者別"参照）．

形状は，日本らしくコマを模しており，複数の国の食事ガイドで採用されているピラミッド型とは逆の三角形である．主食，副菜，主菜，牛乳・乳製品および果物の順番に多く摂らないとコマの逆三角形はくずれ，バランスが悪くなって，コマは回らずに倒れてしまう．コマの軸は，水・お茶であり，水分摂取の重要性を強調している．コマの回転をイメージさせる走る人のイラストは，食事とともに運動が重要であることを表し，コマは回転（運動）すると初めて安定すること

中食（なかしょく）：家庭食と外食の中間に位置するもので，調理済みのものを買って来たり，出前をとって家で食べる場合を中食という．

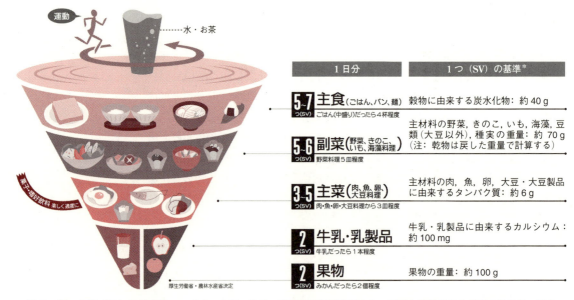

図 3・10 食事バランスガイド ＊ 主食，主菜，牛乳・乳製品は栄養素量から，副菜と果物は各主材料の生重量，可食部重量から計算する．一尾の魚や果物などは，廃棄込みの重量が計量・記載されているレシピが多いので注意する．[厚生労働省ホームページより改変]

が表現されている．コマ回しのひもは，菓子・嗜好飲料であり，三角形の中には含まれないこと，楽しく適度に摂取することが重要であることを示している．具体的には，200 kcal 以内を目安としている．

　対象者は 6 歳以上の健康な人であるが，軽度の疾患のある人でも，通常の生活を営み，食事制限や食事療法を受けていない人は対象となる．子どもや高齢者は食べる量が少なく，同じ料理でも料理例に示されたサービング数だけ食べていないこともある．そのため，専門家は，対象者が日常食べている料理のサイズに合わせたサービング数の情報を提供する必要がある．何を一つ(1 SV)と数えるかの基準を図 3・10 の右側に示す．同じ料理であっても，使用食材や使用量が異なれば，SV 数も当然異なる．食事評価に使用する場合，自分が食べたものが何 SV になるのかといった対象者からの質問に対応する必要がある．また，ホットケーキは主食だが，肉まん・あんまんは菓子に分類されるなど，わかりにくい点もあるので，対象者が正しく分類して評価しているかを確認する必要がある．食品ベースではなく，料理ベースの食事ガイドであるため，食塩や油は料理の中に含まれている．よって，主材料である肉の量が同じであれば，ゆでた肉もフライにした肉も同じ SV 数となるという問題がある．食事バランスガイドは，おおまかに食事のバランスを考えるツールであるため，その特性を認識したうえで使用する＊．

＊ 食事バランスガイドは妊産婦用も作成されている．

3・5・3　健康づくりのための身体活動基準 2013

　後述する健康日本 21（第二次）では，健康寿命の延伸や社会生活を営むために必要な機能の維持・向上が目標となっている．そのために，新たに 65 歳以上も対象とした**健康づくりのための身体活動基準 2013** が策定された．従来の健康

食事摂取基準の改定に伴う変更

　食事バランスガイドは発表当初，"日本人の食事摂取基準(2005年版)"に基づいて作成されていた．その後，2010年版における推定エネルギー必要量の変更に伴い，6〜9歳の子どもで当初の下限であった1600 kcalを下回るケース，身体活動レベルの高い男性で2800 kcalを上回るケースが生じた．そこで，エネルギー量の幅を1400〜3000 kcalに広げた．また，2400 kcal以上のエネルギー区分においては，主食のSVを7〜8 SVから6〜8 SVとした方が食事摂取基準（2010年版）への適合がよいことが確認されたため，そのように変更された．

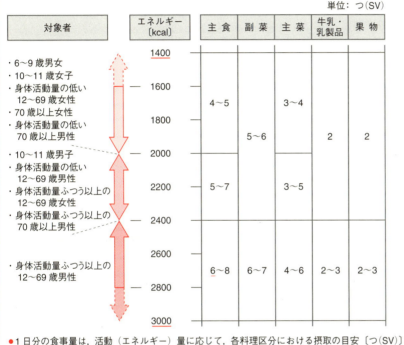

- 1日分の食事量は，活動（エネルギー）量に応じて，各料理区分における摂取の目安〔つ(SV)〕を参考にする．
- 2200±200 kcalの場合，副菜〔5〜6つ(SV)〕，主菜〔3〜5つ(SV)〕，牛乳・乳製品〔2つ(SV)〕，果物〔2つ(SV)〕は同じだが，主食の量と，主菜の内容（食材や調理法）や量を加減して，バランスのよい食事にする．
- 成長期で，身体活動レベルが特に高い場合は，主食，副菜，主菜について，必要に応じてSV数を増加させることで適宜対応する．

食事摂取基準（2010年版）による対象者特性別，料理区分における摂取の目安
［2005年版からの変更点は下線で示した．"「日本人の食事摂取基準」活用検討会報告"，厚生労働省（2010）より］

づくりのための運動基準2006を改定したものであるが，運動のみならず，生活活動も含めた"身体活動"全体に着目することの重要性が国内外で高まっていることを受け，運動基準から身体活動基準に改められた（図3・11）．変更点は以下のとおりである．

- 身体活動（生活活動および運動）全体に着目することの重要性から，"運動基準"から"身体活動基準"に名称を改めた．
- 身体活動の増加でリスクを低減できるものとして，従来の糖尿病・循環器疾

血糖・血圧・脂質に関する状況		身体活動 (生活活動・運動)*1		運動		体力 (うち全身持久力)
健診結果が基準範囲内	65歳以上	強度を問わず，身体活動を毎日40分 (＝10メッツ・時/週)	今より少しでも増やす（たとえば10分多く歩く）*4	—	運動習慣をもつようにする（30分以上・週2日以上）*4	—
	18〜64歳	3メッツ以上の強度の身体活動*2を毎日60分 (＝23メッツ・時/週)		3メッツ以上の強度の運動*3を毎週60分 (＝4メッツ・時/週)		性・年代別に示した強度での運動を約3分間継続可能
	18歳未満	—		—		—
血糖・血圧・脂質のいずれかが保健指導レベルの者		医療機関にかかっておらず，"身体活動のリスクに関するスクリーニングシート"でリスクがないことを確認できれば，対象者が運動開始前・実施中に自ら体調確認ができるよう支援したうえで，保健指導の一環としての運動指導を積極的に行う				
リスク重複者またはすぐ受診を要する者		生活習慣病患者が積極的に運動をする際には，安全面での配慮がより特に重要になるので，まずかかりつけの医師に相談する				

*1 "身体活動"は，"生活活動"と"運動"に分けられる．このうち，生活活動とは，日常生活における労働，家事，通勤・通学などの身体活動をさす．また，運動とは，スポーツなどの，特に体力の維持・向上を目的として計画的・意図的に実施し，継続性のある身体活動をさす．
*2 "3メッツ以上の強度の身体活動"とは，歩行またはそれと同等以上の身体活動．
*3 "3メッツ以上の強度の運動"とは，息が弾み汗をかく程度の運動．
*4 年齢別の基準とは別に，世代共通の方向性として示したもの．

図3・11 **健康づくりのための身体活動基準2013(概要)** [厚生労働省(2013年3月)より]

患などに加え，がんやロコモティブシンドローム（運動器症候群）・認知症が含まれることを明確化（システマティックレビューの対象疾患に追加）した．
● 子どもから高齢者までの基準を検討し，科学的根拠のあるものについて基準を設定した．
● 保健指導で運動指導を安全に推進するために具体的な判断・対応の手順を示した．
● 身体活動を推進するための社会環境整備を重視し，まちづくりや職場づくりにおける保健事業の活用例を紹介した．

　食事摂取基準の策定と同様，国内外の論文のシステマティックレビューによる根拠に基づいた基準となっている．18歳未満の子どもを対象とする研究についてもレビューの対象としたが，この年齢層に関しては，生活活動や運動が生活習慣病や社会生活機能低下に至るリスクを軽減する効果について十分なエビデンスがなかったため，今回基準は設定しなかった．
　"健康づくりのための運動基準2006"は，69歳までの健康な成人を対象としていたが，今回は，2013年4月からスタートした第2期特定健診等実施計画のためのツールとして，保健指導の場面で活用されることを想定し，保健指導レベルの人などに対する具体的な判断・対応の手順が示されている（図3・11）．
　身体活動基準が専門職向けであるのに対し，一般向けの普及啓発用には**健康づくりのための身体活動指針（アクティブガイド）**が策定された．これは2006年に発表された**健康づくりのための運動指針2006—生活習慣病予防のために（エクササイズガイド2006）**の改定版である．アクティブガイドは，"今よりも毎日10分ずつ長く動く"をベースに"＋10(プラス・テン)"をキャッチフレーズにしている．＋10分動くと（立ち上がる，ちょっと歩くは含まない），歩数は約

1000 歩であり，体重 70 kg の場合，消費エネルギーは約 75 kcal である．

3・5・4 標準的な健診・保健指導プログラム改訂版

2005 年 12 月 1 日に政府・与党医療改革協議会が決定した"医療制度改革大綱"では，2015 年度には 2008 年度と比較して，糖尿病などの生活習慣病有病者・予備群を 25％ 減少させることが政策目標として掲げられ，中長期的な医療費の伸びの適正化を図ることとされた．この考え方を踏まえ，**老人保健法**を改正し，2008 年 4 月から，**高齢者の医療の確保に関する法律（高齢者医療確保法）**により，**医療保険者**（健康保険証の発行機関．たとえば，無職者や自営業者が加入する国民健康保険の場合は市町村，国家公務員は所属省庁の共済組合）に対して，内臓脂肪の蓄積等に着目した生活習慣病に関する健康診査（特定健診）および特定健診の結果により健康の保持に努める必要がある者に対する保健指導（特定保健指導）の実施が義務付けられた．

かつて市町村で実施されていた老人保健事業では，健診のアウトプット（参加人数，実施回数など）を充実することに重点が置かれ，健診後の保健指導を実施しているところでも，保健指導は付加的な役割にとどまっていた．また，事業の評価につながる分析が十分にはなされていなかったという指摘がある（図 3・12）．医療保険者が効果的・効率的な健診・保健指導を実施できるよう，また，健診・保健指導の標準化による事業評価が可能となるよう，"**標準的な健診・保健指導プログラム（確定版）**"が 2007 年に策定された．

アウトプット評価：事業の目標の達成状況などを評価すること．たとえば，健診受診率を 90％ に設定したとき，その達成状況を見極めるのがこの評価である．

アウトカム評価：アウトプットの結果により社会や集団などに影響を及ぼす結果の評価．たとえば，高い健診受診率を維持することで，疾病の罹患率減少，医療費の減少，死亡率の低下などがこの評価である．

	かつての健診・保健指導		現在の健診・保健指導
健診・保健指導の関係	健診に付加した保健指導	最新の科学的知識と，課題抽出のための分析 → 行動変容を促す手法	内臓脂肪型肥満に着目した生活習慣病予防のための保健指導を必要とする者を抽出する健診
特　徴	プロセス（過程）重視の保健指導		結果を出す保健指導
目　的	個別疾患の早期発見・早期治療		内臓脂肪型肥満に着目した早期介入・行動変容 リスクの重複がある対象者に対し，医師，保健師，管理栄養士等が早期に介入し，行動変容につながる保健指導を行う
内　容	健診結果の伝達，理想的な生活習慣に係る一般的な情報提供		自己選択と行動変容 対象者が代謝等の身体のメカニズムと生活習慣との関係を理解し，生活習慣の改善を自らが選択し，行動変容につなげる
保健指導の対象者	健診結果で "要指導" と指摘され，健康教育等の保健事業に参加した者		健診受診者全員に対し，必要度に応じ，階層化された保健指導を提供 リスクに基づく優先順位をつけ，保健指導の必要性に応じて "情報提供"，"動機づけ支援"，"積極的支援" を行う
方　法	一時点の健診結果のみに基づく保健指導 画一的な保健指導		健診結果の経年変化および将来予測をふまえた保健指導 データ分析等を通じて集団としての健康課題を設定し，目標に沿った保健指導を計画的に実施 個々人の健診結果を読み解くとともに，ライフスタイルを考慮した保健指導
評　価	アウトプット（事業実施量）評価 　実施回数や参加人数		アウトカム（結果）評価 　糖尿病等の有病者・予備群の 25％ 減少
実施主体	市町村		医療保険者

図 3・12　内臓脂肪型肥満に着目した生活習慣病予防のための健診・保健指導の基本的な考え方
［厚生労働省，"標準的な健診・保健指導プログラム〈改訂版〉"（2013 年）より］

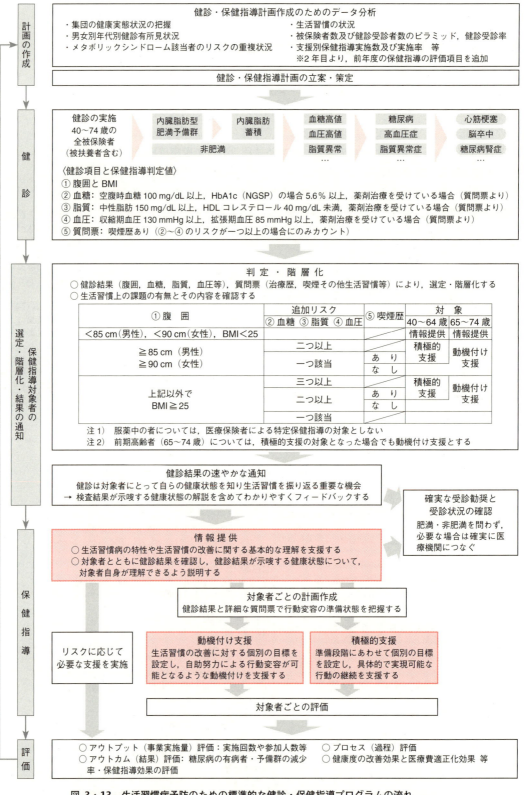

図 3・13 生活習慣病予防のための標準的な健診・保健指導プログラムの流れ
[厚生労働省，"標準的な健診・保健指導プログラム"〈改訂版〉（2013年）より改変]

厚生労働省は2013年4月1日，2013年度からの健康日本21（第二次）と第二期医療費適正化計画をふまえ，特定健診・特定保健指導などの見直しを盛り込んだ**標準的な健診・保健指導プログラム（改訂版）**を全国に通知した．改訂版では，内臓脂肪型肥満に着目した枠組みは維持しているが，腹囲が基準値以下のために特定保健指導の対象とならない者への対応の強化を打ち出している．腹囲計測によって内臓脂肪型肥満と判定されない場合にも，血糖高値・血圧高値・脂質異常などのリスクを評価する健診項目を用い，個別の生活習慣病のリスクを判定する（図3・13）．特定保健指導の対象者の階層化に用いる血糖コントロールの指標（HbA1c）は，従来日本で用いられていたJDS値から国際的なNGSP値に2013年4月から全面的に切替えられた．

JDS値とNGSP値：HbA1cの値であり，以下の式で相互に正式な換算が可能である．
JDS値(%)
　＝0.980×NGSP値(%)−0.245
NGSP値(%)
　＝1.02×JDS値(%)−0.25

3・5・5　健康づくりのための睡眠指針2014

健康日本21（第二次）の目標である"睡眠による休養を十分とれていない人の減少"を達成するため，2003年に公表された"健康づくりのための睡眠指針"が10年ぶりに改定された（表3・10）．"指針"，"睡眠12箇条の解説"，"参考資料"から構成されている．

表3・10　健康づくりのための睡眠指針2014（厚生労働省）

区分	条	内容
総論	第1条	良い睡眠で，からだもこころも健康に
睡眠に関する基本的な科学的知見	第2条	適度な運動，しっかり朝食，ねむりとめざめのメリハリを
	第3条	良い睡眠は，生活習慣病予防につながります
	第4条	睡眠による休養感は，こころの健康に重要です
	第5条	年齢や季節に応じて，ひるまの眠気で困らない程度の睡眠を
予防や保健指導の方法	第6条	良い睡眠のためには，環境づくりも重要です
	第7条	若年世代は夜更かし避けて，体内時計のリズムを保つ
	第8条	勤労世代の疲労回復・能率アップに，毎日十分な睡眠を
	第9条	熟年世代は朝晩メリハリ，ひるまに適度に運動で良い睡眠
	第10条	眠くなってから寝床に入り，起きる時刻は遅らせない
早期発見のための要点	第11条	いつもと違う睡眠には，要注意
	第12条	眠れない，その苦しみをかかえずに，専門家に相談を

睡眠の不足や質の低下が高血圧，糖尿病などの生活習慣病やうつ病につながることが科学的根拠に基づき解説されている．睡眠時間は10代前半までは8時間以上，25歳で約7時間，45歳で約6.5時間，65歳で約6時間としだいに短くなることをふまえ，年齢に応じた睡眠を勧めるとともに，世代別のメッセージが記載されている．

3・6　国の健康増進基本方針と地方計画

3・6・1　国の基本方針策定の目的・内容

健康増進法（2002年8月2日法律第103号）の第7条第1項に"厚生労働大

臣は，国民の健康の増進の総合的な推進を図るための基本的な方針（以下「基本方針」という）を定めるものとする"とある．現在の国の健康増進基本方針に当たるものが"健康日本21（第二次）"である．最初の健康日本21は，第3次国民健康づくり対策として2000年4月にスタートした．わが国における健康づくり対策の流れを表3・11に示す．

健康日本21の最終評価は2011年10月にまとめられた．栄養・食生活分野の15項目のうち，目標値を達成できたのは"メタボリックシンドローム（内臓脂肪症候群）を認知している国民の割合の増加"のみであった．

2013年4月にスタートした健康日本21（第二次）における目標を表3・12に示す．図3・14（p.80）に健康日本21（第二次）の概念図を示す．健康の増進に関する基本的な方向と健康寿命の延伸と健康格差の縮小を最上位の目標として掲

表 3・11 わが国における健康づくり対策の流れ

第1次国民健康づくり対策（1978～1988年度）

名 称	背 景	特 徴	指針等
特になし	感染症から成人病への疾病構造の変化	健康づくりの3要素（栄養，運動，休養）のうち，栄養に重点	健康づくりのための食生活指針（1985年），肥満とやせの判定表・図（1986年）

第2次国民健康づくり対策（1988～1999年度）

名 称	背 景	特 徴	指針等
アクティブ80ヘルスプラン	わが国の老年人口割合は1970年に7%（高齢化社会），1994年に14%（高齢社会）を超え，当時すでに高齢化が始まっていた．80歳になっても元気でいられることを目標とした．	健康づくりの3要素（栄養，運動，休養）のうち，運動に重点	健康づくりのための食生活指針（対象特性別）（1990年），健康づくりのための運動指針（1993年），健康づくりのための休養指針（1994年）

第3次国民健康づくり対策（2000～2012年度）

名 称	背 景	特 徴	指針等
健康日本21: 21世紀における国民健康づくり運動	人口の高齢化に伴う疾病の治療や介護にかかる社会的負担の増大	① 壮年期（25～44歳）死亡の減少，② 健康寿命の延伸，③ 生活の質の向上を目的とし，(1) 一次予防（健康増進・発症予防）の重視，(2) 健康づくり支援のための環境整備，(3) 目標の設定と評価，(4) 多様な関係者による連携のとれた効果的な運動の推進を基本方針とした．	食生活指針（2000年），日本人の食事摂取基準2005年版，2010年版（2004年，2009年），食事バランスガイド（2005年），健康づくりのための運動基準2006（2006年），健康づくりのための運動指針（エクササイズガイド2006）（2006年）

第4次国民健康づくり対策（2013～2022年度）

名 称	背 景	特 徴	指針等
健康日本21（第二次）: 21世紀における第2次国民健康づくり運動	社会経済状況の変化と急激な少子高齢化	健康日本21で推進していた一次予防に加え，重症化予防の徹底を掲げた．これまで着目していた個人の生活習慣の改善の取組みだけでなく，それを支える社会環境の整備も同時に必要であるとの考えから，その位置づけを強調して盛り込んだ．	健康づくりのための身体活動基準2013（2013年），健康づくりのための身体活動指針（アクティブガイド）（2013年），地域における行政栄養士による健康づくり及び栄養・食生活の改善の基本指針（2013年），日本人の食事摂取基準2015年版（2014年）

表 3・12　健康日本 21（第二次）の基本的な方向と目標[a]

基本的な方向[†]			目　標
① 健康寿命の延伸と健康格差の縮小		全体目標	(1) 健康寿命の延伸 (2) 健康格差の縮小
② 生活習慣病の発症予防と重症化予防の徹底	NCDの予防	がん	(1) 75歳未満のがんの年齢調整死亡率の減少 (2) がん検診の受診率の向上
		循環器疾患	(1) 脳血管疾患・虚血性心疾患の年齢調整死亡率の減少 (2) 高血圧の改善（収縮期血圧の平均値の低下） (3) 脂質異常症の減少 (4) メタボリックシンドロームの該当者および予備群の減少 (5) 特定健康診査・特定保健指導の実施率の向上
		糖尿病	(1) 合併症（糖尿病腎症による年間新規透析導入患者数）の減少 (2) 治療継続者の割合の増加 (3) 血糖コントロール指標におけるコントロール不良者の割合の減少〔HbA1cがJDS値8.0%（NGSP値8.4%）以上の者の割合の減少〕 (4) 糖尿病有病者の増加の抑制
		慢性閉塞性肺疾患	(1) 慢性閉塞性肺疾患（COPD）の認知度の向上
③ 社会生活を営むために必要な機能の維持および向上	社会生活に必要な機能の維持・向上	こころの健康	(1) 自殺者の減少 (2) 気分障害・不安障害に相当する心理的苦痛を感じている者の割合の減少 (3) メンタルヘルスに関する措置を受けられる職場の割合の増加 (4) 小児人口10万人当たりの小児科医・児童精神科医師の割合の増加
		次世代の健康	(1) 健康な生活習慣（栄養・食生活，運動）を有する子どもの割合の増加 (2) 適正体重の子どもの増加
		高齢者の健康	(1) 介護保険サービス利用者の増加の抑制 (2) 認知機能低下ハイリスク高齢者の把握率の向上 (3) ロコモティブシンドローム（運動器症候群）を認知している国民の割合の増加 (4) 低栄養傾向（BMI 20以下）の高齢者の割合の増加の抑制 (5) 足腰に痛みのある高齢者の割合の減少 (6) 高齢者の社会参加の促進（就業または何らかの地域活動をしている高齢者の割合の増加）
④ 健康を支え，守るための社会環境の整備		地域の絆による社会づくり	(1) 地域のつながりの強化 (2) 健康づくりを目的とした活動に主体的に関わっている国民の割合の増加 (3) 健康づくりに関する活動に取組み，自発的に情報発信を行う企業登録数の増加 (4) 健康づくりに関して身近で専門的な支援・相談が受けられる民間団体の活動拠点数の増加 (5) 健康格差対策に取組む自治体数の増加
⑤ 生活習慣および社会環境の改善		栄養・食生活	(1) 適正体重を維持している者の増加（肥満，やせの減少） (2) 適切な量と質の食事を摂る者の増加（主食・主菜・副菜を組合わせた食事の増加，食塩摂取量の減少，野菜・果物摂取量の増加） (3) 共食の増加（食事を一人で食べる子どもの割合の減少） (4) 食品中の食塩や脂肪の低減に取組む食品企業および飲食店の登録数の増加 (5) 利用者に応じた食事の計画，調理および栄養の評価，改善を実施している特定給食施設の割合の増加
		身体活動・運動	(1) 日常生活における歩数の増加 (2) 運動習慣者の割合の増加 (3) 住民が運動しやすいまちづくり・環境整備に取組む自治体数の増加
		休養	(1) 睡眠による休養を十分にとれていない者の割合の減少 (2) 週労働時間60時間以上の雇用者の割合の減少
		飲酒	(1) 生活習慣病のリスクを高める量を飲酒している者（1日当たりの純アルコール摂取量が男性40g以上，女性20g以上の者）の割合の減少 (2) 未成年者の飲酒をなくす (3) 妊娠中の飲酒をなくす

表 3・12 健康日本 21（第二次）の基本的な方向と目標（つづき）

基本的な方向†	目 標
喫 煙	(1) 成人の喫煙率の減少 (2) 未成年者の喫煙をなくす (3) 妊娠中の喫煙をなくす (4) 受動喫煙（家庭・職場・飲食店・行政機関・医療機関）の機会を有する者の割合の減少
歯・口腔の健康	(1) 口腔機能の維持・向上 (2) 歯の喪失防止 (3) 歯周病を有する者の割合の減少 (4) 乳幼児・学齢期のう蝕のない者の増加 (5) 過去 1 年間に歯科検診を受診した者の増加

NCD：non-communicable diseases（非感染性疾患），COPD：chronic obstructive pulmonary disease
† 基本的な方向の ①〜⑤ は図 3・14 ならびに図 3・15 と関連している．
a) 厚生労働省，"健康日本 21（第二次）の推進に関する参考資料"（2012）より改変．

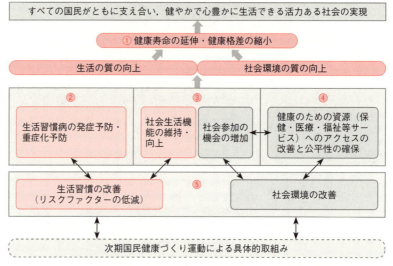

図 3・14 健康日本 21（第二次）の概念図　［厚生労働省，"健康日本 21（第二次）の推進に関する参考資料"より改変］

げている．栄養・食生活の目標設定の考え方を示したものが図 3・15 である．

3・6・2 基本方針の推進と地方健康増進計画

現在，2022 年度までの健康日本 21（第二次）計画に沿って，目標の達成に取組んでいるが，目標設定後 5 年を目途に行う中間評価と 10 年を目途に行う最終評価により，目標を達成するための諸活動の成果を適切に評価することになっている．

健康増進法第 8 条第 1 項は，"都道府県は，基本指針を勘案して，当該都道府県の住民の健康の増進に関する施策についての基本的な計画（"都道府県健康増進計画"）を定めるものとする"として，健康日本 21 の地方計画の策定を義務付けている．一方，市町村については，第 8 条第 2 項で，"市町村健康増進計画を定めるよう努めるものとする"として，努力規定となっている．

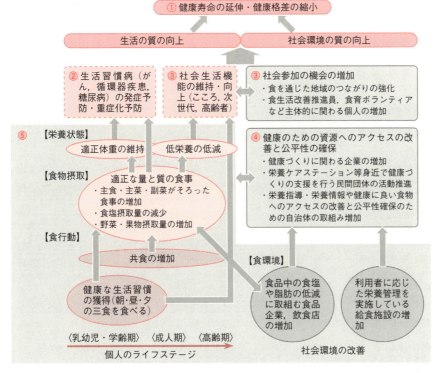

図 3・15　健康日本 21（第二次）栄養・食生活の目標設定の考え方　[厚生労働省，"健康日本 21（第二次）の推進に関する参考資料"（2012）より改変]

3・6・3　食育推進基本計画策定の目的・内容

食育推進基本計画とは，食育基本法（2005 年 6 月 17 日法律第 63 号）の第 16 条に基づき，国が作成する計画である．具体的には内閣府に設置された食育推進会議が作成する（第 26 条）．食育推進会議の会長は内閣総理大臣であり，関係閣僚，民間有識者で構成される（第 28 条～第 29 条）．国は 2006 年 3 月に最初の食育推進基本計画を作成した．これは 2006 年度から 2010 年度までの 5 年間を対象として，食育の推進に関する施策の総合的かつ計画的な推進を図るために必要な基本的事項を定めるとともに，都道府県食育推進計画および市町村食育推進計画の基本となるものであった．

食育推進基本計画では，定量的な目標を掲げ，その達成を目指して取組みを推進してきたが，2006～2010 年度の 5 年間で達成できたのは，"内臓脂肪症候群（メタボリックシンドローム）を認知している国民の割合の増加" と "食育の推進に関わるボランティアの数の増加" のみであった．"推進計画を作成・実施している都道府県及び市町村の割合の増加" は都道府県では達成できたものの，市町村では達成できなかった．

2011～2015 年度までの 5 年間を対象とした**第 2 次食育推進基本計画**は，2011 年 3 月に決定された（図 3・16）．第 1 次計画でも目標を達成できた内臓脂肪症候群については，一段階進んで予防や改善のための行動を継続的に実施している割合を目標に掲げている．また，後述の重点課題①に関する項目として咀嚼に

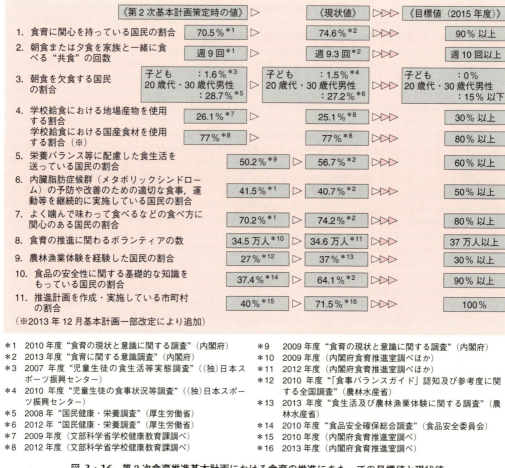

図3・16 第2次食育推進基本計画における食育の推進にあたっての目標値と現状値
[内閣府, "2014年度食育推進基本計画の目標値と現状値"より]

関することが初めて加わった. 第2次計画は, ""周知"から"実践"へ"を概念に, 表3・13の3点を重点課題としている. 重点課題①では, 世代区分等に応じた具体的な取組みを提示するために, "食育ガイド"(内閣府)を作成した. "歯科保健活動における食育推進"としては, 80歳になっても自分の歯を20本以上保つことを目的とした"8020(ハチマル・ニイマル)運動"とともに, ひとくち30回以上噛むことを目標とした"噛ミング30(カミングサンマル)"を目指して, 小児期から高齢期まで各ライフステージに応じた食べ方の支援や食品の物性に応じた窒息などの予防を含めた食べ方の支援などがある.

"高齢者に対する食育推進"では, 65歳以上の高齢者のおおむね4分の1が健康上の問題で日常生活に影響があること, 日常の食生活において単身世帯や経済的にゆとりが少ないほど欠食していること, 流通や交通網の弱体化で食料品などの買い物が困難な状況に置かれている買い物難民が600万人と推定されることなどから, 高齢者の身体機能や生活機能を維持できるよう, 食育を推進するとともに, その支援, 環境整備等を促進する.

男性に対しては, 20～30歳代の朝食欠食率が高いことに加え, 栄養バランス

表 3・13　第 2 次食育推進基本計画における三つの重点課題

重点課題①　生涯にわたるライフステージに応じた間断ない食育の推進

内　容	関連する新規基本施策	関連する目標
国民が生涯にわたり健全な心身を培い，豊かな人間性をはぐくむための食育を推進するため，子どもから成人，高齢者に至るまで，ライフステージに応じた食育を推進し，"生涯食育社会"の構築を目指す．	"世代区分等に応じた国民の取組みの提示（"食育ガイド"の作成）"，"歯科保健活動における食育推進"，"高齢者に対する食育推進"，"男性に対する食育推進"	"よく噛んで味わって食べるなどの食べ方に関心のある国民の割合の増加"，"朝食を欠食する国民の割合の減少（20～30 歳代男性）"

重点課題②　生活習慣病の予防及び改善につながる食育の推進

内　容	関連する新規基本施策	関連する目標
生活習慣病が死因の 6 割を占め，その予防および改善が国民的課題であることをふまえ，生活習慣病の予防および改善につながる食育について，国はもとより，地方公共団体，関係機関・団体が連携して推進する．	"生活習慣病の予防および改善につながる食育の推進"	"内臓脂肪症候群（メタボリックシンドローム）の予防や改善のための適切な食事，運動等を継続的に実践している国民の割合の増加"

重点課題③　家庭における共食を通じた子どもへの食育の推進

内　容	関連する新規基本施策	関連する目標
家族が食卓を囲んで共に食事をとりながらコミュニケーションを図る共食は，食育の原点であり，子どもへの食育を推進していく大切な時間と場であると考えられることから，家族との共食を可能な限り推進する．		"朝食または夕食を家族と一緒に食べる「共食」の回数の増加"

の意識や食育への関心が女性よりも低い傾向にあること等から，男性の生活・自活能力を高め，健全な食生活を実現するために食育を推進する．

　重点課題③に対応して，共食に関する目標が新たに加わった．家族揃って食事をする機会がさまざまな要因で減少しているが，家族との"共食"は，望ましい食習慣の実践や，食の楽しさを実感させ精神的な豊かさをもたらすと考えられるためである．

3・6・4　食育の推進と地方食育推進計画

　食育基本法第 17 条第 1 項により，"都道府県は，食育推進基本計画を基本として，当該都道府県の区域内における食育の推進に関する施策についての計画（以下「都道府県食育推進計画」という）を作成するよう努めなければならない"とされている．これは，食育を国民運動として推進していくためには，全国各地においてその取組みが進められることが必要なためである．"作成するよう努めなければならない"という努力規定であるにも関わらず，食育推進基本計画および第 2 次食育推進基本計画を受けた都道府県食育推進計画の作成率は 100％ であった．

　第 18 条第 1 項には，"市町村は，食育推進基本計画（都道府県食育推進計画が作成されているときは，食育推進基本計画及び都道府県食育推進計画）を基本として，当該市町村の区域内における食育の推進に関する施策についての計画（以下「市町村食育推進計画」という）を作成するよう努めなければならない"とある．市町村食育推進計画の作成も，都道府県食育推進計画と同様，努力規定である．2010 年度時点で市町村における計画作成率は 39.5％ であり，目標の 50％ 以上に達していなかった．これを受けて，第 2 次食育推進基本計画では，"推進

計画を作成・実施している市町村の割合の増加"という目標を新たに設定し，2015年度までに100%となることを目指している．2014年3月現在の作成率は71.5%（全1742市町村中1245）である．

表3・14 健やか親子21（第2次）基盤課題A・Bの指標および目標（栄養関連部分の抜粋）

		指標名	ベースライン	中間評価（5年後）目標	最終評価（10年後目標）	ベースラインのデータソース
基盤課題A 切れ目ない妊産婦・乳幼児の保健対策	健康水準の指標	妊産婦死亡率（出産10万対）	4.0（2012年）	減少	2.8	人口動態統計
		全出生数中の低出生体重児の割合	低出生体重児：9.6% 極低出生体重児：0.8%（2012年）	減少	減少	人口動態統計
	健康行動の指標	妊娠中の妊婦の飲酒率	4.3%（2013年度）	0%	0%	2013年度厚生労働科学研究
		乳幼児健康診査の未受診率	3〜5カ月児：4.6% 1歳6カ月児：5.6% 3歳児：8.1% （2011年度）	3〜5カ月児：3.0% 1歳6カ月児：4.0% 3歳児：6.0%	3〜5カ月児：2.0% 1歳6カ月児：3.0% 3歳児：5.0%	地域保健・健康増進事業報告
	環境整備の指標	・乳幼児健康診査事業を評価する体制がある市区町村の割合 ・市町村の乳幼児健康診査事業の評価体制構築への支援をしている県型保健所の割合	・市区町村：25.1% ・県型保健所：39.2%	・市区町村：50.0% ・県型保健所：80.0%	・市区町村：100% ・県型保健所：100%	母子保健課調査
	参考とする指標	幼児（1〜4歳）死亡率（人口10万対）	20.9（2012年）	—	—	人口動態統計
		出産後1カ月児の母乳育児の割合	47.5%（2013年度）			2013年度厚生労働科学研究
			（参考）51.6%（2010年）			（参考）乳幼児身体発育調査
		災害などの突発事象が発生したときに，妊産婦の受入体制について検討している都道府県の割合	23.4%（2013年度）	—	—	母子保健課調査
基盤課題B 学童期・思春期から成人期に向けた保健対策	健康水準の指標	児童・生徒における痩身傾向児の割合	2.0%（2013年度）	1.5%	1.0%	学校保健統計調査
		児童・生徒における肥満傾向児の割合	9.5%（2013年度）	8.0%	7.0%	学校保健統計調査
	健康行動の指標	朝食を欠食する子どもの割合	小学5年生：9.5% 中学2年生：13.4% （2010年度）	小学5年生：5.0% 中学2年生：7.0%	中間評価時に設定	児童生徒の食事状況等調査
	環境整備の指標	地域と学校が連携した健康等に関する講習会の開催状況	53.6%（2013年度）	80.0%	100%	母子保健課調査
	参考とする指標	家族など誰かと食事をする子どもの割合	小学5年生：朝食84.0%, 夕食97.7% 中学2年生：朝食64.6%, 夕食93.7% （2010年度）	—	—	児童生徒の食事状況等調査

—：ベースラインがなく，近々調査の予定もないもの．

3・6・5 健やか親子21（第2次）

　健康日本 21 の母子保健版にあたるものが**健やか親子 21** である．2001 年より開始した健やか親子 21 計画は 2014 年末に期を迎えた（第 2 次計画のイメージ図は図 6・12 参照）．また，基盤課題 A・B の指標および目標のうち，栄養に関連したものを表 3・14 に示す．健康水準，健康行動，環境設備の 3 区分に整理して目標が示されている．

3・7 諸外国の健康・栄養政策

3・7・1 世界の健康・栄養問題

　表 3・15 は死亡の原因となる危険因子を寄与が大きい順に並べたものである．世界全体でみた場合も，所得別にみた場合も"高血圧"が，死亡につながる大きな危険因子であることがわかる．そのほか，栄養に関連したものでは，高所得国と中所得国では"過体重と肥満"がいずれも 3 位となっている．一方，低所得国では，"小児期の低体重"が危険因子の 1 位であり，全死亡の 7.8% が"小児期の低体重"を原因とするものである．

表 3・15　各所得層における死の10大危険因子 (2004 年)[a]

	危険因子	死者数[†1]		危険因子	死者数[†1]
全世界			低所得国[†2]		
1	高血圧	7.5 (12.8)	1	小児期の低体重	2.0 (7.8)
2	喫煙	5.1 (8.7)	2	高血圧	2.0 (7.5)
3	高血糖	3.4 (5.8)	3	危険な性行為	1.7 (6.6)
4	運動不足	3.2 (5.5)	4	安全でない水，不衛生	1.6 (6.1)
5	過体重と肥満	2.8 (4.8)	5	高血糖	1.3 (4.9)
6	高コレステロール	2.6 (4.5)	6	固形燃料による屋内の煙	1.3 (4.8)
7	危険な性行為	2.4 (4.0)	7	喫煙	1.0 (3.9)
8	飲酒	2.3 (3.8)	8	運動不足	1.0 (3.8)
9	小児期の低体重	2.2 (3.8)	9	最適でない母乳哺育	1.0 (3.7)
10	固形燃料による屋内の煙	2.0 (3.3)	10	高コレステロール	0.9 (3.4)
中所得国[†2]			高所得国[†2]		
1	高血圧	4.2 (17.2)	1	喫煙	1.5 (17.9)
2	喫煙	2.6 (10.8)	2	高血圧	1.4 (16.8)
3	過体重と肥満	1.6 (6.7)	3	過体重と肥満	0.7 (8.4)
4	運動不足	1.6 (6.6)	4	運動不足	0.6 (7.7)
5	飲酒	1.6 (6.4)	5	高血糖	0.6 (7.0)
6	高血糖	1.5 (6.3)	6	高コレステロール	0.5 (5.8)
7	高コレステロール	1.3 (5.2)	7	果物・野菜の摂取不足	0.2 (2.5)
8	果物・野菜の摂取不足	0.9 (3.9)	8	都市の大気汚染	0.2 (2.5)
9	固形燃料による屋内の煙	0.7 (2.8)	9	飲酒	0.1 (1.6)
10	都市の大気汚染	0.7 (2.8)	10	職業上の危険	0.1 (1.1)

[†1] 百万人当たりの死者数．（　）内は割合（%）を示す．
[†2] 人口当たりの国民総所得（GNI）をもとに区分（低所得国: US$825 未満，高所得国: US$10,066 以上）
[a] Global Health Risks—Mortality and burden of disease attributable to selected major risks, World Health Organization, p.11 (2009).

図3・17は，5歳未満の子どもの死因の内訳である．非感染症やけがなどの一部の死因を除いたすべての死因の背景に**低栄養**がある．円グラフの中の斜線部分は，各死因に対する低栄養の寄与率である．たとえば，肺炎による死亡の44％は低栄養に起因するものである．低栄養の子どもは免疫力が弱く，感染症にかかりやすくなるうえ，回復力も弱い．低栄養でなかったら，肺炎にかからず，死亡せずにすんだ割合といえる．

これらの健康・栄養問題には各国の政府が取組んでいるが，開発途上国などは行政機能が弱く，国連機関や先進国の二国間援助機関による支援に依存している国もある．また，先進国であっても国連機関などが定めた国際的な枠組みの中で他国と協調しながら健康・栄養政策を進めている．

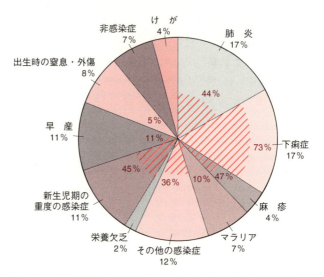

図3・17　5歳未満の子どもにおけるおもな死因と疾病別低栄養の寄与率　斜線は各死因に対する低栄養の寄与率を示す．[World Health Organization, "Global Health Risks—Mortality and burden of disease attributable to selected major risks", p.14（2009）より]

3・7・2　公衆栄養活動に関係する国際的な栄養行政組織

公衆栄養活動に関係する国際組織にはさまざまなタイプのものがある（表3・16）．世界保健機関（WHO）は保健全般を扱う専門機関であり，コーデックス国際食品規格の創設（1963年）から，天然痘撲滅キャンペーン（1967～1980年），拡大予防接種プログラム（EPI）の立ち上げ（1974年～）といった感染症対策のほか，母乳代用品のマーケティングに関する国際規約の採択（1981年）といった母子栄養に関すること，たばこ規制の枠組み会議（2003年）といった非感染症（NCD）対策にも取組んでいる．

2012年，WHOは2025年までに達成を目指す目標であるグローバル・ターゲットを定めた（表3・17）．**発育阻害**と**消耗症**はいずれも低栄養の指標であり，それぞれ年齢別身長と身長別体重がWHOの基準集団の中央値から標準偏差の2倍以上下回っているときに判定される．

WHO: World Health Organization

EPI: Expanded Program on Immunization

NCD: non-communicable disease

表 3・16 公衆栄養活動に関係するおもな国際組織

タイプ	組織の例	
国際連合の組織	国際連合児童基金 (UNICEF)	子どもに関することを扱う．予防接種，プライマリ・ヘルス・ケア，栄養，母子保健，基礎教育など．
	世界食料計画 (WFP)	最大の食料援助機関．緊急援助のほか，学校給食プログラムも行っている．
国際連合内の独立した専門機関	世界保健機関 (WHO)	公衆衛生に特化した機関で国際保健全般を扱う．193 カ国が加盟しており，六つの地域事務所と 147 の国事務所をもつ．日本を管轄しているのはフィリピンのマニラにある西太平洋地域事務所．
	食料農業機関 (FAO)	栄養水準を上げること，農業の生産性や食料安全保障を改善すること，農村部の人たちの生活水準を向上することを目的としている．
国際金融経済機関	世界銀行 (World Bank)	1980 年代に保健・栄養・人口部門を創設し，保健プロジェクトに直接融資することに同意．1990 年半ばまでに，世界銀行は世界最大の外部資金提供者となった．1970～2007 年の間に 100 カ国以上の 850 あまりのプロジェクトに 270 億米ドルを融資した．
二国間援助機関	米国国際開発局 (USAID)	米国は世界最大の二国間援助国であり，USAID の 2008 年の予算は 360 億米ドルである．グローバル・ヘルスを優先事項の一つに掲げている．
	国際協力機構 (JICA)	従来は経済開発に焦点が当てられていたが，現在は保健や紛争後の活動に優先順位が移行されつつある．

UNICEF: United Nations Children's Fund

WFP: World Food Programme

FAO: Food and Agriculture Organization

USAID: United States Agency for International Development

JICA: Japanese International Cooperation Agency

表 3・17 グローバル・ターゲット 2025（WHO）

	2012 年のベースライン値	2025 年の目標値
5 歳未満の発育阻害[†1]の子どもの人数を 40％ 削減する	1620 万人	1000 万人以下
妊娠可能年齢（15～49 歳）の女性の貧血の割合を 50％ 削減する	29％	15％
低出生体重児（出生時体重 2500 g 未満）の割合を 30％ 削減する	15％	10％
過体重（25≦BMI＜30）の子どもの割合を増加させない	7％	7％
生後 6 カ月間は母乳栄養のみで育てる割合を少なくとも 50％ 増加させる	38％	50％
消耗症[†2]の子どもを 5％ 未満にする	8％	5％ 未満

[†1] 発育阻害：年齢別身長が WHO の基準集団の中央値よりも標準偏差の 2 倍以上下回っている場合．
[†2] 消耗症：身長別体重が WHO の基準集団の中央値よりも標準偏差の 2 倍以上下回っている場合．

図 3・18 は，発育曲線とよばれるもので，同様のものが日本の母子健康手帳にも掲載されている．(a) は縦軸が体重で横軸が身長，(b) は縦軸が身長で横軸が年齢である．その子どもの測定値をプロットしていくことで，身長や年齢に応じた体重や身長の増加がみられるかどうかを経年的に追跡することができる．5 本の曲線のうちの中央の 0 のラインは，左図では，その身長をもつ基準集団における体重の中央値，右図では，その年齢の基準集団における身長の中央値を示

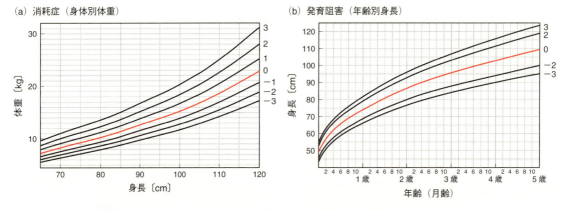

図 3・18 5歳未満の女児の低栄養の判定に用いる WHO の発育曲線　["WHO Child Growth Standards" より]

す．上から，3，2，−2，−3 のラインは **z 値**とよばれるもので，中央値から標準偏差の何倍離れているかを示している．その子どもの測定値が −2 のラインより下にあった場合は，その基準集団の中央値から標準偏差の 2 倍以上下回っていることを意味し，図 3・18 a の場合は消耗症，(b) の場合は発育阻害と判定される．消耗症とは，身長に見合った体重増加がみられず，身長の割にやせていること，発育阻害とは，年齢に見合った身長の伸びがみられず，年齢の割に背が低いことを意味する．

　身長や体重など，自然界で観察される多くのデータは正規分布に従い，正規分布の場合，中央値と平均値は等しくなり，中央値(平均値)±2×標準偏差の範囲内に全体の 95.4% が入るという特徴がある（図 3・19）．よって，中央値−2×標準偏差以下には集団の中の下位 2.3% がいることになる．下位 2.3% に属するということは，平均的な発育具合からかけ離れていると判断される．身長別体重と年齢別身長が，中央値を標準偏差の 3 倍以上下回った場合（集団の下位 0.15%に属する場合）は，それぞれ重度の消耗症，重度の発育阻害と判定される．

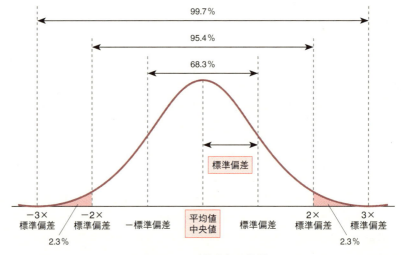

図 3・19　正規分布の性質

表 3・18 保健と栄養に関連した国際連合のおもな会議やサミット

会議名	開催年	開催場所	成果	内容
プライマリ・ヘルス・ケアに関する国際会議	1978	アルマ・アタ（旧ソビエト連邦）	アルマ・アタ宣言	開発途上国への保健・医療サービスの進め方としてプライマリ・ヘルス・ケアを提唱．スローガンは"2000年までにすべての人に健康を"
第1回ヘルスプロモーション会議	1986	オタワ（カナダ）	オタワ憲章	ヘルスプロモーションを"自らの健康を決定づける要因を，自らよりよくコントロールできるようにしていくこと"と定義した
世界食料サミット	1996	ローマ（イタリア）	ローマ宣言	"食料安全保障"を目標に掲げた．食料安全保障を"健康で活動的な生活を維持するために，すべての人が，いつでも十分な量の安全な栄養のある食料にアクセスできるとき"存在するものと定義した
ミレニアムサミット	2000	ニューヨーク（米国）	ミレニアム宣言	2015年までに達成すべきミレニアム開発目標（MDGs）*を設定

＊ 表2・13参照．

国連はまた，数多くの大きな国際会議の出資者になっている．保健と栄養に関連したおもな会議を表3・18に示す．これらの会議では宣言やアクションプランなどがつくられる．たとえば，1996年の**世界食料サミット**では，慢性的な低栄養を半減させることを目標に設定したが，国連は各国に取組みを強制する力をもたない．

3・7・3 多機関協働の取組み

栄養に特化した新しい国際的な取組の一つに，**Scaling Up Nutrition**（SUN）があり，日本政府も積極的に支援している．SUNは2010年に始まったムーブメントであり，2014年現在，47カ国の政府，民間団体，国連機関，援助団体，企業や研究者が参加している．SUNは栄養失調の解消を目的としているが，乳幼児期の栄養失調をなくすことで，表3・19にあげるようなさまざまなメリットがあることがエビデンスとして示されている．小児期の死亡を減らすなど，公衆衛生上の効果だけでなく，経済的な効果もあることがわかる．逆にいえば，開発途上国では，栄養失調の蔓延が国の経済発展を阻害しているともいえる．まずは，

表 3・19 乳幼児期の栄養失調をなくすことによるさまざまなメリット[a]

・アフリカ・アジアにおける国内総生産を11％上昇させることができる
・小児死亡を1/3以上予防することができる
・就学期間を少なくとも1年間のばすことができる
・賃金を5～50％上げることができる
・栄養状態の良い子どもは貧しい大人になる確率が33％低くなるので，結果として貧困を削減することができる
・女性のエンパワメントにつながり，女性が自身で起業する確率が10％高くなる
・貧困の世代間連鎖を断ち切ることができる

a) "An introduction to the Scaling Up Nutrition Movement", Scaling Up Nutrition in outline, p.3（2014）より．

健康・栄養問題に投資し，国民を健康にして，就学や就労を可能にすることが，世帯ならびに国の経済状態を改善することにつながる．実際，1ドル栄養に投資することで，健康増進，就学，生産性の向上によって30ドル分の利益を産むことができるといわれている．

ここで注意が必要なのは，**栄養失調**とは低栄養だけを表す言葉ではなく，**過栄養**の問題も含まれるということである．全世界では，4300万人の子どもたちが

表 3・20　ヘルシーピープル 2020 の重点分野（Topic Areas）

ヘルシーピープル 2020 の重点分野	関連する項目を扱っている日本の計画	ヘルシーピープル 2020 の重点分野	関連する項目を扱っている日本の計画
保健サービスへのアクセス	健康日本21（第二次）"社会環境の整備"	ヒト免疫不全ウイルス	
思春期保健†	健やか親子21 "基盤課題 B"	予防接種と感染症	健やか親子21 "基盤課題 A"
関節炎・骨粗鬆症・慢性的な腰痛	健康日本21（第二次）"高齢者の健康"	けがや暴力の防止	健やか親子21 "基盤課題 C"
血液障害と輸血の安全性†		同性愛者・両性愛者・性転換者の健康†	
がん	健康日本21（第二次）"がん"	母子保健	健やか親子21 "基盤課題 A, C"
慢性腎疾患		医療品の安全性	
アルツハイマー病を含む認知症†	健康日本21（第二次）"高齢者の健康"	心の健康と精神障害	健康日本21（第二次）"こころの健康"
糖尿病	健康日本21（第二次）"糖尿病"	栄養と体重	健康日本21（第二次）"栄養・食生活"
障害者保健	健やか親子21 "重点課題 ①"	労働安全衛生	
小児期初期・中期†	健やか親子21 "基盤課題 A"	高齢者†	健康日本21（第二次）"高齢者の健康"
教育と地域ベースのプログラム		口腔保健	健康日本21（第二次）"歯・口腔の健康"
環境保健		身体活動	健康日本21（第二次）"身体活動・運動"
家族計画	健やか親子21 "基盤課題 A"	非常時の備え†	健やか親子21 "基盤課題 A"
食の安全性		公衆衛生インフラ	
ゲノム†		呼吸器疾患	健康日本21（第二次）"慢性閉塞性肺疾患"
グローバルヘルス†		性感染症	健やか親子21 "基盤課題 B"
医療感染†		睡眠†	健康日本21（第二次）"休養"
ヘルスコミュニケーションと健康情報技術		健康の社会的決定因子†	健康日本21（第二次）"健康格差の縮小"
健康に関連した生活の質とウェルビーイング†	健康日本21（第二次）"健康寿命の延伸"	薬物乱用	
聴覚と他の感覚器官やコミュニケーション障害		喫煙	健康日本21（第二次）"喫煙"
心疾患と脳卒中	健康日本21（第二次）"循環器疾患"	視覚	

†：2020 における新規分野．

過体重の状態にあり，その数は増え続けている．過体重は，バランスの良い，栄養豊富な食事を用意することのできない貧困家庭に多くみられる．肥満と微量栄養素欠乏という過栄養と低栄養が混在する状態を**栄養失調の二重苦**（double burden of malnutrition）という．ビタミンとミネラルが不足している人は全世界に20億人存在する．SUNでは過栄養と低栄養，両方の問題に取組んでいる．

3・7・4　米国の公衆栄養関連計画

　日本の健康日本21を策定する際に参考にされたのが米国のヘルシーピープルである．2010年には，2011～2020年に実施される公衆衛生計画である**ヘルシーピープル2020**が発表された．ヘルシーピープル2020では，これまで発表された四つのヘルシーピープル計画（1990, 2000, 2010, 2020）のなかで最も多い42分野について目標が設定されている（表3・20）．

　ヘルシーピープル2020には，日本の関連計画のなかでは扱っていない分野も数多く存在する．たとえば"ヒト免疫不全ウイルス"という分野があるのは，エイズ患者が日本よりも多い米国に特徴的なことである．"公衆衛生インフラ"については，日本では保健所や保健センターなど，住民に身近な保健施設が整備されているが，米国にはそれに代わるものがなく，公衆衛生インフラの整備はいまだ課題となっていることを表している．"ゲノム"や"同性愛者・両性愛者・性転換者の健康"はヘルシーピープル2020でも新しく創設された分野ではあるが，米国が先進的に取組んでいる分野ともいえる．"グローバルヘルス"も新設された分野だが，2014年にわが国でもデング熱やエボラ出血熱といった従来，熱帯地域に限定してみられた感染症が問題になったことを考えると，国の保健計画に組込んで対応していく必要性がある項目といえる．

　ヘルシーピープル2020の中の"栄養と体重"分野の目標を表3・21に示す．NWS-1～NWS-4は食環境に関する目標である．米国は各州の自治権が大きく，各州が独立した国のような体制になっている．よって，州ごとに基準などを整備していく必要がある（NWS-1）．また公立の小学校でもソフトドリンクやスナック菓子の自動販売機が設置されており，児童・生徒は自由に購入することができる．そこで，給食以外の飲食物についても内容に配慮する必要がある（NWS-2）．米国は自動車社会であり，スーパーマーケットや食料品店へのアクセスが日本ほど良くない．また，所得層によって居住地域が分かれており，貧困層が多く住む地域にはファストフード・レストランが多くみられる一方，生鮮食品を扱うスーパーマーケットなどは少ない．そこで，人々が健康的な食品にアクセスできるように食環境を整備する目標が掲げられている（NWS-3，NWS-4）．

　NWS-5～7は，栄養や体重に関する教育機会の増加を目指したものである．米国では，肥満は子どもから成人まで，すべてのライフステージで問題となっている（NWS-10, 11）．健康体重を維持している成人は30.8％しかおらず，成人の34.0％は肥満（BMI 30以上）である（NWS-8, 9）．日本ではBMI 18.5以上25未満の成人は67.1％，BMI 30以上はたったの3.7％しかないことを考えると（2013年国民健康・栄養調査報告），米国ではいかに肥満が蔓延しているかがわかる．

表 3・21　ヘルシーピープル 2020 における栄養・体重分野の目標

より健康的な食品へのアクセス

- NWS- 1　児童福祉施設の栄養管理基準が示されている州を 34 州まで増加させる（2006 年 24 州）
- NWS- 2　給食以外でも栄養のある飲食物を提供する学校の割合を増加させる
- NWS- 3　食生活指針で推奨されている食品を提供する食品販売店にインセンティブを与える政策をとっている州を 18 州まで増加させる（2009 年 8 州）
- NWS- 4　食生活指針で推奨されている多様な食品を販売する食品小売店にアクセスできる米国人の割合を増加させる

ヘルスケアと職場環境

- NWS- 5　自分の患者の BMI を定期的に測定する一般開業医の割合を増加させる
- NWS- 6　来院時に栄養や体重に関するカウンセリングや教育を受ける割合を増加させる
- NWS- 7　栄養・体重管理講習会やカウンセリングを提供する職場の割合を増加させる

体　重

- NWS- 8　健康体重の成人の割合を 33.9％ まで増加させる（2005〜2008 年 30.8％）
- NWS- 9　肥満成人の割合を 30.6％ まで減少させる（2005〜2008 年 34.0％）
- NWS-10　肥満とみなされる子どもや青少年の割合を減少させる
- NWS-11　若年期および成人期における不適切な体重増加を予防する

食料不足

- NWS-12　子どもにおける食料安全保障の低さを 0.2％ まで解消する（2008 年 1.3％）
- NWS-13　食料安全保障が確保されていない家庭を 6.0％ まで減らし，飢餓を減少させる（2008 年 14.6％）

食品および栄養素の摂取

- NWS-14　2 歳以上の食事に対する果物の寄与を 1000 kcal 当たり 0.9 カップ相当まで増加させる（2001〜2004 年 0.5 カップ）
- NWS-15　2 歳以上の食事における野菜のバラエティと寄与を増加させる
- NWS-16　2 歳以上の食事に対する全粒穀類の寄与を 1000 kcal 当たり 0.6 オンス（17 g）相当まで増加させる（2001〜2004 年 0.3 オンス（8.5 g））
- NWS-17　2 歳以上における固形脂肪と添加糖からのカロリー摂取を減少させる
- NWS-18　2 歳以上の飽和脂肪の摂取をエネルギー比率で 9.5％ まで減少させる（2003〜2006 年 11.3％）
- NWS-19　2 歳以上のナトリウムの摂取を 2300 mg まで減少させる（2003〜2006 年 3641 mg）
- NWS-20　2 歳以上のカルシウムの摂取を 1300 mg まで増加させる（2003〜2006 年 1118 mg）

鉄欠乏

- NWS-21　幼い子どもと妊娠可能年齢の女性における鉄欠乏を減少させる
- NWS-22　妊娠中の女性における鉄欠乏を 14.5％ まで減少させる（2003〜2006 年 16.1％）

括弧内はベースライン値．

　一方で，米国は食料不足の問題も抱えている（NWS-12, 13）．食料安全保障が低い，もしくは確保されていない状態とは，十分な量の安全な栄養のある食料へのアクセスが悪い，もしくはできない状態を意味する．

　エネルギーの摂り過ぎによる肥満が問題となっている一方で，果物や野菜，全粒穀類などの食品やカルシウム，鉄といったミネラルの摂取量は不足している（NWS-14〜16，NWS-20〜22）．これは固形脂肪や添加糖などのエネルギー源にしかならない食品の摂取量が多いことによる（NWS-17, 18）．また，ナトリウムの摂取量（3641 mg）は，日本（3868 mg）より低いものの（2013 年国民健康・栄養調査報告），2300 mg まで減少させることを目標に掲げている（NWS-19）．

3・7・5 食事摂取基準

米国とカナダは，健康問題や食生活，ライフスタイルが似通っていることから，合同で食事摂取基準（DRIs）を策定している．日本の栄養所要量が食事摂取基準に変わった際に参考にされたのが，DRIs であるため，各指標の名称や集

DRIs: dietary reference intakes

表 3・22 米国人の食生活指針（DGAs, 2010）

体重管理のためにカロリー摂取のバランスをとる
- 食行動と身体活動を改善し，過体重や肥満を予防・改善する．
- 体重管理のために総カロリー摂取をコントロールする．
- 身体活動を増加させ，座位活動の時間を減らす．
- すべてのライフステージで適正なカロリーバランスを維持する．

減らすべき食品や食品成分
- 1 日当たりのナトリウムの摂取を 2300 mg 未満にする．51 歳以上の人，アフリカ系米国人，高血圧，糖尿病，慢性腎疾患の人は 1500 mg まで減らす．1500 mg まで減らさなければいけない人は，子どもを含む米国の人口の半分の人である．
- 飽和脂肪酸からのカロリー摂取を 10％ 未満にする．飽和脂肪酸を一価不飽和脂肪酸や多価不飽和脂肪酸に置き換える．
- 食事性コレステロールの摂取を 1 日当たり 300 mg 未満にする．
- トランス脂肪酸の摂取をできる限り少なくする．
- 固形脂肪や添加糖からのカロリー摂取を減らす．
- 精製穀類を含む食品，特に固形脂肪，添加糖，ナトリウムを含む精製穀類食品の摂取を控える
- 飲酒をするなら適量にする．女性は 1 日 1 ドリンク，男性は 2 ドリンクまで．

増やすべき食品と栄養素
- 野菜・果物の摂取を増やす
- いろいろな種類の野菜を食べる．特に濃い緑，赤，橙色の野菜，豆やさやえんどう．
- 穀類の少なくとも半分は全粒にする．精製穀類を全粒に変えて，摂取を増やす．
- 無脂肪や低脂肪の乳・乳製品の摂取を増やす．牛乳，ヨーグルト，チーズ，栄養添加豆乳など．
- いろいろな種類のたんぱく質食品を選ぶ．魚貝類，赤身の肉，家禽肉，卵，豆やさやえんどう，大豆製品，塩の添加されていない種実類．
- 魚貝類の量と種類を増やす．獣肉や家禽肉の代わりに魚貝類を選ぶなど．
- 固形脂肪の多いたんぱく質食品を固形脂肪やカロリーの低い食品と置き換える．
- 可能なときは，固形脂肪の代わりに液体油を使う．
- カリウム，食物繊維，ビタミンDの多い食品を選ぶ．米国人に不足しているこれらの栄養素は，野菜，果物，全粒穀類，乳・乳製品に含まれている．

健康的な食事パタンを身につける
- 適切なカロリーレベルで必要な栄養素が充足できる食事パターンを選ぶ．
- 飲食したすべてのものを評価に用いる．
- 調理と喫食時には，食品衛生に気をつける．

妊娠可能年齢の女性
- ヘム鉄の供給源となる食品，鉄の吸収を高めるビタミンCの豊富な食品を選ぶ．
- 食事からの摂取に加え，1 日当たり 400 mg の合成葉酸（添加食品やサプリメント）を摂る．

妊婦・授乳婦
- 1 週間にいろいろな種類の魚貝類を 8～12 オンス（300 g 程度）食べる．
- メチル水銀の含有量が高いため，ビンチョウマグロの摂取は 1 週間当たり 6 オンス（170 g）までにする．アマダイ，サメ，メカジキ，サワラは食べない．
- 妊娠中は，産婦人科医等の指示に従い，鉄のサプリメントを摂る．

50 歳以上
- ビタミン B_{12} の添加されたシリアルなどの食品やサプリメントを摂取する．

団の評価にカットポイント法が用いられる点など日本のものと共通している．日本の食事摂取基準は5年ごとに改定されるが，DRIsは不定期であり，新しい知見が蓄積された際に改定される．

また，日本の食事摂取基準（2015年版）はエネルギーとすべての栄養素，および活用方法が440頁の冊子にまとめられているのに対し，DRIsは何冊にも分かれており，全体の厚みは相当量に達する．栄養素は機能や性質によって別々の巻にまとめられており，たとえば2011年に出版された"カルシウムとビタミンD"は骨に関連した栄養素の巻である．これら二つの栄養素だけで1132頁に及ぶ分量となっている．栄養素の巻のほかに，活用については，食事計画と食事評価に関する巻がそれぞれ2003年と2000年に出版されている．

3・7・6 米国の食生活指針，フードガイド

DGAs: Dietary Guidelines for Americans

a. 食生活指針　日本の食生活指針と異なり，米国人の食生活指針（DGAs）は5年ごとに改定されている．現在使用されているDGAs 2010は2010年12月に発表され，2011～2015年の5年間使用するものである．DGAs 2010の内容を表3・22に示す．

表3・23は，エネルギー供給源の上位5食品を示したものである．これらはいずれもDGAs 2010の"減らすべき食品と食品成分"のおもな供給源となっている．"ソーダ，エネルギー飲料，スポーツ飲料"（35.7％）および"穀類を使ったデザート"（12.9％）は，添加糖の供給源の半分近くを占めている．また，"パン"（25.9％），"ピザ"（11.4％），"穀類を使ったデザート"（9.9％）は，精製穀類の供給源の半分近くを占める．これらはいずれもエネルギー含有量が多い割に微量栄養素の含有量が少ない，いわゆる**栄養素密度**の低い食品であり，これらを多用すると，エネルギーは必要量以上に摂取しているにもかかわらず，微量栄養素は不足しているという事態になる．

減らすべき食品としてあげられている固形脂肪と添加糖は，エネルギー源にしかならないため，しばしば空のカロリー（empty calories）とよばれる．しかし，

表 3・23　米国人のエネルギー供給源となっている上位5食品[a]

順位	2歳以上全体 （平均摂取量 2157 kcal/日）	2～18歳 （平均摂取量 2027 kcal/日）	19歳以上 （平均摂取量 2199 kcal/日）
1	穀類を使ったデザート（ケーキ，クッキー，パイ，甘いロールパン，ペストリー，ドーナツ）（138 kcal）		
2	パン（129 kcal）	ピザ（136 kcal）	パン（134 kcal）
3	鶏肉料理（121 kcal）	ソーダ，エネルギー・スポーツ飲料（118 kcal）	鶏肉料理（123 kcal）
4	ソーダ，エネルギー・スポーツ飲料（114 kcal）	パン（114 kcal）	ソーダ，エネルギー・スポーツ飲料（112 kcal）
5	ピザ（98 kcal）	鶏肉料理（113 kcal）	ピザ（86 kcal）

a) USDA, "Dietary Guidelines for Americans 2010" より．

各食品群の中から栄養素密度の高い食品を選べば，固形脂肪や添加糖を少量摂っても，推定エネルギー必要量を超過しないで済む．これらの食品は食事に風味や美味しさを与えるため，少量であれば食べてもよいが，多くの米国人は摂り過ぎているのが問題である．推定エネルギー必要量が 2000 kcal の場合，固形脂肪や添加糖からのエネルギー摂取量は 260 kcal までが上限として示されている．固形脂肪や添加糖は，2000 kcal の食事に上乗せするのではなく，決められたカロリーの予算内でやりくりするという考え方である．しかし，これらの食品は前述したように空のカロリーであるため，他の食品と置き換えてしまうと栄養素が十分に摂取できなくなる．たとえば，全粒小麦でつくったフランスパンの代わりに，精製穀類とバターでつくった砂糖衣つきのデニッシュを食べると，エネルギー摂取量は増えるにもかかわらず，微量栄養素の摂取量は減少してしまう．そこで，260 kcal までという上限が設けられている．

b．米国のフードガイド　米国のフードガイドである**マイ・プレート**（**MyPlate**）は，2011 年に農務省が発表した（図 3・20 c）．歴代の米国のフードガイドのなかで最も有名であったフード・ガイド・ピラミッド（1992 年）から

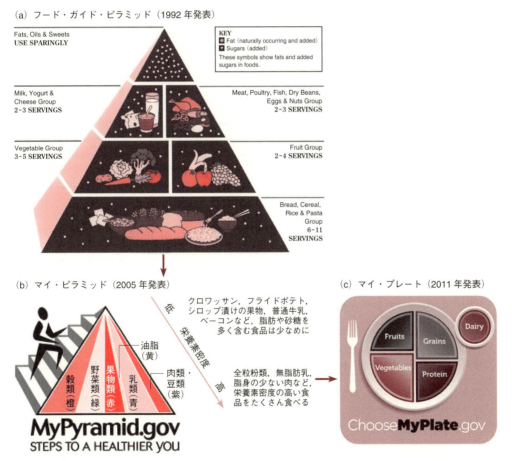

図 3・20　米国のフードガイドの変遷　(b)実際は色分けされたピラミッドで示さているが，ここではそれぞれの色が表す食品と注釈を加えた．

マイ・ピラミッド（2005年）まで，20年近くピラミッド型が続いていたが，形を一新し，皿状となった．

マイ・ピラミッドでは，栄養素密度の考え方が取入れられていた．色分けされた各三角形がそれぞれ裾広がりの山形としているのは，いずれの食品群においても栄養素密度の高い食品を選べば，同じエネルギーの範囲内でたくさんの食品を食べることができることを面積で表していた．さらに階段を上る人のイラストによって，身体活動によってエネルギー消費量が増えれば，栄養素密度の低い食品を食べてエネルギー摂取量を増やすことができることを示していた．マイ・プレートでも栄養素密度の概念は変わらないが，イラスト上には示していない．また，身体活動を示すイラストもなくなった．

マイ・ピラミッドはそのイラストの中にさまざまな概念が盛り込まれ，よく考えてつくられていたものの，ピラミッド型で示された食品の推奨摂取量を実際の食事に置き換えるのが難しかった．その点，マイ・プレートのイラストはこれまでのフードガイドで一番単純であるが，食事には乳・乳製品を添えること，皿の中身は半分が野菜と果物，半分が穀類とたんぱく質食品であり，それぞれ前者の

表 3・24 各国栄養士の養成課程年数，必須学位，臨地・校外実習時間数，人口10万対の栄養士数[a]

	日本(管理栄養士)	米国	カナダ	オーストラリア	英国	イタリア	アイルランド
養成課程の年数	4年間	4年間（大学院でも取得可）	4年間（大学院でも取得可）	4年間（大学院でも取得可）	4年間（大学院でも取得可）	3年間	4,5年間
必須学位	学士以外	学士（大学院でも取得可）	学士（大学院でも取得可）	学士（大学院でも取得可）	学士（大学院でも取得可）	学士	学士
臨地・校外実習の時間数	4週間程度（最低4単位）最低180時間	約24～96週間 最低1200時間	約40週間 約1600時間	最低20週間 約800時間	28週間 約1040時間	50週間	約34週間 1210～1430時間
人口10万対の栄養士数	56人	16～20人	21～25人	16～20人	6～10人	2～5人	16～20人
	オーストリア	ギリシャ	ハンガリー	オランダ	スペイン	トルコ	スイス
養成課程の年数	3年間	4年間	4年間	4年間	学士: 3年間 学士以外: 2年間	4年間	3年間
必須学位	学士	学士	学士	学士	学士以外	学士	学士以外
臨地・校外実習の時間数	約67週間 >3315時間	約38週間 >910時間	約25週間 約665～855時間	約30週間 約1045～1235時間	学士: 約12週間 学士以外: 約10週間 学士: 約455～585時間 学士以外: 約<490時間	約34週間 <1015時間	約69週間 約2750～3250時間
人口10万対栄養士数	11～15人	2～5人	6～10人	16～20人	2～5人	2～5人	11～15人

a) 笠岡(坪山)宜代ほか，日本栄養士会雑誌，**54**(8), 16～25(2011)の表1より抜粋．

方が少し多めであることが一目でわかる．実際に食べ物がのった皿と見比べて，自分や家族の食事が適切かどうか判断することも容易である．

3・7・7 米国の栄養士養成制度

日本の管理栄養士に相当する米国における資格は**登録栄養士（RD）**である．RDになるには学士以上の学位の取得が必要となるため，短期大学や専門学校を卒業しても管理栄養士になれる日本とは異なる．

RD: registered dietitian

日本では，養成校在学中に臨地実習を行うが，米国では，大学で必要単位を取得した後に，インターンとして認可施設で1200時間の実習を行う．日本で管理栄養士になるために必要な実習時間は180時間であるが，国際栄養士連盟は，栄養士の地位と資質の向上のために，最低500時間の臨地実習を目標に掲げている．世界的にみても，日本の実習時間が短いことがわかる（表3・24）．これは臨地実習が養成課程のカリキュラムに組込まれているため，時間の制約があること，日本は世界一養成人数が多いため，実習先施設が不足していることなどが理由である．

日本の国家試験に相当する認定試験は，国ではなく，米国栄養士会の組織である栄養士登録委員会が実施している．また，日本の管理栄養士や栄養士の養成カリキュラムは厚生労働省が必要単位などの基準を示しているのに対し，登録栄養士の教育プログラムは米国栄養士会が定めている．

登録栄養士の資格は永年ではなく，5年ごとに必要な生涯教育の単位を取得し，登録を更新しなければならない．また，登録栄養士の半分以上は大学院を修了している．

重要な用語

栄養教諭	厚生労働省	食事バランスガイド	特別用途表示
栄養士法	後期高齢者	食生活指針	妊産婦のための食生活指針
栄養表示基準	高齢者の医療の確保に関する法律（高齢者医療確保法）	食品表示法	米国農務省（USDA）
健康増進法		健やか親子21（第2次）	保健所
健康づくりのための身体活動基準2013	国民健康・栄養調査	世界保健機関（WHO）	保健所政令市
	市町村保健センター	地方健康増進計画	保健所設置市
健康づくりのための身体活動指針（アクティブガイド）	受動喫煙	特別用途食品	母子保健法
	食育基本法	特定給食施設	未熟児の訪問指導
健康づくりのための睡眠指針2014	食育推進基本計画	特定健康診査	養育医療
	食事摂取基準	特定保健指導	
健康日本21（第二次）			

4 栄養疫学

1. 食事摂取量は調査するたびに，また対象者によって違う値を示す．その値のばらつきを変動という．
2. 同一個人であっても，食事内容は日によって異なる．同一個人内における食事摂取量のばらつきを個人内変動もしくは日間変動とよぶ．
3. 個人間変動とは，異なる対象者間の食事摂取量の違いである．
4. 24 時間食事思い出し法と食事記録法は，食物摂取頻度調査法よりも得られる情報量が多い．
5. 日本食品標準成分表は，文部科学省科学技術・学術審議会・資源調査分科会のオリジナル版を使用し，巻末に収載されている資料をよく読んで用いる．
6. ポーションサイズとは，一食当たりの摂取量のことをいい，人によって異なる．
7. 食物摂取頻度調査票（FFQ）の妥当性とは，FFQ 自体の精度を示すのではなく，それがある特定の集団に用いられた場合の精度である．精度であるから，妥当性が"ある"か"ない"かのどちらかで評価されるものではない．

4・1 栄養疫学の概要

4・1・1 栄養疫学の役割

栄養疫学とは，食生活，食物の摂取頻度，食物やエネルギー・栄養素（以下，栄養素等）の摂取量などの要因と，疾病や身体状況などの健康結果との関連を調べる学問である（図 4・1）．健康結果の評価には，身体計測，問診，臨床検査，質問紙などが用いられ，要因の評価には，食事調査法が用いられる（表 4・1）．栄養疫学の対象となるのは，集団の日常的な摂取量であり，これを評価するのは難しい．そこで，栄養疫学の教科書は，食事調査法に大部分の頁を割いている．

栄養素の欠乏による栄養障害や，食べ過ぎによる生活習慣病など，食事内容が危険因子となる疾病は多い．栄養不足がおもな公衆栄養上の課題であった明治時

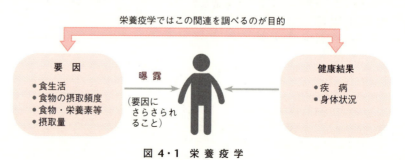

図 4・1 栄養疫学

表 4・1　食事調査法から得られる情報

情報 \ 食事調査法の種類	食事記録法[†1]	24時間食事思い出し法	食物摂取頻度調査法	食事歴法（問診，質問紙）
食生活（欠食・外食・晩酌の頻度，調理法などの日常の[†2]食事様式）	—	—	—	○
食物の摂取頻度	○[†3]	○[†3]	○	○
食物・栄養素等摂取量	○	○	○[†4]	○[†4]

[†1] 飲食物の重量を直接計量する秤量法と，食パン"1枚"，ご飯"茶碗1膳"といった目安量を記録する目安量法がある．
[†2] 調査実施日の欠食・外食・晩酌の有無，調理法などは，食事記録法や24時間食事思い出し法でも把握可能．
[†3] 調査実施日における摂取頻度のみで，一定期間（たとえば，過去1カ月や過去1年間）内の平均的な摂取頻度は把握できない．
[†4] ポーションサイズ（1回摂取量）とそこに含まれるエネルギー・栄養素量のデータがある場合．

代，海軍軍医であった高木兼寛は，脚気の原因は白米を中心とした食事にあると考えた．そこで，食事に大麦，牛肉，大豆を増やすという介入を行い，食事内容と脚気発症との関連を検証した．これがわが国における有名な初期の栄養疫学研究である．

4・1・2　公衆栄養活動への応用

高木兼寛は，**介入研究**によって，食事と脚気の関連を突き止めた．この研究結果を受けて，海軍の食事は白米から麦飯に変わり，それに伴って脚気の発生数は激減した．海軍の給食内容を改善するというのは一つの公衆栄養活動である．研究結果を公衆栄養活動に活かすことによって，大きな効果を上げることができる．逆にいえば，公衆栄養活動は研究結果という根拠に基づいたものでなければならない．これを **EBN**（根拠に基づいた栄養（活動））という．

高木兼寛の研究のように，昔から疫学研究における要因の一つとして，食事に関することは取上げられてきた．しかし，栄養疫学という一つの学問分野が確立するまでに発展したのは比較的最近のことである．米国ハーバード大学教授のW. Willett が食物摂取頻度調査法を用いて，大規模な疫学研究を実施したのがきっかけである．米国の女性看護師を対象にした看護師健康調査（Nurses' Health Study）は，1976年に開始された**コホート研究**である．その研究結果が論文としてつぎつぎに発表され出したのが1980年代である．そして1990年には，わが国に栄養疫学を紹介することとなった，食事調査法のバイブルともいえる "Nutritional Epidemiology"* が Willett によって刊行された．

国民健康・栄養調査が秤量法を用いていることもあり，かつてわが国で食事調査法といえば秤量法であった．しかし秤量法は，調査者と対象者の負担が大きく，多くの人員と費用を要するため，大規模疫学調査には不向きであった．Willett によって，疫学研究に使用可能な食物摂取頻度調査法が開発されたことにより，栄養疫学は飛躍的に発展し，おもに生活習慣病と食事との関連に関する知見が充実した．図4・2は，世界がん研究基金と米国がん研究所が2007年に発

介入研究: サプリメントの投与や栄養指導など，研究者が何らかの介入をするもの．介入をせずにデータを収集するだけの研究を**観察研究**という．

EBN: evidence-based nutrition

コホート研究: 特定の要因をもつ集団ともたない集団を追跡し，疾病の発生率などを比較して，要因と疾病（健康結果）の関連を調べる研究．

* 日本語翻訳本のタイトルは "食事調査のすべて―栄養疫学"．

	口・喉頭	鼻咽頭	食道	肺	胃	膵臓	胆嚢	肝臓	直結腸	乳房閉経前	乳房閉経後	卵巣	子宮内膜	頸部	前立腺	腎臓	膀胱	皮膚
食物繊維含有食品									↓									
アフラトキシン								↑										
非デンプン質の野菜	↓	↓	↓	↓	↓				↓			↓						
ネギ属の野菜					↓													
にんにく									↓									
にんじん														↓				
とうがらし					↑													
果物	↓	↓	↓	↓	↓			↓										
豆類					↓										↓			
葉酸含有食品						↓			↓									
カロテノイド含有食品	↓		↓		↓													
β-カロテン含有食品			↓												―			―
リコピン含有食品															↓			
ビタミンC含有食品			↓															
セレン含有食品				↓	↓				↓						↓			
ピリドキシン含有食品			↓															
ビタミンE含有食品			↓												↓			
ケルセチン含有食品				↓														
赤身肉			↑	↑	↑				↑				↑					
加工肉			↑	↑	↑				↑									
鉄含有食品									↑									
広東風塩魚		↑																
魚									↓									
ビタミンD含有食品									↓									
燻製食品					↑													
網焼きの動物性食品					↑													
カルシウムの多い食事															↑			
乳・乳製品															↑			
乳									↓								↓	
チーズ									↑									
総脂質				↑							↑							
動物性脂質含有食品									↑									
バター				↑														
塩					↑													
塩漬け・塩辛い食品					↑													
糖含有食品									↑									
ファストフード																		
飲料水中のヒ素				↑												↑	↑	↑
マテ茶	↑		↑															
熱い飲み物			↑															
コーヒー						―										―		
アルコール飲料 男	↑		↑					↑	↑						―			
アルコール飲料 女	↑		↑					↑	↑	↑	↑							
β-カロテン				↑											―			―
カルシウム									↓									
セレン				↓					↓						↓			↑
レチノール					↑													↓
α-トコフェロール															↓			

図 4・2　食品および栄養素と各部位のがんのリスクとの関係　■:リスク低下の可能性あり，↓:リスク低下が限定的に示唆，■:リスク上昇が有力，↑:リスク上昇の可能性あり，↑:リスク上昇が限定的に示唆，―:リスクに対する実質的効果はなさそう，空欄は知見なしを示す．[World Cancer Research Fund/American Institute for Cancer Research, "Food, Nutrition, Physical Activity, and the Prevention of Cancer: a Global Perspective", Washington DC: AICR (2007) の Summary of conclusions より抜粋]

表した食物と栄養素ががんの発症に及ぼす影響を調べた疫学研究の結果をまとめたものである．

4・2 曝露情報としての食事摂取量

曝露情報：対象者がどのような食生活を送っていたか，食物や栄養素の摂取量はどれくらいかという情報．

4・2・1 食物と栄養素

栄養疫学研究の要因として，食物を扱う場合もあれば，栄養素を扱う場合もある．それぞれ長所と短所がある．"総脂肪摂取量と疾病 A との関連をみたい"というように，特定の仮説が立てられる場合には，脂肪を多く含む食物の摂取量よりも総脂肪摂取量そのものとの関連を調べた方が，統計学的に有意な関連を検出しやすい．脂肪は多くの食物に含まれ，それらの摂取量から総脂肪摂取量が計算されるが，"総脂肪摂取量"と"脂肪を多く含む食物の摂取量"との相関は必ずしも高くない．総脂肪摂取量の代わりに乳類や肉類の摂取量を用いるのは，一つの食品群からの総脂肪摂取量への寄与分のみを反映するものであり，適切とはいえない．単独の食物もしくは食品群別摂取量と，食事全体から栄養計算される栄養素等摂取量は互いに異なるものであり，互いの代わりとして用いることは困難なのである．その例をあげると，卵はコレステロールの塊のようにいわれているが，卵の摂取量の多い人が，食事性コレステロールの摂取過多が危険因子となる冠動脈性心疾患のリスクが高いというデータはほとんどみられない．

一方で，高木兼寛の脚気の研究のように，当時まだ脚気の原因となる栄養素が判明しておらず，食事中の何かが脚気に関連しているようだという段階の研究には，食物との関連を調べるのがよい．そして，食物と疾病との関連が確認された後で，その食物中に含まれる栄養素と疾病の関連を調べるのである．逆に，最初から特定の栄養素に絞って研究を行ってしまうと，有意な関連がみられなかった場合には，その疾病には食事関連の要因が影響していないと判断されてしまう恐れがある．

さらに食物には，既知の栄養素以外の機能性成分も含まれる．たとえば，牛乳とヨーグルトは似たような栄養素を含むが，後者は乳酸発酵食品であり，生理学的機能は異なる．また，ホウレンソウは，眼の黄斑変性を抑制するという報告があるが，これはホウレンソウ中に含まれ，網膜へ選択的に取込まれるルテインによるもので，$β$-カロテンの供給源となる他の食物にこの機能はみられない．

栄養素等摂取量は食品成分表を用いて算出されるため，食品成分表に掲載されていない成分は要因とはなりえない．一方で，食物摂取量を要因として使用する場合は，栄養計算は不要であり，食事調査から得られた重量や頻度をそのまま使用することができる．よって，特定の仮説を検証するのではなく，ある疾病と食事関連要因との関連を調べたい場合には，食物を要因とすれば，未知の成分の影響も広く把握しておくことができる．

卵はコレステロールを多く含むが，卵のアミノ酸スコアは 100 であり，微量栄養素も豊富に含む．つまり，卵の健康影響はコレステロールによるものだけではない．消化管のがんに有害と考えられている硝酸塩は緑の葉野菜に多く含まれる

が，食物としての野菜の摂取は，いろいろな部位のがんのリスクを低下させる（図4・2）．食物中には複数の栄養素（化学物質）が混在しており，これらは互いに作用し合っている．さらに，実際の食事においては複数の食物を同時に摂取する．食事中の複数の栄養素が互いの吸収を促進したり，阻害したりすることもある．

以上のように，要因として食物と栄養素を用いることには，それぞれ長所と短所があるので，両方用いるのが理想的である．両者と疾病の関連を調べることにより，重要な関連を見落とす可能性が少なくなるうえ，因果関係の強さを確認することもできる（図4・3）．

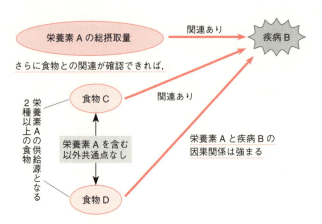

図4・3　栄養素と食物の両方との関連を調べる利点

4・2・2　食事摂取量の個人内変動と個人間変動

食事摂取量は調査するたびに，また対象者によって違う値を示す．その値のばらつきを**変動**という．食事摂取量には，個人内変動と個人間変動がある．ばらつきの指標には，**レンジ**や**分散**，**標準偏差**がある．しかし，これらは，エネルギー（kcal）やたんぱく質（g），ビタミンA（μgRE）など，単位の異なる栄養素等摂取量間でばらつきの比較をする際には使用できない．このような場合には，標準偏差を平均値で割って100倍した値（標準偏差が平均の何倍に相当するか）を用いる．これを**変動係数**といい，％で表す．表4・2から，男女とも，魚介脂質とビタミンDがばらつきの大きい栄養素ということがわかる．

a. 個人内変動（日間変動）　同一個人であっても，食事内容は日によって異なる．同一個人内における食事摂取量のばらつきを**個人内変動**もしくは**日間変動**とよぶ．個人内変動の要因としては，季節の違い，平日か休日か，イベントの有無などがある．たとえば，温州みかんの摂取量は冬場に多く，夏場に少ない．平日と休日では，給食や外食の有無に違いがみられる．結婚式や旅行のときの食事は平常時とは大きく異なるものである．

季節の違いによる**季節間変動**の大きさは，国や地域によって異なる．先進工業国であれば，一年中いろいろな食物が手に入るため，季節間変動は比較的小さい．しかしながら，わが国においてはビタミンCなどの摂取量に季節間変動があることが報告されている（表4・3）．一方，開発途上国は，農業技術や流通が

表 4・2　栄養素等摂取量の変動係数の平均値（％）[a]

栄養素	男性(63人)	女性(80人)	栄養素	男性(63人)	女性(80人)
エネルギー	16.5	18.3	ビタミンC	48.4	47.5
水分	30.6	30.1	ビタミンD	106.2	119.9
たんぱく質	18.3	22.5	ビタミンE	36.4	36.2
動物性たんぱく質	35.2	38.9	食塩相当量	22.6	25.3
植物性たんぱく質	19.2	21.2	動物性たんぱく質比	22.3	24.7
脂質	29.5	33.0	たんぱく質エネルギー比	17.0	16.7
動物性脂質	56.4	48.3			
魚介脂質	109.0	100.6	脂肪エネルギー比	27.3	23.7
植物性脂質	43.6	41.6	糖質エネルギー比	13.3	11.8
糖質	19.9	19.5	リノール酸	39.4	38.6
繊維	24.7	29.5	コレステロール	59.6	63.1
カルシウム	35.1	36.6	飽和脂肪酸	41.7	41.8
リン	20.0	23.2	多価不飽和脂肪酸	38.7	38.0
鉄	20.6	28.0	一価不飽和脂肪酸	39.9	38.8
カリウム	21.6	24.8	水溶性食物繊維	40.6	36.1
レチノール	78.1	77.0	不溶性食物繊維	32.7	30.1
カロチン	59.0	58.3	総食物繊維	32.1	31.3
ビタミンA	58.6	58.0	マグネシウム	25.1	27.6
ビタミンB_1	25.2	29.3	亜鉛	28.3	27.0
ビタミンB_2	27.4	31.6	銅	34.4	34.0

注)　変動係数は，個人ごとに4回の食事調査における各栄養素の標準偏差を算出し，これをその人の平均値で除したもの．つまり，この表の変動係数は，個人内変動（同一個人内での調査日によるばらつき．日間変動ともいう）を示している．
[a]　大脇淳子ほか：栄養学雑誌，**54**(1)，1～18（1996）より．

表 4・3　ビタミンC摂取量の季節差：わが国で1年間にわたって行われた三つの調査における平均摂取量〔mg/日〕[a]（秤量食事記録法による）

性/平均年齢/人数	調査日数	春	夏	秋	冬
女性/48歳/80人	7	136	128	160†	154
男性/61歳/208人	3	120†	124	145	125
女性/60歳/251人	3	132†	123	158	137
男性/56歳/75人	7	113	127	154	130†
女性/54歳/85人	7	120	131	163	145†

†　調査が開始された季節を示す．p 値はいずれも ＜0.001．
[a]　厚生労働省，"日本人の食事摂取基準(2015年版)"より．

未発達なため，居住地近辺で収穫される旬の食物しか手に入らない．よって，野菜や果物などの季節に左右される食物に含まれるカロテンやビタミンCなどの栄養素摂取量の季節間変動は，開発途上国で大きい．

　個人内変動の大きさは栄養素によって異なる．特定の食品に高濃度に含まれる栄養素の個人内変動は大きく，多くの食品に広く含有されている栄養素の個人内変動は小さい．前者の例をあげれば，うなぎにはビタミンAが高濃度に含まれるため，うなぎを食べた日と食べない日のビタミンA摂取量は大きく異なる．総エネルギー摂取量は生理的によく制御されているため，個人内変動が最も小さい．これに付随して，エネルギー産生栄養素の個人内変動も比較的小さい（図4・

4a).1日の調査ではその日たまたまの摂取量しかわからないが,複数日調査して平均することにより,習慣的な摂取量がわかる(図4・4b).調査が何日必要かは栄養素によって異なる.

b. 個人間変動 異なる対象者間の食事摂取量の違いを**個人間変動**という.栄養素によって,個人間変動の大きさは異なる.また,表4・4に示すすべての

表4・4 栄養素等摂取量の個人間変動と個人内変動(変動係数%)[a]

	個人間変動	個人内変動	個人内変動／個人間変動
エネルギー [kcal/日]	24.9	25.7	1.0
たんぱく質 [g/日]	29.1	35.7	1.2
炭水化物 [g/日]	23.4	29.5	1.3
脂質 [g/日]	28.1	30.8	1.1
コレステロール [mg/日]	28.2	52.3	1.9
カルシウム [mg/1000 kcal]	26.4	42.1	1.6
鉄 [mg/1000 kcal]	12.7	24.5	1.9
ビタミン B_1 [mg/1000 kcal]	16.9	36.2	2.1
ビタミン B_2 [mg/1000 kcal]	18.7	44.8	2.4
ビタミン C [mg/1000 kcal]	31.7	64.1	2.0
食物繊維 [g/1000 kcal]	23.6	44.7	1.9

a) R.S.Gibson, "Principles of Nutritional Assessment", 2nd Ed., Oxford University Press, p.136 (2005) より改変.

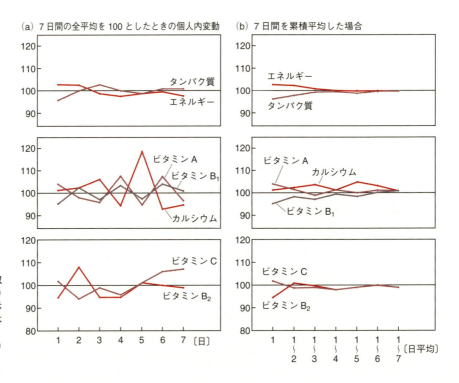

図4・4 栄養素等摂取量の個人内変動 (a) 59世帯の平均値を示す.[磯部しづ子,白木まさ子,栄養学雑誌,**36**(5),203〜208 (1978) より]

栄養素等摂取量において，個人内変動の方が個人間変動よりも大きいことがわかる．つまり，個人内変動の影響を受ける個人の日常的な摂取量よりも，個人間変動の影響を受ける集団の平均的な摂取量の方が評価しやすいということである．集団の真の平均値に近づけるためには，個人間変動の影響を考慮して，**標本サイズ**をできるだけ大きくするとともに，母集団を代表する，偏りの少ない**標本**を抽出する必要がある．

標本: 母集団の一部を取出したもの．標本に含まれる個体数を**標本サイズ**という．

c. 個人や集団の真の摂取量に近付けるには 個人のデータではなく，集団の平均値を分析に用いる生態学的研究を除き，栄養疫学研究では個人レベルで食事摂取量を把握する必要がある．そして興味があるのは，その日たまたまの摂取量ではなく，その人の日常的な摂取量である．栄養疫学では，数カ月間以上の食事調査から算出された摂取量の平均値がその人の真の摂取量と位置づけられる．

その日たまたまの摂取量と真の摂取量(図4・5)との差を**誤差**という(図4・6)．

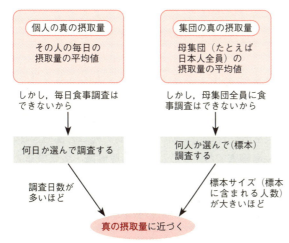

図4・5 真の摂取量とは何か

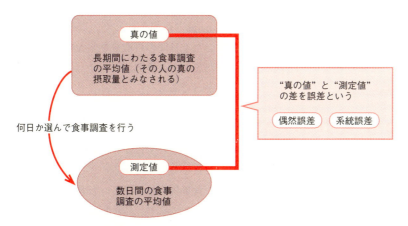

図4・6 誤差とは何か　偶然誤差はその日はたまたま多かった，少なかったというように上下両方向にばらつく．系統誤差は過少申告する対象者を調査したときのように特定の方向(この場合は低め)に偏る．このように，偶然誤差は偶然によって，系統誤差はバイアスによって生じる誤差である．

偶然によって，たまたま生じた誤差を**偶然誤差**といい，大小，高低，両方向にばらつきが生じる．一般的に，偶然誤差を減らすためには標本サイズ（標本抽出の回数である"標本数"ではない）を増やす．個人の摂取量を測定する場合は，調査人数ではなく，調査日数を増やす（図4・7）．

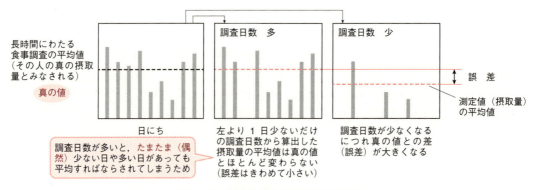

図4・7 調査日数と偶然誤差の関係

ランダムな値を示す偶然誤差と異なり，一定方向にずれた誤差を**系統誤差**という．たとえば，秤量法に用いる秤の目盛が0からスタートせずに1gプラス方向にずれていた場合，食物摂取量はすべて1g多く測定される．系統誤差では，調査日数や調査人数を増やしても，真の値に近付けることはできない．

d. 国民健康・栄養調査でわかること 国民健康・栄養調査とは，厚生労働省が毎年11月に保健所の協力を得て実施する標本調査である．国民健康・栄養調査のように，日本人という集団の平均摂取量が知りたい場合は，調査日数か調査人数のどちらかを増やすことで，母集団（ここでは日本人全体）の摂取量の平均値である真の摂取量に近付けることができる．国民健康・栄養調査の調査日数が1日間である理由は，① 個人の日常的な摂取量ではなく，集団の平均値がわかればよい，② 調査日数は少ないが，調査人数が多い，③ 以前のように3日間の調査では調査対象世帯の負担が重く，協力が得られにくいことによる．よって，国民健康・栄養調査によって収集した1日間の摂取量を個人の食事評価に用いることはできない．それは，その日たまたまの摂取量であり，その人の日常的な摂取量を反映しているわけではないからである．

4・2・3 日常的な食事摂取量

ふだんの食事の影響は，翌日すぐに表れるものではない．食物や栄養素の健康影響とは，長期間の食生活の結果として生じるものである．よって，栄養疫学で知りたいことは長期間にわたる習慣的な食事摂取量である．日常的な食事摂取量を把握するのに適した食事調査法を図4・8に示す．日常的な摂取量に近づくためには，食事調査は何日間行うべきなのか．それは調べようとする栄養素と求める精度による（表4・5）．求める精度とは，習慣的な摂取量（真の値）の何％以内に測定値が収まればよしとするかである．

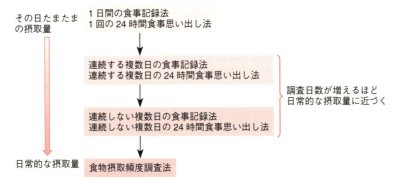

図 4・8 日常的な食事摂取量を把握するための食事調査法

表 4・5 日本人の成人において,習慣的な摂取量の ±5% または ±10% の範囲に入る摂取量を個人レベルで得るために必要な調査日数[a]（16 日間秤量食事記録法による）

許容する誤差範囲	±5%				±10%			
性 別	女 性		男 性		女 性		男 性	
年齢範囲〔歳〕	30～49	50～69	30～49	50～76	30～49	50～69	30～49	50～76
対象者数〔人〕	58	63	54	67	58	63	54	67
エネルギー〔kcal/日〕	16	13	17	13	4	3	4	3
たんぱく質〔g/日〕	25	21	25	22	6	5	6	5
脂 質〔g/日〕	47	47	53	49	12	12	13	12
飽和脂肪酸〔g/日〕	64	64	78	65	16	16	20	16
多価不飽和脂肪酸〔g/日〕	62	62	64	61	16	15	16	15
コレステロール〔mg/日〕	107	101	92	87	27	25	23	22
炭水化物〔g/日〕	16	13	17	15	4	3	4	4
食物繊維	44	40	45	36	11	10	11	9
β-カロテン〔μg/日〕	273	148	246	167	68	37	61	42
ビタミン C〔mg/日〕	104	72	108	97	26	18	27	24
ナトリウム〔mg/日〕	44	45	49	45	11	11	12	11
カリウム〔mg/日〕	29	27	26	22	7	7	6	5
カルシウム〔mg/日〕	58	45	61	46	14	11	15	12
鉄〔mg/日〕	47	42	47	38	12	11	12	9

a) 厚生労働省,"日本人の食事摂取基準(2015 年版)"より.

4・3 食事摂取量の測定方法

4・3・1 24 時間食事思い出し法と食事記録法（秤量法と目安量法）

24 時間食事思い出し法と**食事記録法**が,食物摂取頻度調査法（§4・3・2 参照）と異なるのは,あらかじめ聞き取る食品を限定していない開かれた調査である点である. 食物摂取頻度調査法からは,調査者が食物摂取頻度調査票に掲載した食物の摂取頻度と,場合によっては,その食品の目安量の情報しか得られない. し

かし，24時間食事思い出し法と食事記録法から得られる情報量は膨大である．対象者が実際に摂取した，ありとあらゆる飲食物の情報が得られるほか，食事区分（朝食，昼食，夕食，間食）ごとの食事内容，各食事の喫食時間，喫食場所，各食事の欠食の有無，自炊か外食か中食か，調理方法，卓上調味料の使用状況など，一日当たりの食品や栄養素の総摂取量だけではなく，各個人の食生活の状況を知ることができる．よって，24時間食事思い出し法と食事記録法は，個人の食生活指導に使用されることも多い．

a. 24時間食事思い出し法 24時間食事思い出し法は聞き取り調査である．調査者は対象者に，調査日の前日1日間，もしくは調査時点から遡って24時間に飲食したものを，サプリメントも含め，すべて思い出してもらう．聞き取り方法の例を表4・6に示す．聞き取りは調査者と対象者が1対1で，対面か電話で行う．調査者は漏れがないように聞き取りながら，その場で記録していくので熟練を要する．通常，摂取量を重量で答えてくれることはなく，フードモデルや写真を見せながら，近い大きさのものを選んでもらう．該当する食品のフードモデ

表 4・6 24時間食事思い出し法における聞き取りの例

調査者：昨日，起床してから最初に飲食したのはいつですか．
対象者：朝の8時です．
調査者：それは朝食ですか．
対象者：そうです．
調査者：どこで召し上がりましたか．
対象者：自宅です．
調査者：何を召し上がりましたか．
対象者：コーヒーと目玉焼きと野菜サンドです．
調査者：コーヒーはどれくらいの大きさのカップに何杯飲みましたか． ← ① 容量を計量しておいた大きさの異なるカップの実物か写真を見せる
調査者：コーヒーにはミルクを入れましたか．
対象者：牛乳を入れました．
調査者：牛乳は全脂肪乳（普通牛乳）ですか，低脂肪乳ですか．どれくらいの量を入れましたか． ← ② 通常，牛乳パックから直接コーヒーカップに注ぐため，量を答えさせるのは難しい
調査者：コーヒーにお砂糖は入れましたか．
対象者：入れました．
調査者：どのようなお砂糖をどれくらい入れましたか．
対象者：ダイエット甘味料を1スティック分です．
調査者：目玉焼きの卵は何個ですか．
対象者：1個です．
調査者：どういう油で焼きましたか．
対象者：普通のサラダ油です．
調査者：油の量はどれくらいですか． ← ③ 通常，小さじなどで計量せずに，直接フライパンに注ぐので量を答えさせるのは難しい．答えられない場合は，卵1個を焼くのに使用する一般的な量を栄養計算に用いる
調査者：調味料はかけましたか．
対象者：食べるときに醤油をかけました．
調査者：どれくらいの量をかけましたか． ← ④ 通常，小さじなどで計量せずに，直接醤油さしからかけるので量を答えさせるのは難しい．計量スプーンを見せながら，おおよその量を答えさせる
調査者：野菜サンドのパンはどういうパンでしたか．
対象者：市販のサンドイッチ用のパンを2枚使いました．
調査者：野菜サンドの具は何でしたか．
対象者：レタスとトマトとピクルスです．
調査者：調味料は使いましたか． ← ⑤ 栄養計算のためには，すべての具材とマヨネーズの重量が必要になる
対象者：マヨネーズが入っていました．
　以下，就寝までに飲食した物とその量をすべて聞き取り，記録する．

ルを取出して見せたり，該当する食品の写真が載っている頁を探して開いたりするのにも時間がかかる．あらかじめ写真などに番号を付けておき，対象者がどの写真を選んだか，すぐに記録できるようにする工夫が必要となる．

24 時間食事思い出し法は食物摂取頻度調査法と異なり，開かれた調査であるため，どのような食品が出てくるか事前に想定できない．よって，食物摂取頻度調査票のような食品のリストはなく，記録用紙は通常，罫線のみの白紙である．そこに，文字を書き込みながら，つぎつぎ質問をしていくのは大変な作業である．

そこで，聞き取りをしながらコンピュータに直接入力するシステムも開発されている．米国ミネソタ大学が開発した NDSR がその一例である．米国では，わが国の国民健康・栄養調査にあたる NHANES に 24 時間食事思い出し法が用いられていることもあり，24 時間食事思い出し法のためのツールが発達している*1．コンピュータに直接入力することにより，記録ミスや，記録したものを見ながら入力する際の読み間違いを防ぐことができる．その食品の摂取量として，ありえない量が入力されたときは，その場で注意喚起メッセージが表示されるため，入力ミスも防ぐことができる．また，“コーヒー”と入力した場合，次に尋ねるべき質問（コーヒーに何か入れましたか）が画面に表示されるため，聞き忘れも防ぐことができる（図 4・9）．さらに一文字一文字入力する手間を省くため，“クリーム”，“シュガー”といった想定される食品名もすでに画面に表示されており，クリックするだけで入力できるようになっている*2．

一方で，対象者の負担も大きい．たとえ栄養学科の学生が食べ物の実物を見て重量を推定する場合も，実際の重量の ±10% に収まる割合は 18.5% と低い．24

NDSR: Nutrition data system for research

NHANES: National Health and Nutrition Examination Survey

*1 日本では 24 時間食事思い出し法が一般的ではないため，このようなソフトは開発されていない．

*2 たとえば “egg” という文字を入力すれば，卵のほか，“egg roll”（エッグロールという料理），“eggnog”（エッグノッグという飲み物）“eggplant”（ナス）など，その文字から始まる食品の候補が出てくる．そのなかから該当する食品をクリックすれば入力が完了する．

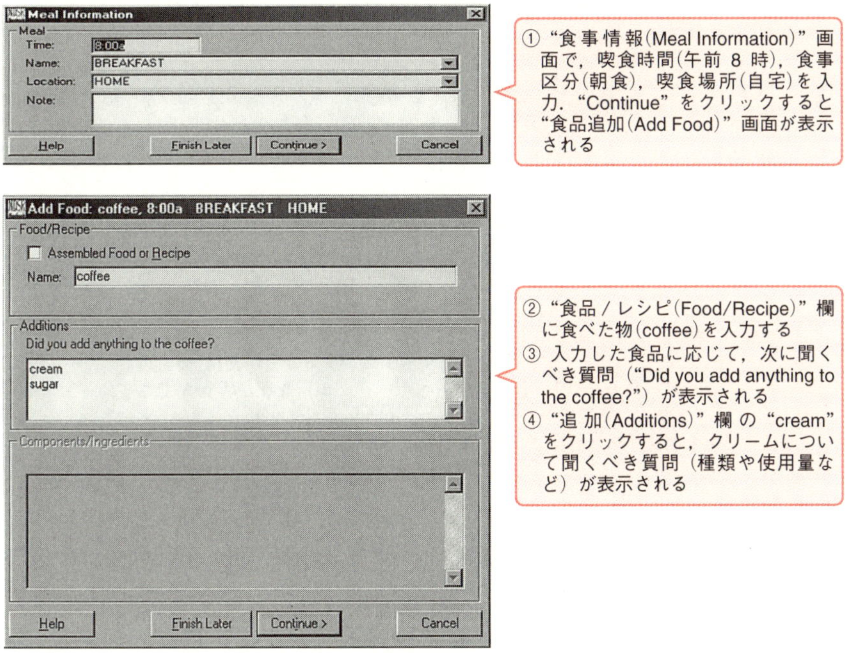
Meal Information
Meal
Time: 8:00a
Name: BREAKFAST
Location: HOME
Note:
Help
Finish Later
Continue >
Cancel
① “食事情報(Meal Information)”画面で，喫食時間(午前 8 時)，食事区分(朝食)，喫食場所(自宅)を入力．“Continue” をクリックすると “食品追加(Add Food)” 画面が表示される
Add Food: coffee, 8:00a BREAKFAST HOME
Food/Recipe
Assembled Food or Recipe
Name: coffee
Additions
Did you add anything to the coffee?
cream
sugar
Components/Ingredients
Help
Finish Later
Continue >
Cancel
② “食品 / レシピ(Food/Recipe)” 欄に食べた物(coffee)を入力する
③ 入力した食品に応じて，次に聞くべき質問（“Did you add anything to the coffee?”）が表示される
④ “追加(Additions)” 欄の “cream” をクリックすると，クリームについて聞くべき質問（種類や使用量など）が表示される

図 4・9 米国ミネソタ大学の 24 時間食事思い出し法ソフト NDSR の入力画面の例

ポーションサイズ：1回当たりの摂取量のことをいい，人によって異なる．一方，**サービングサイズ**とは，1回当たりに食べる標準的な量であり，任意の画一的な量である．たとえば，食パンのサービングサイズが1枚だとすると，1回に食パンを2枚食べる人のポーションサイズは2サービングということになる．

時間食事思い出し法では，一般の対象者が過去の食事を思い出して回答するため，実際の食事が目の前にない状態で，摂取した量を見積る必要がある．そのために，portion size estimation aid（PSEA）とよばれる，食べた量（ポーションサイズ）を見積るための補助具が開発されている．立体的な食品サンプルであるフードモデルのほか，実物大の食品や料理の写真，実物大ではないが，さまざまなポーションサイズの写真を並べて掲載した写真（図4・10），実物大の食品や食器の輪郭のみ線で描いたもの（図4・11）などがある．フードモデルは対面式の聞き取りの場合に用いられるが，立体的なため置く場所をとる．実物大の写真は平面のため，フードモデルほど場所はとらないものの，相当の厚みのある冊子となる．縮小した写真や線描画はある程度コンパクトなため，事前に対象者に配布しておき，後述の目安量法や電話による24時間食事思い出し法に使用されることもある．電話口で対象者はPSEAの冊子を見ながら，調査者の質問に答えていく．NDSRでも摂取量を入力するオプションとして，線描画の冊子に書かれている記号番号と対応したシステムがある（図4・11）．

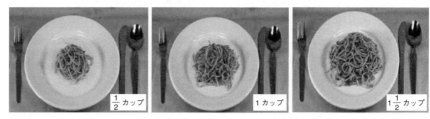

図4・10 異なるポーションサイズの写真を並べた補助具の例 ［Fred Hutchinson Cancer Research Center より］

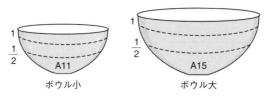

図4・11 実物大の食器の描画によるポーションサイズの推定 たとえば，対象者は"朝食用シリアルをA15サイズのボウルに1/2杯食べた"と回答する．この冊子は栄養計算ソフトと連動しており，調査者はパソコン画面を見ながら，摂取量の"単位"欄に"A15"，"量"欄に"1/2"とすれば，自動的に該当食品の重量に換算して栄養計算される．冊子には，ボウルのほか，食器はスプーン，カップ，グラス，食品の形として，山盛り（マッシュポテトなどに使用），三角形（パイやピザ），円（ホットケーキやベーグル）などが実物大でさまざまな大きさで掲載されている．［Nutrition Consulting Enterprises（米国マサチューセッツ州）のFood Portion Visual™ を基に作成］

b. 食事記録法（秤量法と目安量法） 食事記録法に用いる記録用紙の例を図4・12に示す．食事記録法には，はかりや計量カップ，計量スプーンなどを使用して，食品の重量や容量を秤量記録する**秤量法**と，牛乳1本，ロールパン1個といった目安量を記録する**目安量法**がある（図4・13）．食事記録用紙には対象

年　月　日　曜日　氏 名：＿＿＿＿＿＿＿＿

朝 食　食べた時刻　：　～　：　食べた場所（　　　）

メニュー	料理に入っている 食品名または商品名	食べた分量	わかれば g・mL

夕 食　食べた時刻　：　～　：　食べた場所（　　　）

メニュー	料理に入っている 食品名または商品名	食べた分量	わかれば g・mL

昼 食　食べた時刻　：　～　：　食べた場所（　　　）

メニュー	料理に入っている 食品名または商品名	食べた分量	わかれば g・mL

間 食

食べた時刻	食べた場所	食品名または商品名 （できるだけ詳しく）	食べた分量	g・mL

図 4・12　記録法に用いる記録用紙の例

メニュー	料理に入っている 食品名または商品名	食べた分量	わかれば g・mL
ご　飯	ご　飯	1 杯	
冷や奴	豆　腐	半 丁	
	醤　油	ひとさし	
	刻みねぎ	小さじ 1	

栄養計算のためには目安量を重量（g）に換算する必要がある

図 4・13　目安量法を用いた場合の食事記録用紙の記入例

者 1 人分の摂取量を食材ごとに記入する．冷や奴のような単純な料理であれば，各食材の量も把握しやすいが，カレーライスのように多くの具材が混ざり合った料理を家族全員分まとめて作った場合は，どのようにして 1 人当たりの各食材の摂取量を把握するのであろうか．そのためには，表 4・7 に示す四つの段階で秤量する必要がある．

計量された容量を重量に換算するのは，市販の食品成分表などに付録として掲載されている換算表を参照すれば容易にできる（表 4・8）．しかし，目安量を重量に変換するのは難しい．8 枚切りの食パン 1 枚，豆腐 1 丁など，形状が統一されているものは重量を求めやすいが，各家庭にある器に 1 盛りや，肉 1 切れなど，大きさ，形状がさまざまなものは困難である．そこで，調査者としては，対

表 4・7　秤量法における料理の秤量方法

秤量手順
1. 調理の前にすべての具材の可食部を秤量する
2. 調理後，料理全体の重さを秤量し，係数を算出する
　係 数 ＝ 各具材の重量 ÷ 料理全体の重量
3. 対象者の皿に盛りつけられた料理を秤量する
4. 残食量を秤量する

摂取量の算出
5. "3−4" により，対象者のポーションサイズ（1食当たりの摂取量）を算出する
6. "2×5" により，ポーションサイズに含まれる具材の重量（各食材の摂取量）が算出できる

表 4・8　計量カップ・スプーンによる重量表〔g〕

食品名	計量器		
	小さじ (5 cc)	大さじ (15 cc)	カップ (200 cc)
水・酢・酒	5	15	200
醤油・みりん・みそ	6	18	230
食塩	5	15	210
上白糖	3	9	110
グラニュー糖	4	13	170
普通牛乳	6	7	210
油・バター・ラード	4	13	180

＊　郵送による食事記録法において，ジッパー付きビニール袋を同封し，摂取した市販食品の箱，袋，包み紙などをすべて保存し，記入済みの食事記録用紙と共に返送してもらい，栄養計算に利用したことがあるが，大変有用であった．

象者ができる限り秤量記録してくれることを期待する．家庭で調理し，家庭で食べる食事のように秤量が可能な場合は，できる限り重量や容量を記録してもらい，外食のように秤量が困難な場合のみ目安量を書いてもらうといったように両者を併用する場合が多い．図4・12の記録用紙も "食べた分量" の欄には目安量を，"わかれば g・mL" には重量や容量を記載する体裁になっている．市販食品はパッケージに内容量が印刷されているため，重量や容量を記載しやすい．市販食品の栄養素等含有量を知るには，市販食品成分表が出版されているが，掲載されている商品は一部である．そこで，パッケージの栄養成分表示を入手すると便利である＊．最近は外食企業や食品会社のホームページをみると，商品の栄養成分等が表示されている．商品名を詳細に記載してもらえば，後からインターネットで調べることが可能であるが，商品名や会社名を細かく記載するのは面倒である．それよりもパッケージを添付する方が簡単であり，対象者の協力が得られやすい．

食事記録法は食事の際にその場で摂取したものを記録するため，記憶や思い出し能力に依存しない（表4・9）．特に秤量法は，ゴールドスタンダードとして使用されることが多い．

秤量法がゴールドスタンダードとして使用される理由
・摂取時点で記録するため，記憶に依存しない
　（24時間食事思い出し法や食物摂取頻度調査法は過去の食事の思い出しによる）
・唯一食物の重量や容量を直接秤量する方法である
　（目安量を見積ったり，目安量を重量に換算する際の誤差がない）

同じく目安量を把握する場合も，24時間食事思い出し法の場合は過去の食事の目安量を思い出させるが，目安量法の場合は，実物の食事を見ながら目安量を見積るため，より実際量に近い見積もりができる．よって，目安量法は24時間食事思い出し法よりも妥当性が高い（表4・9）．

秤量法は対象者が重量まで記録してくれるため，目安量法や24時間食事思い出し法と異なり，調査者が目安量を重量に変換する必要がない．その代わり，対

表 4・9　食事調査法の比較

	食事記録法 秤量法	食事記録法 目安量法	24時間食事思い出し法（聞き取り）	食物摂取頻度調査法（FFQ）
対象者の識字力	要（自記式）／不要（直接法）	要（自記式）	不要	要（自記式）／不要（面接法）
思い出し能力	不要	不要	要	要
調査実施による食事内容の変容	あり	あり	なし	なし
妥当性	優	良	あり	絶対値の評価ではなくランクづけに使用
対象者の負担	重い（自記式）	やや重い（自記式）	あり	掲載食品数や1回量の把握の有無による
調査者の負担	あり（自記式）／最も重い（直接法）	やや重い（重量への変換が大変）	重い（摂取量の把握と重量への変換が大変）	掲載食品数や1回量の把握の有無によるマークシートの利用で入力作業不要

象者の負担は大きい．下ごしらえの段階から秤量する必要があるため，特に調理担当者の負担は重く，その協力なしに自記式秤量法を実施するのは困難である．

食事記録法は24時間食事思い出し法と同様，開かれた調査であるため，ありとあらゆる飲食物が記録される可能性がある．雑多な食品を一つ一つ食品成分表から探していく作業は大変であるが，栄養計算ソフトの利用で負担は大きく軽減される．しかし，開かれた調査であるため，食物摂取頻度調査法のようにマークシートによって入力を機械化することもできない．よって，データ入力や栄養計算にかかる調査者の負担は大きい．

識字率の高い国で実施される食事記録法は自記式がほとんどであるが，子どもを対象にした調査や，開発途上国で実施される食事記録法には，対象者の代わりに調査者が秤量記録する**直接法**が用いられることがある．直接法は，朝から晩まで，調理開始時から喫食終了まで，対象世帯に滞在し，秤量記録を行うため，調査者の負担は大きい．また，1人の調査者が観察できる世帯は1日1〜2世帯と限られるため，大規模調査には適さない．しかし，加熱調理に使用する薪などの燃料の入手状況や，水の利用状況など，観察に伴って得られる情報は多い．

直接法は自己申告に基づかないため，過小申告・過大申告による測定誤差は生じない．一方で，観察者が存在することにより，食事内容や喫食量が変化する恐れがある．ちなみに，申告誤差のうち，出現頻度が高いのは過小申告であり，エネルギー摂取量については，日本人でも集団平均値として男性で11％程度，女性で15％程度の過小申告が存在することが報告されている．

c. 食品成分表の使い方　食物摂取頻度調査法の場合は，使用する食物摂取頻度調査票に対応した栄養計算用のデータベースを独自に作成するが，24時間食事思い出し法や食事記録法の場合，**日本食品標準成分表**（以下，食品成分表）の値を用いて栄養計算する．現在使用されている最新版は"日本食品標準成分表2010"であり，1878食品が収載されている．食品成分表には，食品100 g

当たりのエネルギーおよび栄養素（以下，栄養素等）の含有量が掲載されている．栄養計算には以下の式を用いる．

> その食品からの栄養素等摂取量
> ＝（食品100g当たりの栄養素等含有量 ÷ 100）× 食品の摂取量(g)

図4・13には，"冷や奴"の食材として"豆腐"と記入されているが，食品成分表で"豆腐"を調べると，木綿豆腐，絹ごし豆腐，ソフト豆腐，充てん豆腐，焼き豆腐，沖縄豆腐，ゆし豆腐など，たくさんの種類が出てくる．豆腐の種類まで詳細に記録されていればよいが，この例のように，単に"豆腐"とだけ記載されている場合は，料理名から使用されている豆腐の種類を推測する必要がある．よって，調査者には料理に関する知識も必要となる．

日本食品標準成分表は，冊子の半分近くを"資料"が占めており，そこには各食品の説明が載っている．前述のさまざまな種類の豆腐がどのようなものなのかも，資料を読めばわかるようになっている．よって，正しい食事調査を行うためには資料に掲載されている情報が不可欠であるが，市販の食品成分表の多くは資料の部分を割愛してコンパクトにしている．栄養学を学ぶ学生や管理栄養士，栄養士として働く者は，文部科学省科学技術・学術審議会・資源調査分科会の報告として出ているオリジナル版を使用する必要がある．

食品成分表中の栄養素量と実際にその摂取量を推定しようとする食品の中に含まれる栄養素量は必ずしも同じではなく，そうした誤差の存在も理解したうえで使用する．また，栄養素の定義が食品成分表と日本人の食事摂取基準（2015年版）では異なっているものがあるので留意する（表4・10）．

4・3・2 食物摂取頻度調査法とその妥当性・再現性

食物摂取頻度調査には，食品リストと摂取頻度の選択肢から構成される**食物摂取頻度調査票**（FFQ）が用いられる（図4・14）．食物摂取頻度調査は，開かれた調査である24時間食事思い出し法や食事記録法と異なり，たとえ同じ人物を対象にしたとしても，調査の精度や得られる情報量は，用いるFFQによって異

FFQ: food frequency questionnaire

表4・10 食事摂取基準と日本食品標準成分表2010で定義が異なる栄養素とその内容状況に関する調査法のまとめ[a]

栄養素	定義		日本食品標準成分表2010を用いて摂取量や給与量の推定を行い，その値と食事摂取基準との比較を行う場合の留意点
	食事摂取基準	日本食品標準成分表2010	
ビタミンE	α-トコフェロールだけを用いている	α, β, γおよびδ-トコフェロールをそれぞれ報告している	α-トコフェロールだけを用いる
ナイアシン	ナイアシン当量〔ナイアシン(mg)＋1/60 トリプトファン(mg)〕(mgNE)を用いている	ニコチン酸相当量を用いている（トリプトファンから体内で生合成されるナイアシンは含まれない）	ナイアシン(mg)＋1/60 トリプトファン(mg)とする．食品中のトリプトファン量がたんぱく質量の1/100程度であると考えると，ナイアシン(mg)＋1/6000 たんぱく質(mg)と近似でき，これは，ナイアシン(mg)＋1/6 タンパク質(g)とも書ける

a) 厚生労働省，"日本人の食事摂取基準(2015年版)"より．

なる．研究者はその使用目的（疫学研究か栄養指導か）や関心のある栄養素に合わせて独自に FFQ を開発する．表 4・11 をみると，食品リストに掲載された食品数や目安量の把握の有無やその方法，摂取頻度の選択肢，対象としている調査期間（どの期間の摂取について尋ねるか）など，FFQ によってさまざまであることがわかる．

過去 1 カ月間における各食品や料理の平均的な摂取頻度について，当てはまる箇所に✔を入れてください									
食品リスト	3回/日以上	2回/日	1回/日	5〜6回/週	2〜4回/週	1回/週	2〜3回/月	1回/月以上	食べない
肉じゃが								✔	
ご飯(白米)	✔								
ビール			✔						
⋮									

（右側：摂取頻度の選択肢）

図 4・14 食物摂取頻度調査票(FFQ)の例

1) **食品リスト**：食品リストには"肉じゃが"のように料理名を用いる場合と，"じゃがいも"，"玉ねぎ"のように食品名を用いる場合があるが，現実の食生活では，じゃがいもや玉ねぎをそのまま単品で食べることは少なく，実際に食べる状態に即した料理名の方が対象者は回答しやすい．実際の FFQ は"ご飯"や"ビール"のように，そのまま単品で食べるものは食品名を用い，それ以外は料理名を示すなど混在する場合が多い．

日本人を対象に開発された，妥当性（§4・3・2 b 参照）が検討されている FFQ の例をみると，食品リストの食品数は，8〜169 までさまざまである（表 4・11）．食品数の少ない FFQ は特定の食品群や栄養素に特化したものであることが多い．食品数が多ければ多いほど，その FFQ は網羅的になるが，回答する対象者の負担は重く，回答に要する時間も長くなる．

食品リストに掲載する食品の選び方には，目的とする栄養素の供給率が高い順に食品を並べ，累積供給率が 90％ に至った点で切る方法（**供給率法**）がある．摂取量を調べたい栄養素が複数ある場合は，その栄養素ごとに食品をリストアップする．

そのほか，重回帰分析を用いる方法もある（**重回帰法**）（§4・4・2 b 参照）．目的とする栄養素の総摂取量を従属変数，食品を独立変数とした重回帰分析を行い，栄養素総摂取量に対する累積寄与率が 90％ に至るまでの食品を選択する．重回帰法では，多くの人に同じように食べられている食品よりも，個人差をもたらすような食品が選択される傾向があり，一般的に，供給率法よりも少ない食品リストとなる．

2) **摂取頻度の尋ね方**：摂取頻度のカテゴリは，あらかじめプリテストを行い，多くの人が選択する頻度カテゴリを細かく尋ねるようにする．たとえば"2〜3 回/日"という選択肢に回答が集中する場合は，選択肢を"2 回/日"と"3 回/日"に分けた方が個人間の差を検出しやすくなる．また，あらかじめ選択肢を用

意しないオープンエンド方式もある．頻度の部分が空欄になっており，回答者に1日当たりや1週当たりの頻度に該当する数字を記入してもらう方式である．

3）調査期間：FFQ は過去の食事の振返りであるが，過去どれくらいの期間の摂取状況について尋ねるかは FFQ によって異なる．日本人を対象に開発された，妥当性が検討されている FFQ をみると，短いもので過去1週間，長いもので過去1年間の摂取状況を尋ねていた（表4・11）．期間を特に規定しないものや季節の食品は，その食品が出回っている時期の摂取頻度を尋ねているものもあった．

表4・11 日本人を対象に開発された妥当性の検討がされている食物摂取頻度調査票の例

	論文著者（出版年）	中村ら（1994）	Date, et al. (1996)	Shimizu, et al. (1999)	Yamamoto, et al. (2001)	Ogawa, et al. (2003)	Yatsuya, et al. (2003)
食物摂取頻度調査	形式	自記式半定量食品摂取頻度調査	聞き取り法による半定量食物摂取頻度調査	自記式半定量食物摂取頻度調査	自記式半定量食物摂取頻度調査	自記式食物摂取頻度調査	自記式食物摂取頻度調査
	食品数	21	122	169	8	40	8
	料理/食品	食品・食品群，料理	料理主体	食品主体	料理，食品	食品，料理	食品
	目安量の把握	選択肢，実物大の写真集[†]	フードモデルの写真集	選択肢	選択肢	なし	なし
	摂食頻度の段階	オープンエンド（回/週），一部3段階（ほとんど使わない～頻繁に使う）	オープンエンド	8段階（まったく，またはほとんど食べない～1日2回以上）	みそ汁以外は9段階（食べない～1日7回）	5段階（ほとんど食べない～ほぼ毎日）	4段階（週1回未満～ほぼ毎日）
	特徴	朝食，昼食，夕食別に質問	24時間食事思い出し法から得られた食品と料理から122品目を抽出	コホート研究に利用	イソフラボンに特化した調査票	コホート研究に利用	味の嗜好性，食行動の質問含む
	調査期間	1週間	食事記録と同じ期間	1年間	1カ月	1年間，季節物は季節で	特に規定せず
妥当性研究のデザイン	対象者	女子学生19名	女子学生64名 男子学生3名（19～26歳）	男性58名，女性59名（35歳以上）	男女125名	男性55名（45～77歳），女性58名（47～76歳）	女子学生47名（19～20歳）と両親（39～53歳の女性47名，42～59歳の男性47名）
	対象者の特徴	栄養学科短大生	栄養学科短大生	高山市在住	大規模コホート研究参加者の一部	宮城県の田舎町在住	愛知県在住の栄養学科学生とその両親
	比較基準とした調査方法	秤量法による食事記録法（7日間）	目安量法による食事記録法（連続56日間または63日間）	秤量法による食事記録法（3日間）	秤量法による食事記録法（季節ごとに7日間×4回または2回），血清・尿中濃度	秤量法による食事記録法（季節ごとに3日×4回）	秤量法による食事記録法（3日×2回）
	出典 雑誌名，巻(号)，ページ，(年)	日本公衛誌，41(8), 682～692(1994)	J. Epidemiology, 6(3), S131～136(1996)	Jpn. J. Clin. Oncol., 29(1), 38～44(1999)	J. Nutrition, Nutritional Epidemiology, 131, 2741～2747(2001)	Public Health Nutrition, 6(2), 147～157(2003)	J. Epidemiology, 13(5), 235～245(2003)

[†] 選択肢で答えられなかったときのみ参考．

4) ポーションサイズを尋ねない FFQ の栄養計算方法: 図 4・14 に示した FFQ は，頻度のみを尋ねる形式である．この形式の FFQ から栄養素等摂取量まで算出するためには，各食品の性・年齢階級別の**ポーションサイズ（一食当たりの摂取量）**と，そこに含まれるエネルギーおよび栄養素量のデータが必要となる．牛乳などの単品の食品の場合は，以下の式を用いて，ポーションサイズ当たりの栄養素等含有量を算出する．

> その食品からの栄養素等摂取量（ポーションサイズ当たりの栄養素等含有量）
> ＝（食品 100 g 当たりの栄養素等含有量 ÷ 100）× ポーションサイズ(g)

料理の場合は，あらかじめ収集したレシピデータを用いて，対象集団の平均的なレシピから算出したポーションサイズ当たりの栄養素等含有量を栄養計算に用いる．栄養計算の方法と具体的な栄養計算の例を図 4・15 に示す．

a. 半定量食物摂取頻度調査法　食品の摂取頻度とともに各食品のポーションサイズについての情報も収集する FFQ を**半定量食物摂取頻度調査票**という．実物の食品が目の前にない状況で，ふだんの 1 食当たりの摂取量を答えるのは難しい．24 時間食事思い出し法と異なるのは，前日の摂取量ではなく，ふだんの平均的な摂取量を答える点である．また，24 時間食事思い出し法は聞き取り調査であるが，先進国で実施される FFQ の多くは自記式である．

b. 食物摂取頻度調査法の妥当性　食物摂取頻度調査法は食べたものをそのままデータ化する方法ではないため，FFQ の信頼度（妥当性と再現性）について検証する必要がある．FFQ の**妥当性**とは，その FFQ 自体が評価しようとしている食事の側面をどれだけ正確に評価できているかの度合いである．度合いであるから，妥当性が"ある"か"ない"かのどちらかで評価されるものではない．さらに，妥当性とは，その FFQ 自体が使い物になるかならないかという FFQ 全体の評価指標ではない．各食品や栄養素について個別に判断する．

最近では，食事調査法に FFQ を用いた論文を学術雑誌に投稿する場合，使用した FFQ の妥当性についての記述が求められる．FFQ は調査者の負担が軽いものの，自身で FFQ を開発し，その妥当性の検証まで行うのは大変である．そこで，すでに妥当性研究の論文が発表されている FFQ を使用することが多いが，

(a) $\sum$（各食品のポーションサイズ当たりの栄養素等含有量 × 各食品の 1 日当たりの摂取回数）

FFQ に掲載されている全食品の合計

摂取頻度の選択肢と各摂取頻度を 1 日当たりの回数に換算したもの	
食べない＝0	週 5〜6 回＝0.8
月 1 回以下＝0.03	1 日 1 回＝1
月 2〜3 回＝0.08	1 日 2 回＝2
週 1 回＝0.1	1 日 3 回以上＝3
週 2〜4 回＝0.4	

(b)　FFQ から計算する方法（30 歳男性の例）

1. 平均的な"肉"の摂取頻度が"週 2〜4 回"であり，30 歳代男性の平均的な肉のポーションサイズに含まれるエネルギー量が 80 kcal だった場合
2. "週 2〜4 回"を 1 日当たりの摂取頻度に直すと 0.4 なので，"肉"からのエネルギー摂取量は，80 kcal×0.4＝32 kcal/ 日となる
3. 他の栄養素の摂取量についても，同様に計算する
4. FFQ に掲載された全食品について，栄養素等摂取量を計算する
5. 全食品分合計すると，それが 1 日当たりの栄養素等摂取量となる

図 4・15　食物摂取頻度調査票（FFQ）から栄養素等摂取量を計算する方法(a)と具体例(b)

妥当性が調べられた集団と同じ集団に用いるのでない限り，他の集団でいくら妥当性が示されていても無意味である．妥当性とはFFQ自体の精度を示すのではなく，それがある特定の集団に用いられた場合の精度である．よって，異なる集団に用いる場合には，その都度妥当性を調べる必要がある．

妥当性の検討には，FFQよりも精度の高い食事調査法から得た食品や栄養素等摂取量をゴールドスタンダードとして用いる．多くの妥当性研究ではゴールドスタンダードとして食事記録法が用いられている（表4・11）．なかには63日間に及ぶものもあるが，食事記録法は対象者の負担が重いため，調査日数が増すほど協力率が下がり，精度が低下する．表4・12は授業の一環として管理栄養士養成大学の3年生に平日と休日各1日間の食事記録法を課した後に実施した信頼性に関するアンケート結果である．食事記録法がゴールドスタンダードとして用いられる理由の一つとして喫食と同時に記録し，記憶によらないという点があるが，指示どおりに"摂取（調理）と同時に記録した"学生は半数に満たず，特に休日では3割以上の学生が"食事が済んだ後に食べた内容を思い出して記録"していた．さらに"別々の日の食事を組合わせて，1日分の食事として記録した"学生も5.9％いた．学生は一般住民と異なり，授業という位置づけで長期間の食事

表 4・12 管理栄養士養成課程の学生34名を対象に実施した食事記録法の信頼性

	人　数	割合(%)
平日の食事記録の記録時期についてうかがいます		
1. 摂取（調理）と同時に記録した	16	47.0
2. 食事が済んだ後に食べた内容を思い出して記録した	9	26.5
3. 一日の終わりにまとめて記録した	4	11.8
4. 翌日以降に記録した	5	14.7
平日の食事記録には，平日の食事内容を記録しましたか		
1. は　い	34	100.0
2. いいえ	0	0.0
休日の食事記録の記録時期についてうかがいます		
1. 摂取（調理）と同時に記録した	12	35.3
2. 食事が済んだ後に食べた内容を思い出して記録した	11	32.4
3. 一日の終わりにまとめて記録した	3	8.8
4. 翌日以降に記録した	8	23.5
休日の食事記録には，休日の食事内容を記録しましたか		
1. は　い	32	94.1
2. いいえ	2	5.9
別々の日の食事を組合わせて，1日分の食事として記録しましたか		
1. は　い	10	29.4
2. いいえ	24	70.6

授業の一環として，平日と休日，各1日間の食事記録法を課した後に実施したアンケートの結果．

記録法を課すことができるため，妥当性や再現性の研究の対象者としてよく選ばれるが，その信頼性には限界があることを知っておく必要がある．

c. 食物摂取頻度調査法の再現性　同じ対象者に対してFFQを複数回実施したとき，どれくらい一致するかを**再現性**という．妥当性研究にはFFQとゴールドスタンダードの値を用いるが，再現性研究には複数回実施したFFQの値を用いる．複数のFFQ間で，平均値の比較や相関係数の算出，分類の一致度をみる．

妥当性および再現性を検討する際の研究スケジュールの一例を図 4・16 に示す．妥当性を検討する際に用いる統計学的手法を以下に示す．

> FFQとゴールドスタンダードから算出された栄養素等摂取量の
> ・平均値を比較する：差が小さいほど妥当性が高い（表 4・13）
> ・相関係数を算出する：値が大きいほど妥当性が高い（表 4・14）
> FFQとゴールドスタンダードから算出された栄養素等摂取量に基づいて
> ・対象者を五分位に分ける：両者で分類が一致するほど妥当性が高い（表 4・15）

表 4・13　食物摂取頻度調査票(FFQ)と食事記録法から算出した栄養素等摂取量の平均値を比較することによる妥当性の検討[a]

栄養素	食事記録法 (88人)		FFQ1 (86人)[†1]			FFQ2 (88人)		
	平均	標準偏差	平均	標準偏差	% of DRs[†2]	平均	標準偏差	% of DRs[†2]
エネルギー [kcal]	1864	367	1988	541	107	1990	571	107
たんぱく質 [g]	69.8	14.9	70.8	21.1	101	69.9	22.1	100
脂質 [g]	52.4	13.9	53.3	19.8	102	53.1	19.7	101
炭水化物 [g]	255.0	53.2	274.5	85.5	108	275.7	84.5	108
カルシウム [mg]	456	139	529	258	116	521	283	114
鉄 [mg]	9.5	2.2	9.6	3.2	102	9.7	3.3	103
カリウム [mg]	2329	583	2588	938	111	2549	993	109
ビタミンA [IU]	2604	1404	2683	1429	103	2666	1371	102
レチノール [μg]	330	299	403	273	122	406	286	123
カロテン [μg]	2658	1477	2361	1584	89	2311	1408	87
ビタミンC [mg]	87	35	123	88	142	118	77	137
飽和脂肪酸 [g]	14.0	4.1	14.9	6.4	107	14.7	6.3	105
一価不飽和脂肪酸 [g]	19.3	5.6	19.2	7.5	100	19.1	7.4	99
多価不飽和脂肪酸 [g]	13.4	3.6	13.3	4.7	99	13.5	4.6	101
コレステロール [mg]	350	119	346	163	99	336	159	96
ビタミンE [mg]	8.0	2.0	8.1	2.9	102	8.2	3.0	103
食物繊維 [g]	13.2	3.6	12.3	5.0	94	12.7	5.2	97
マグネシウム [mg]	218	51	266	81	122	265	87	121
亜鉛 [μg]	7741	1990	9114	2822	118	8828	2743	114

†1　FFQ1 において，2/3 以上の食品の摂取頻度が欠落している，もしくは月に1回以下であったため2人は除外した．
†2　食事記録法(DR)との比(%)を示す．
a)　I. Egami, *et al.*, *J. Epidemiol.*, **9**, 227～234 (1999) より．

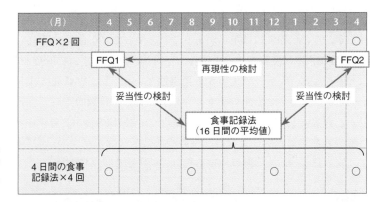

図 4・16 食物摂取頻度調査票(FFQ)の妥当性および再現性を検討する際の研究スケジュールの一例 [I.Egami, et al., J. Epidemiol., 9, 227〜237 (1999) より]

表 4・14 食物摂取頻度調査票(FFQ)と食事記録法から算出した栄養素等摂取量[†1]の相関係数を算出することによる妥当性の検討[a]

栄養素	FFQ1 対食事記録法 (86人)				FFQ2 対食事記録法 (88人)			
	男性 (44人)[†2]		女性 (42人)		男性 (46人)		女性 (42人)	
	値	エネルギー年齢調整値	値	エネルギー年齢調整値	値	エネルギー年齢調整値	値	エネルギー年齢調整値
	r[†3]	r	r	r	r	r	r	r
エネルギー	0.25		0.39		0.21		0.38	
たんぱく質	0.08	0.19	0.31	0.30	0.08	0.24	0.36	0.53
脂　質	0.35	0.62	0.32	0.30	0.25	0.60	0.46	0.50
炭水化物	0.47	0.52	0.40	0.24	0.42	0.46	0.38	0.53
カルシウム	0.46	0.61	0.65	0.73	0.52	0.71	0.63	0.78
鉄	0.11	0.22	0.42	0.57	−0.04	0.12	0.41	0.52
カリウム	0.33	0.55	0.39	0.52	0.31	0.57	0.54	0.73
ビタミン A	0.40	0.46	0.37	0.52	0.43	0.49	0.41	0.45
レチノール	0.55	0.63	0.44	0.48	0.48	0.56	0.34	0.36
カロテン	0.36	0.36	0.41	0.51	0.34	0.33	0.44	0.46
ビタミン C	0.40	0.45	0.34	0.40	0.46	0.55	0.45	0.53
飽和脂肪酸	0.51	0.76	0.40	0.37	0.44	0.73	0.42	0.48
一価不飽和脂肪酸	0.40	0.61	0.30	0.28	0.33	0.63	0.46	0.53
多価不飽和脂肪酸	0.16	0.39	0.39	0.42	0.06	0.39	0.55	0.49
コレステロール	0.46	0.53	0.18	0.21	0.41	0.50	0.31	0.35
ビタミン E	0.36	0.50	0.26	0.40	0.30	0.58	0.33	0.41
食物繊維	0.39	0.45	0.44	0.61	0.33	0.51	0.47	0.64
マグネシウム	0.11	0.38	0.39	0.54	0.18	0.43	0.40	0.68
亜　鉛	0.28	0.49	0.41	0.40	0.18	0.36	0.35	0.45
中央値	0.36	0.50	0.39	0.41	0.33	0.51	0.41	0.51

[†1] 正規分布に近づけるために，すべてのエネルギーと栄養素摂取量は対数変換した．
[†2] FFQ1 において，2/3 以上の食品の摂取頻度が欠落している，もしくは月に 1 回以下であったため 2 人は除外した．
[†3] r はピアソンの相関係数を示す．
[a] I. Egami, et al., J. Epidemiol., 9, 227〜234 (1999) より．

表 4・15 食物摂取頻度調査票(FFQ)と食事記録法から算出したエネルギー・性・年齢調整栄養素等摂取量† の五分位による分類の一致度 (88人)[a]

栄養素	同じグループに分類(%)	隣接するグループに分類(%)	正反対のグループに分類(%)
たんぱく質	29.5	70.5	1.1
脂 質	36.4	72.7	0.0
炭水化物	33.0	69.3	0.0
カルシウム	52.3	83.0	0.0
鉄	27.3	65.9	3.4
カリウム	39.8	78.4	0.0
ビタミン A	33.0	65.9	1.1
レチノール	36.4	72.7	1.1
カロテン	27.3	67.0	2.3
ビタミン C	30.7	68.2	0.0
飽和脂肪酸	40.9	79.5	0.0
一価不飽和脂肪酸	37.5	73.9	0.0
多価不飽和脂肪酸	27.3	69.3	0.0
コレステロール	34.1	71.6	3.4
ビタミン E	31.8	68.2	2.3
食物繊維	35.2	71.6	0.0
マグネシウム	38.6	69.3	0.0
亜 鉛	30.7	65.9	3.4
中央値	33.6	69.9	0.0

† 正規分布に近づけるために,すべてのエネルギーと栄養素摂取量は対数変換した.
a) I. Egami, et al., J. Epidemiol., 9, 227～234 (1999) より.

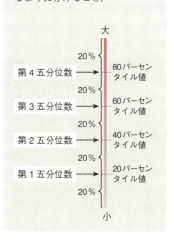

五分位: 集団を値が小さい方から順に並べ,人数が五等分になるように分けること.

4・3・3 食事摂取量を反映する身体計測値・生化学的指標

　食事調査を行う際には,できる限り身長,体重といった身体計測値も収集する.実測が難しい場合は,自己申告値を収集しておく.長期間にわたるエネルギー収支の評価には体格指数(BMI)を用いる.変化を評価したい場合には,体重の増減をみる.

BMI: body mass index

　血液,尿,爪,毛髪などの生体試料を化学分析し,栄養素含有量を定量する.このような生化学的指標は,調理時の損失・変性や消化・吸収の影響を受けず,体内の栄養状態を直接反映するため,食事調査から算出された微量栄養素摂取量の妥当性を検討する際の参照基準として使用されることもある.カロテンのような個人内変動の大きい栄養素の習慣的な摂取量を食事調査で把握するには長期間の調査日数を要するため(表4・5参照),代わりにカロテノイドの血清濃度を用いる方が有用なこともある.一方で,臨床症状や臨床検査値は,対象とする栄養素の摂取状況以外の影響も受けた結果であることに留意する(図4・17).

尿と異なり，血液の採取は身体的侵襲を伴うため，研究倫理審査のハードルが高くなること，試料の採取に医師や看護師などの専門職が必要になること，試料の保存や管理に手間がかかることなどが問題点としてあげられる．

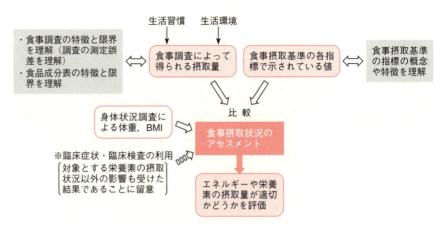

図 4・17 食事摂取基準の活用と食事摂取状況のアセスメント ［厚生労働省，"日本人の食事摂取基準(2015年版)" より］

4・4 食事摂取量の評価方法

4・4・1 食事調査と食事摂取基準*

 §4・4・1 は"厚生労働省，日本人の食事摂取基準(2015年版)" に基づく．

各栄養素の摂取状況のアセスメントは，食事調査によって得られる摂取量と食事摂取基準の各指標で示されている値を比較することによって行うことができる．ただし，エネルギー摂取量の過不足の評価には，BMIまたは体重変化量を用いる．

食事摂取基準は，習慣的な摂取量の基準を示したものであるので，その活用におけるアセスメントでは，習慣的な摂取量の推定が可能な食事調査法を選択する必要がある．表4・16に示したとおり，長期間の平均的な摂取量を個人レベルで評価するためには，実施負担や精度管理上の課題が存在する．こうしたことに留意し，食事摂取基準の活用場面での目的や状況を考慮した場合，習慣的な摂取量の推定に適した食事調査法として，食物摂取頻度調査法と食事歴法があげられる．しかし，これらの調査法は調査票の信頼度（妥当性と再現性）について検証する必要があり，信頼度に関する研究が論文化され，国際的にも認められているものを使用することが望ましい．

また，食事調査では摂取量の推定精度が低い栄養素があり，そうした場合には，尿などの生体指標を用いて推定する方法も考慮する必要がある．

4・4・2 総エネルギー調整栄養素摂取量

多くの栄養素の摂取量はエネルギー摂取量と正比例する．概して，エネルギー摂取量が多いということは食べる量が多いということであり，食べる量が多いと食事に含まれる栄養素の摂取量も多くなる．よって，エネルギー摂取量が異なる

集団間で栄養素摂取量の比較を行っても食事の質の評価はできない．食事の質を評価するためには，総エネルギー摂取量で調整した栄養素の摂取量を算出する必要がある．

また，エネルギー摂取量は，身体活動量，体格，エネルギー代謝効率の個人差などの要因によって規定されている．よって，栄養素摂取量と健康結果の間に関連がみられたとしても，その栄養素自体と関連がみられるのか，エネルギー摂取量を規定する要因と関連しているのか，判断できない．

表 4・16 食事摂取状況に関する調査法のまとめ[a]

	概 要	長 所	短 所	長期間の平均的な摂取量を個人レベルで評価できるか
食事記録法	摂取した食物を調査対象者が自分で調査票に記入する．重量を測定する場合（秤量法）と，目安量を記入する場合がある（目安量法）．食品成分表を用いて栄養素摂取量を計算する．	対象者の記憶に依存しない．他の調査票の精度を評価する際の，ゴールドスタンダードとして使われることが多い．	対象者の負担が大きい．調査期間中の食事が，通常と異なる可能性がある．コーディングに手間がかかる．食品成分表の精度に依存する．	多くの栄養素では，長期間の調査を行わないと不可能．
24時間食事思い出し法	前日の食事，または調査時点から遡って24時間分の食物摂取を，調査員が対象者に問診する．フードモデルや写真を使って，目安量を尋ねる．食品成分表を用いて，栄養素摂取量を計算する．	対象者の負担は，比較的小さい．比較的高い参加率を得られる．	熟練した調査員が必要．対象者の記憶に依存する．コーディングに時間がかかる．食品成分表の精度に依存する．	多くの栄養素では，長期間の調査を行わないと不可能．
陰膳法	摂取した食物の実物と同じものを，同量集める．食物試料を化学分析して，栄養素摂取量を計算する．	対象者の記憶に依存しない．食品成分表の精度に依存しない．	対象者の負担が大きい．調査期間中の食事が，通常と異なる可能性がある．実際に摂取した食品のサンプルを，全部集められない可能性がある．試料の分析に，手間と費用がかかる．	多くの栄養素では，長期間の調査を行わないと不可能．
食物摂取頻度調査票	数十〜百数十項目の食品の摂取頻度を，調査票を用いて尋ねる．その回答を基に，食品成分表を用いて栄養素摂取量を計算する．	簡便に調査を行える．対象者1人当たりのコストが安く，データ処理に要する時間と労力が少ない．標準化に長けている．	対象者の記憶に依存する．得られる結果は質問項目や選択肢に依存する．食品成分表の精度に依存する．調査票の精度を評価するための，妥当性研究を行う必要がある．	可 能
食事歴法質問票	数十〜百数十項目の食品の摂取頻度を，調査票を用いて尋ねることに加え，食行動，調理や調味などに関する質問も行う．その回答を基に，食品成分表を用いて栄養素摂取量を計算する．	対象者1人当たりのコストが安く，データ処理に要する時間と労力が少ない．標準化に長けている．	対象者の記憶に依存する．得られる結果は質問項目や選択肢に依存する．食品成分表の精度に依存する．調査票の精度を評価するための，妥当性研究を行う必要がある．	可 能
生体指標	血液，尿，毛髪，皮下脂肪などの生体試料を採取して，化学分析する．	対象者の記憶に依存しない．食品成分表の精度に依存しない．摂取量の大部分が吸収され，かつ，その大部分が尿中に排泄されるミネラル（ナトリウムやカリウム）では有用な調査法．	摂取量を直接に測定するわけではないため，あくまでも摂取量の代替値としての扱いにとどまる．試料の分析に，手間と費用がかかる．試料採取時の条件（空腹か否かなど）の影響を受ける場合がある．摂取量以外の要因（代謝・吸収，喫煙・飲酒など）の影響を受ける場合がある．	栄養素により異なる．

a) 厚生労働省，"日本人の食事摂取基準(2015年版)" より．

疫学では，ある要因の影響を取除くことを**調整**または**補正**という．**総エネルギー調整栄養素摂取量**とは，総エネルギー摂取量の影響を取除いて，栄養素摂取量独自の影響をみるために算出される栄養素摂取量のことである．エネルギー調整の方法には，栄養素密度法と残差法がある．

a. 栄養素密度法 **栄養素密度法**の概念はわかりやすく，計算も簡単である．栄養素摂取量を総エネルギー摂取量で除し，1000 kcal 当たり，もしくは 1 kcal 当たりの栄養素摂取量を算出する．しかし，これだけでは総エネルギー摂取量の影響を除去したことにはならない．たとえば，栄養素 A の摂取不足のみが疾患 B の原因になるとする．今，習慣的な栄養素 A の摂取量がまったく等しい 2 人の人間 C と D がいるとする．習慣的な栄養素 A の摂取量は両者で等しくても，習慣的なエネルギー摂取量は C の方が D より多い場合，栄養素密度法で計算した栄養素 A のエネルギー調整摂取量は C より D の方が多くなる．このエネルギー調整摂取量を用いて，栄養素 A と疾病 B の関連を分析しようとすると，本来栄養素 A の摂取量は両者で等しく，疾患 B のリスクも同じであるはずなのに，エネルギー調整摂取量の異なる両者で疾病リスクが等しいという結果が出てしまい，栄養素 A の摂取量と疾患 B のリスクの間にある逆相関の関連がみえにくくなってしまう．

b. 残差法 **残差法**には単回帰分析を用いる．従属変数 Y と独立変数 X が一つずつの回帰分析を**単回帰分析**といい，一つの従属変数に対し，複数の独立変数を投入する回帰分析を**重回帰分析**という．回帰分析のなかで，従属変数 Y と独立変数 X の関係を直線関係として分析することを線形回帰分析といい，これによって得られる直線を回帰直線という．

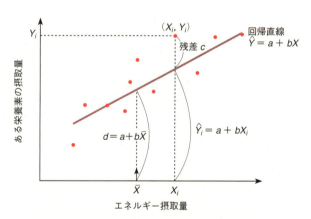

図 4・18 残差法による総エネルギー摂取量で調整した栄養素摂取量の求め方 ［武藤志真子 編著，"管理栄養士・栄養士のための統計処理入門"，建帛社（2012）より］

残差法では，従属変数 Y としてエネルギー調整したい栄養素の摂取量，独立変数 X として総エネルギー摂取量を分析に用いる．図 4・18 の赤丸は，各対象者の栄養素摂取量とエネルギー摂取量をプロットしたものである．たとえば，対象者 i のエネルギー摂取量は X_i，栄養素摂取量は Y_i である．

回帰分析によって，回帰直線式の切片である a と回帰係数（回帰直線の傾きに相当）b の値が得られ，図 4・18 に示すような傾きのある直線が描かれる．回帰式から予測されるエネルギー摂取量が X_i のときの栄養素摂取量は $\hat{Y}_i$ であるが，対象者 i の実際の栄養素摂取量は Y_i である．この実測値と予測値の差を**残差**という．$Y_i - \hat{Y}_i$ で得られる残差 c が対象者 i のエネルギー調整栄養素摂取量ということになるが，回帰直線の下側に摂取量がある対象者の場合，"実測値－予測値"の値は負の値を示す．栄養素摂取量がマイナスになると直感的にわかりにくいため，その集団のエネルギー摂取量の平均値に対する栄養素摂取量の予測値 d（平均値を示す $\bar{X}$ から垂直に直線を伸ばして回帰直線にぶつかったときの Y の値）を足して，$d+c$ で表す．

4・4・3 データの処理と解析

a. 個人のアセスメント　個人の食事改善を目的とした食事摂取状況のアセスメント結果に基づき，食事摂取基準を活用した食事改善の計画と実施の概要と基本的事項を図 4・19 と表 4・17 に示す．個人においては，個人内変動が評価に与える影響が特に大きい点に留意する．エネルギー摂取量の過不足の評価には，成人の場合，BMI または体重変化量を用いるが，乳児および小児の場合は，成長曲線を用いる．成長曲線は，一時点における成長の程度（肥満・やせ）を判別するためよりも，成長の方向（成長曲線に並行して成長しているか，どちらかに向かって遠ざかっているか，成長曲線に向かって近づいているか）を判断するために用いるのに適している．

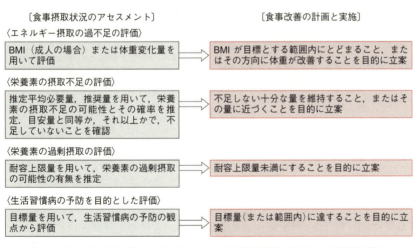

図 4・19　食事改善（個人）を目的とした食事摂取基準の活用による食事改善の計画と実施　［厚生労働省，"日本人の食事摂取基準（2015 年版）"より］

b. 集団のアセスメント*　エネルギー摂取の過不足を評価する場合には BMI の分布を用いる．エネルギーについては，BMI が目標とする範囲（表 4・18）内にある人（または目標とする範囲外にある人）の割合を算出する．

推定平均必要量が算定されている栄養素については，推定平均必要量を下回る

* §4・4・3b は "厚生労働省，日本人の食事摂取基準（2015 年版）" に基づく．

表 4・17　個人の食事改善を目的として食事摂取基準を活用する場合の基本的事項[a]

目 的	用いる指標	食事摂取状況のアセスメント	食事改善の計画と実施
エネルギー摂取の過不足の評価	体重変化量 BMI	● 体重変化量を測定 ● 測定された BMI が，目標とする BMI の範囲を下回っていれば"不足"，上回っていれば"過剰"の恐れがないか，他の要因も含め，総合的に判断	● BMI が目標とする範囲内にとどまること，またはその方向に体重が改善することを目的として立案 〈留意点〉一定期間をおいて 2 回以上の評価を行い，その結果に基づいて計画を変更，実施
栄養素の摂取不足の評価	推定平均必要量 推奨量 目安量	● 測定された摂取量と推定平均必要量ならびに推奨量から不足の可能性とその確率を推定 ● 目安量を用いる場合は，測定された摂取量と目安量を比較し，不足していないことを確認	● 推奨量よりも摂取量が少ない場合は，推奨量を目指す計画を立案 ● 摂取量が目安量付近かそれ以上であれば，その量を維持する計画を立案 〈留意点〉測定された摂取量が目安量を下回っている場合は，不足の有無やその程度を判断できない
栄養素の過剰摂取の評価	耐容上限量	● 測定された摂取量と耐容上限量から過剰摂取の可能性の有無を推定	● 耐容上限量を超えて摂取している場合は耐容上限量未満になるための計画を立案 〈留意点〉耐容上限量を超えた摂取は避けるべきであり，それを超えて摂取していることが明らかになった場合は，問題を解決するために速やかに計画を修正，実施
生活習慣病の予防を目的とした評価	目標量	● 測定された摂取量と目標量を比較．ただし，予防を目的としている生活習慣病が関連する他の栄養関連因子ならびに非栄養性の関連因子の存在とその程度も測定し，これらを総合的に考慮したうえで評価	● 摂取量が目標量の範囲内に入ることを目的とした計画を立案 〈留意点〉予防を目的としている生活習慣病が関連する他の栄養関連因子ならびに非栄養性の関連因子の存在と程度を明らかにし，これらを総合的に考慮したうえで，対象とする栄養素の摂取量の改善の程度を判断．また，生活習慣病の特徴から考えて，長い年月にわたって実施可能な改善計画の立案と実施が望ましい．

a) 厚生労働省，"日本人の食事摂取基準(2015 版)"より．

表 4・18　目標とする BMI の範囲(18 歳以上)[a]

年齢〔歳〕	目標とする BMI〔kg/m^2〕
18～49	18.5～24.9
50～69	20.0～24.9
70 以上	21.5～24.9†

男女共通．あくまでも参考として使用すべきである．
　観察疫学研究において報告された総死亡率が最も低かった BMI を基に，疾患別の発症率と BMI との関連，死因と BMI との関連，日本人の BMI の実態に配慮し，総合的に判断し目的とする範囲を設定．
†　70 歳以上では，総死亡率が最も低かった BMI と実態との乖離がみられるため，虚弱の予防および生活習慣病の予防の両者に配慮する必要があることもふまえ，当面目標とする BMI の範囲を 21.5～24.9 kg/m^2 とした．
a) 厚生労働省，"日本人の食事摂取基準(2015 年版)"より．

人の割合を算出する(表 4・19)．正しい割合を求めるためには**確率法**とよばれる方法を用いるべきであるが，現実的には確率法が利用可能な条件が整うことはまれである．そこで，簡便法として**カットポイント法**を用いることが多い．確率法とカットポイント法の概念をそれぞれ図 4・20 と図 4・21 (p.128) に示す．しかし，必要量の分布形が正規分布から大きくひずんでいる場合は，カットポイント法で求めた値は真の割合から遠くなることが理論的に知られている．この問題を有する代表的な栄養素は鉄である．また，摂取量の平均値ならびにその分布が推定平均必要量から大きく離れている場合も，カットポイント法で求めた値は真の割合から離れてしまう．

集団を対象として摂取状態の評価を行うときには，集団における摂取量の分布

表 4・19　集団の食事改善を目的として食事摂取基準を活用する場合の基本的事項[a]

目的	用いる指標	食事摂取状況のアセスメント	食事改善の計画と実施
エネルギー摂取の過不足の評価	体重変化量 BMI	● 体重変化量を測定 ● 測定された BMI の分布から，BMI が目標とする BMI の範囲を下回っている，あるいは上回っている者の割合を算出	● BMI が目標とする範囲内にとどまっている者の割合を増やすことを目的として計画を立案 〈留意点〉一定期間をおいて 2 回以上の評価を行い，その結果に基づいて計画を変更し，実施
栄養素の摂取不足の評価	推定平均必要量 目安量	● 測定された摂取量の分布と推定平均必要量から，推定平均必要量を下回る者の割合を算出 ● 目安量を用いる場合は，摂取量の中央値と目安量を比較し，不足していないことを確認	● 推定平均必要量では，推定平均必要量を下回って摂取している者の集団内における割合をできるだけ少なくするための計画を立案 ● 目安量では，摂取量の中央値が目安量付近かそれ以上であれば，その量を維持するための計画を立案 〈留意点〉摂取量の中央値が目安量を下回っている場合，不足状態にあるかどうかは判断できない．
栄養素の過剰摂取の評価	耐容上限量	● 測定された摂取量の分布と耐容上限量から，過剰摂取の可能性を有する者の割合を算出	● 集団全員の摂取量が耐容上限量未満になるための計画を立案 〈留意点〉耐容上限量を超えた摂取は避けるべきであり，超えて摂取している者がいることが明らかになった場合は，問題を解決するために速やかに計画を修正，実施
生活習慣病の予防を目的とした評価	目標量	● 測定された摂取量の分布と目標量から，目標量の範囲を逸脱する者の割合を算出する．ただし，予防を目的としている生活習慣病が関連する他の栄養関連因子ならびに非栄養性の関連因子の存在と程度も測定し，これらを総合的に考慮したうえで評価	● 摂取量が目標量の範囲内に入る者または近づく者の割合を増やすことを目的とした計画を立案 〈留意点〉予防を目的としている生活習慣病が関連する他の栄養関連因子ならびに非栄養性の関連因子の存在とその程度を明らかにし，これらを総合的に考慮したうえで，対象とする栄養素の摂取量の改善の程度を判断．また，生活習慣病の特徴から考え，長い年月にわたって実施可能な改善計画の立案と実施が望ましい．

a) 厚生労働省，"日本人の食事摂取基準(2015 年版)" より．

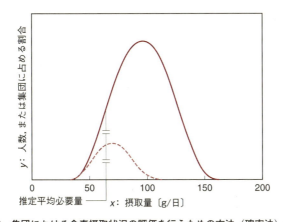

図 4・20　集団における食事摂取状況の評価を行うための方法（確率法）の概念
　実線は対象集団における摂取量の分布，破線はこの中で摂取量が不足している人によって構成される集団における摂取量の分布を示す．不足者の割合は，(破線と x 軸で囲まれた部分の面積)÷(実線と x 軸で囲まれた部分の面積) で与えられる．それぞれの摂取量において，ある確率で不足者が存在する．その確率は摂取量が推定平均必要量の場合に 50% であり，それより摂取量が少ないところでは 50% より高く，それより摂取量が多いところでは 50% より低い．そして，推奨量付近で 2〜3% となる．この図は，摂取量の分布は正規分布に従うと仮定し，平均値を 96 g/日に，推定平均必要量を 65 g/日に，推奨量を 101 g/日に設定した場合である．［厚生労働省，"日本人の食事摂取基準(2015 年版)" より］

のばらつきが結果に無視できない影響を与える．個人内変動の存在のために，調査日数が短いほど，習慣的な摂取量の分布曲線に比べて，調査から得られる分布曲線は幅が広くなる．そのために，食事摂取基準で示された数値を用いて，摂取

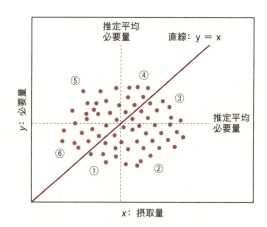

図 4・21　集団における食事摂取状況の評価を行うための方法（カットポイント法）の概念　個人が自分の必要量を知らないと仮定すると，集団における摂取量と必要量の関連はない．この仮定はエネルギーを除いて成り立つものと考えられる．次に，摂取量と必要量のそれぞれの分布が共に正規分布に従うと仮定し，摂取量の平均値が推定平均必要量付近にあると仮定すると，不足している人は直線 $y=x$ と y 軸で囲まれた部分に存在し，不足していない（充足している）人は直線 $y=x$ と x 軸で囲まれた部分に存在することになる．さらに，$x=$推定平均必要量と $y=$推定平均必要量という直線を加えると，すべての人は六つの領域（①〜⑥）に分かれる．すなわち，不足している人は領域 ④＋⑤＋⑥ に存在する．ところで，領域 ① のと領域 ④ に存在する人数はほぼ同じになると考えられるため，不足している人数は領域の ①＋⑤＋⑥ に等しい．これは，摂取量が推定平均必要量に満たない者の人数にほかならない．なお，カットポイント法では，集団における特定の誰が必要量を満たしているのか，あるいは満たしていないのかを判定できないことに留意しておく必要がある．［厚生労働省，"日本人の食事摂取基準(2015年版)"より］

表 4・20　調査日数別に見た栄養素摂取量に関するリスク保有者の割合（％）[a]

栄養素	男性（208人）				女性（251人）			
	リスク判別に用いた閾値	調査日数			リスク判別に用いた閾値	調査日数		
		1	3	12		2	3[†]	12
たんぱく質〔g/日〕	<50	3.9	1.0	0	<40	2.4	0	0
脂　質〔g/日〕	25≦	27.9	22.1	24.0	25≦	39.8	37.8	43.0
食　塩〔g/日〕	10≦	74.0	86.5	90.9	8≦	82.5	88.4	96.0
葉　酸〔μg/日〕	<200	5.8	2.9	0.5	<200	6.4	3.2	1.2
ビタミンC〔mg/日〕	<85	27.9	21.6	19.7	<85	25.1	17.1	15.1
カルシウム〔mg/日〕	<600	48.6	47.1	46.2	<600	48.2	48.6	45.0
鉄〔mg/日〕	<6	7.2	3.4	1.0	<5.5	6.0	3.2	2.0

注）　50〜69歳の男女，各季節に3日間ずつ合計12日間にわたって行われた秤量食事記録調査による．摂取量分布が正規分布に近くなるように関数変換を行ったうえでリスク保有者の割合を計算した．
†　秋に実施した3日間調査による．
a)　厚生労働省，"日本人の食事摂取基準(2015年版)"より．

不足や過剰摂取を示す者の割合を算出すると，その割合は，短い日数の調査から得られた分布を用いる場合と習慣的な摂取量の分布を用いる場合では異なる．たとえば，50〜69歳の男女を対象に12日間にわたって秤量食事記録法を用いて行われた調査では，表4・20のような結果が報告されている．

重要な用語

EBN	個人内変動（日間変動）	標準偏差
栄養素密度法	コホート研究	標本サイズ
回帰分析	再現性	標本数
介入研究	残差法	秤量法
確立法	食事記録法	分　散
カットポイント法	食事歴法	変　動
季節間変動	食物摂取頻度調査票（FFQ）	変動係数
偶然誤差	食物摂取頻度調査法	ポーションサイズ
系統誤差	妥当性	目安量法
国民健康・栄養調査	調整（補正）	レンジ
個人間変動	24時間食事思い出し法	

5 公衆栄養マネジメント

1. 質問調査には，対象者が自分で質問紙に回答する自記式と，調査者が対象者の回答を記録する他記式がある．
2. 質問紙法は自記式，面接法や電話調査法は他記式に分類される．
3. 公衆栄養活動は，達成すべき目標などを盛り込んでプログラムを策定して実施していかなければならない．もちろん事業の実施後は，目標を達成したか否かを評価する必要がある．これらの一連の活動が公衆栄養マネジメントである．
4. プリシード・プロシードモデルを用いて改善課題を抽出し，課題解決のための目標などを設定した公衆栄養プログラムを策定する．プログラムを事業として実施し，人員や予算が適切であったかなどの運営面の評価を行う．併せて住民の健康増進などに寄与した事業であったかについて政策面での評価を行う．
5. 公衆栄養マネジメントはこれら PDCA サイクルを有効にまわしていくことにより，効率的・効果的に行うことが可能となる．また，このマネジメントの中核に位置するのが行政栄養士である．

5・1 公衆栄養マネジメント

5・1・1 公衆栄養マネジメントの考え方・重要性

QOL: quality of life

　公衆栄養活動の最終目標は，生活の質（QOL）の向上である（図1・8参照）．健康とは QOL の向上を達成するための一つの条件であり，公衆栄養活動とは，栄養状態や食生活の改善を通じて，健康という公衆衛生の目的を達成するための活動である．

　公衆栄養活動は**公衆栄養プログラム**に基づいて実施される．公衆栄養プログラムの計画手順を図5・1に示す．公衆栄養活動は**事業**というかたちで実施される（図5・2）．事業とは，サブ目標である知識，技術，環境といった要因の向上や，目標である行動・ライフスタイルの変容，目的である健康状態の改善を達成するために実施されるものであり，事業を実施すること（こなすこと）自体が目的となってしまってはならない．しかしながら，実際に現場で行われている事業評価の多くが**プロセス評価**であり，事業の実施に関する評価にとどまっている．

　たとえば，簡単朝食レシピ集を何部印刷して何部配布したかは事業の実施に関する評価であり，その事業によって朝食欠食者が何％減少したのかという行動変容（行動・ライフスタイル目標の達成状況）を評価しなければ事業の効果の評価（**影響評価**）にはならない．レシピ集の作成と配布自体が本来の目的ではなく，より上位の目標（朝食欠食者の減少）を達成するための手段として事業を行った

はずである.

　管内の中学校へ出向いて，食育の出前講座を行った場合も，出前講座の実施回数や，受講者アンケートによる満足度の把握はいずれもプロセス評価である．朝食を食べることのメリットを知るという知識の習得をサブ目標にして事業を実施したのであれば，中学生の知識が出前講座の前後でどのように変化したかを把握することが事業の効果の評価（影響評価）になる．

　事業を実施する際には，レシピを一般から公募したり，出前講座に着ぐるみを登場させたりと個々の事業の工夫に力を注ぐことも重要ではあるが，そもそも何

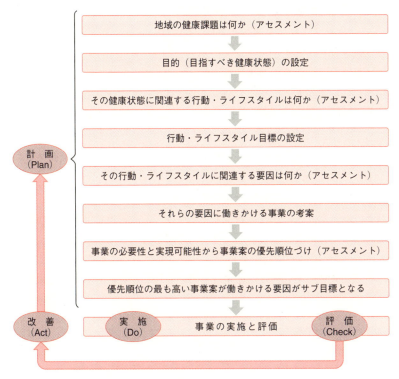

図 5・1　公衆栄養プログラムの計画手順と PDCA サイクルによるマネジメント

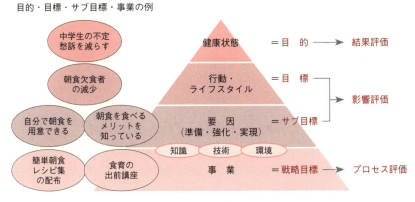

図 5・2　公衆栄養プログラムの構造

のために行っている事業かという，上位の目標を常に意識しながら実施しないと事業の実施そのものが目的となってしまいかねないので注意が必要である．

このように，公衆栄養活動の実施は，ただ事業を行えばよいというものではない．公衆栄養プログラムに沿って円滑に実施され，目標が達成されるためには，適切なマネジメントが必要となる．すなわち，事業の実施に関する評価（プロセス評価）だけでなく，事業の効果に関する評価（影響評価，結果評価）も行い，評価の結果をふまえた公衆栄養プログラムの見直しも含む一連の過程を**公衆栄養マネジメント**という（図5・1）．

5・1・2 公衆栄養マネジメントの過程

プリシード・プロシードモデルとは，L.W.Green（グリーン）が提唱したヘルスプロモーション活動を展開するためのモデルである（図5・13参照）．世界的に有名なモデルではあるが，わが国の公衆栄養プログラムの策定に活用する際にはいくつか使い勝手の悪い点がある．まず，公衆栄養プログラムでは，公衆栄養活動によって改善可能な健康状態や行動・ライフスタイルを目的や目標として扱うため，"遺伝"によって規定されるものは対象外である．また，健康に直接影響を及ぼす"環境"とは，間接喫煙や公害が考えられるが，いずれも公衆栄養プログラムで扱うものではない．

行動・ライフスタイルに影響を及ぼす三つの"要因"は，どれがどの要因に分類されるのかわかりにくく，このモデルを使って公衆栄養プログラムを策定する演習を行うと，要因の分類に悩み，ここに時間を費やしてしまいがちである（図5・3）．ここで重要なのは要因を正しく三つに分類することではなく，設定した行動・ライフスタイル目標に関連する要因をもれなく洗い出すことである．

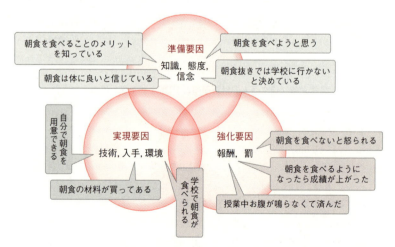

図 5・3　中学生が朝食を食べるようになるための要因

以上の点をふまえ，わが国の公衆栄養活動の現場でも活用しやすく改良したものが図5・4である．QOLには健康以外の要因，すなわち，仕事や生きがい，家族との結びつきや愛情なども影響するため，公衆栄養プログラムにおける最上位

の目的はここでは"健康状態"とした．健康状態に影響するものとして，公衆栄養活動では改善することのできない"遺伝"は除いた．公衆栄養プログラムにおける"環境"とはおもに食環境のことであるため，実現要因に含めることとし，健康状態（目的）の下位の目標としては"行動・ライフスタイル"のみを残した．

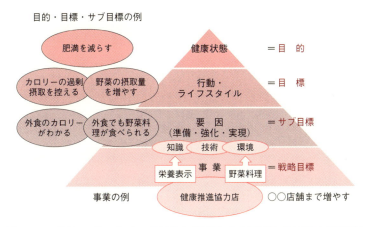

図 5・4 プリシード・プロシードモデルを改変した公衆栄養プログラムの枠組み

準備・強化・実現要因は分類が難しいため，まとめて括弧書きにした．代わりに，要因にはどのようなものがあるかの説明として，知識，技術，環境を例示した．図 5・4 の例でいうと，"外食のカロリーがわかる（知識）"というのは準備要因，"外食でも野菜料理が食べられる（環境）"というのは実現要因である．プリシード・プロシードモデルの"ヘルスプログラム"に当たる部分が"事業"となる．事業は本来，それだけでポツンと存在するものではないため，要因に対応したものでなければならない．要因に対応していない事業は，上位の目的や目標を達成するための手段として考えられたものではなく，まず事業ありきででてきた事業とみなされる．

図 5・4 の例では，"外食のカロリーがわかる（知識）"という要因に働きかける事業が健康推進協力店における栄養表示であり，"外食でも野菜料理が食べられる（環境）"という要因に働きかける事業が健康推進協力店における野菜料理の提供である．栄養表示も食環境整備の一つであることから，実現要因（環境）に分類することも考えられるが，前述したように，要因の分類の仕方に時間をかけることはナンセンスであるため，どの要因であるかを議論する必要はない．プリシード・プロシードモデルと同様に，上から順番にアセスメントをしていき，事業の実施後は下から順番に評価をしていく．

5・2 公衆栄養アセスメント

5・2・1 公衆栄養アセスメントの目的と方法

公衆栄養プログラムのファーストステップは，取組むべき地域の健康課題の抽出である．公衆栄養に関わる国レベルの統計・調査を表 5・1 に示す．地域レベ

表 5・1 主要な官庁統計[a]

統計資料	基礎資料項目	管轄	調査間隔
人口静態統計	人口の推移，人口構造の変化（人口ピラミッド，人口指標）	総務省	5年ごと
人口動態統計	出生：出産数，出生数（率），合計特殊出生率，総再生産率，純再生産率 死亡：粗死亡率，50歳以上死亡割合（PMI 50），年齢調整死亡率，標準化死亡比（SMR），死因別死亡数 死産数，妊産婦死亡，周産期死亡，新生児死亡，乳児死亡婚姻数，離婚数	厚生労働省	毎年
生命表	平均余命，死因別死亡確率，年齢別死亡率・生存数	厚生労働省	完全生命表：5年ごと 簡易生命表：毎年
国民生活基礎調査	世帯構造・人員，平均所得額，貯蓄額，有訴者率，通院者率，健康状態・意識状況，健診・人間ドックの受診状況，要支援・介護者世帯状況	厚生労働省	大規模調査：3年ごと 小規模調査：中間年
医療施設調査	病院数，一般診療所数，歯科診療所数	厚生労働省	3年ごと
患者調査	推計患者数（外来，入院），受療率（外来，入院），総患者数，在院日数	厚生労働省	3年ごと
受療行動調査	患者の構成割合（外来，入院），待ち時間，診療時間，満足度	厚生労働省	3年ごと
衛生行政報告例	栄養士免許交付数，給食施設数，就業医療関係者数，就業調理師数，食品関係営業施設数，食品衛生，生活衛生，精神保健福祉，母体保護など	厚生労働省	毎年
地域保健・健康増進事業報告	保健所，市町村の健診受診延べ人数，乳幼児保健指導延べ人数，栄養指導延べ人数，運動指導延べ人数，常勤職員数	厚生労働省	毎年
国民健康・栄養調査	栄養素等摂取状況，身体状況，生活習慣状況	厚生労働省	毎年
糖尿病実態調査	糖尿病有病者数・認知度，肥満と糖尿病，健診および治療の動向	厚生労働省	国民健康・栄養調査に統合
循環器疾患基礎調査	脳卒中・心筋梗塞・高血圧等既住者数，食事・運動の被指導者数，血液検査結果	厚生労働省	国民健康・栄養調査に統合
歯科疾患実態調査	う歯有病者数，喪失歯数，処置歯率，歯ブラシ使用状況，歯の処置状況	厚生労働省	6年ごと
乳幼児身体発育調査	身長・体重・胸囲・頭囲のパーセンタイル値，運動言語機能，乳幼児の栄養法，出生児体位，妊娠中の喫煙，飲酒	厚生労働省	10年ごと
乳幼児栄養調査	授乳期の栄養法，離乳食の状況，食事状況，生活習慣，食育	厚生労働省	10年ごと
国民医療費	1人当たり・制度区分別・財源別・診療種類別・年齢階級別・傷病分類別一般診療医療費	厚生労働省	毎年
食料需給表	供給純食料，供給栄養量，PFC熱量比率，食料自給率	農林水産省	毎年
食品ロス統計調査	食品使用量・ロス量，食事状況，食べ残し理由	農林水産省	調査休止(不定期)
学校保健統計調査	体格，おもな疾病・異常，う歯の処置状況	文部科学省	毎年
学校給食実施状況等調査	学校別実施状況，調理方式，栄養教諭・学校栄養職員・調理員配置状況	文部科学省	毎年
体力・運動能力調査	体力診断，運動能力テスト	文部科学省	毎年
家計調査	総世帯・世帯属性別家計収支，家計収支の特徴	総務省	毎月
消費者物価指数	費目別・品目別・地域別・世帯属性別指数の動向	総務省	毎月

PMI 50: proportional mortality indicator 50, SMR: standardized mortality ratio, PFC: protein fat carbohydrate.
[a] 特定非営利活動法人 日本栄養改善学会 監修，徳留裕子，伊達ちぐさ 編，"管理栄養士養成課程におけるモデルコアカリキュラム準拠 第8巻 2015年版 公衆栄養学 地域・国・地球レベルでの栄養マネジメント"，p.135，医歯薬出版（2015）より．

ルの調査には県民健康・栄養調査があるが，国民健康・栄養調査のように毎年ではなく，3〜5年に一度実施するところが多い．これは，健康日本21の地方計画や都道府県・市町村食育推進計画のベースラインデータを提供する重要な調査である．これらの調査結果を基に，疫学アセスメントを行う．複数の健康課題が抽出された場合は，① 広がり，② 重大性，③ 選択性，④ 介入への反応を基準に，優先順位を付ける（表5・2）．

次に，最優先課題として選ばれた健康状態（たとえば，高血圧）に関連する行動・ライフスタイルをあげ（図5・5），それを目的・目標の表現に変える（図5・6）．図5・6にあげた四つの行動・ライフスタイルについて，重要度と変わりやすさのマトリックスを用いて優先順位付けを行う（図5・7）．"重要度"とは，その行動・ライフスタイルと健康状態（目的）との関連の強さであり，疫学研究の結果などから判断する．その際，個々の研究結果ではなく，複数の研究結果を基に専門家がランク付けした報告書などを参照する．肥満，2型糖尿病，心血管

表 5・2 健康課題の優先順位付けの基準

広がり	・患者数や有病率など影響を受ける人の多さ ・広く存在する課題ほど，優先順位は高い
重大性	・致死率，損失生存年数，生活の質，医療費などからみた問題の深刻さ ・ちょっとした不便さの原因でしかないなら，優先順位は低い
選択性	・特定の集団に多くみられる問題か ・年齢や男女の区別なく，広く存在する場合は，その問題をもつ人すべてに受入れてもらうような働きかけを考えるのは難しい
介入への反応	・遺伝病や原因不明の疾患，アルツハイマー病など公衆栄養活動によって予防可能でないものは除外する ・どの健康課題が，介入によって大きな変化を受けやすいか ・肺がんは喫煙が原因なので，介入（禁煙）に反応しやすい ・過去の取組み（減量教室，禁煙教室，運動教室）でどれくらい効果があったか ・反応性が高いものほど優先順位が高い
その他	・健康課題のなかで地域や国の優先項目として特に位置づけられているものはあるか ・適切な取組みがなされた場合，健康状態の改善以外に，財源節約など，他のメリットが最も期待できるのはどれか

表 5・3 現状において日本人に推奨できる科学的根拠に基づくがん予防法[a]

喫　煙: たばこは吸わない．他人のたばこの煙をできるだけ避ける．
飲　酒: 飲むなら，節度のある飲酒をする．
食　事: 食事は偏らずバランスよく摂る．
　　　・塩蔵食品，食塩の摂取は最小限にする．
　　　・野菜や果物不足にならない．
　　　・飲食物を熱い状態で食べない．
身体活動: 日常生活を活動的に．
体　形: 適正な範囲に．
感　染: 肝炎ウイルス感染検査と適切な措置を．機会があればピロリ菌検査を．

a) 国立がん研究センターがん対策情報センター，"日本人のためのがん予防法"より．

WHO: World Health Organizaion

* Diet, nutrition and the prevention of chronic diseases: report of a joint WHO/FAO expert consultation.

疾患，がん，歯科疾患，骨粗鬆症に関連する生活習慣については，2003年にWHOが公表した報告書*が，がんと食事性因子については，世界がん研究基金と米国がん研究機関が10年ごとにまとめている報告書（図4・2参照）がある．日本人の知見がまとめられている場合は，遺伝的因子や食生活の違いなどを考慮してそちらを参照する．表5・3に国立がん研究センターがまとめた日本人のためのがん予防法を示す．

"変わりやすさ"とは行動変容の起こりやすさである．これは過去の事業の効

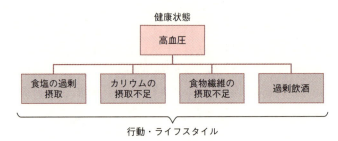

図5・5　地域で問題となっている健康状態（高血圧）に関連する行動・ライフスタイル

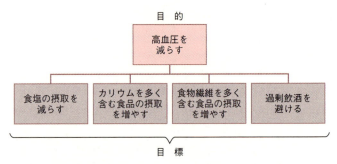

図5・6　健康状態（高血圧）とそれに関連する行動・ライフスタイルを目的・目標の表現に変えたもの

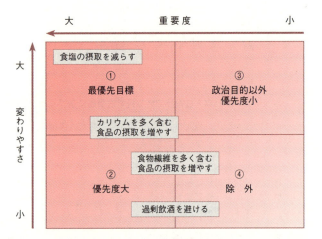

図5・7　行動・ライフスタイルの優先順位づけマトリックス　単なる例であり，重要度と変わりやすさから評価されたものではない．

果や介入研究の結果から判断する．重要度と変わりやすさともに高いもの，すなわち，マトリックスの左上にくるものが最優先に取組むべき行動・ライフスタイルであり，それがこの公衆栄養プログラムの目標となる．

5・2・2　食事摂取基準の地域集団への活用

行動・ライフスタイル目標として，栄養素の摂取量の増加や減少が掲げられた場合，具体的な数値目標の設定のための現状評価には食事摂取基準が用いられる．（地域集団への活用については，§4・4・3bを参照．）

5・2・3　地域観察の方法と活用

調査対象とする集団・組織・地域社会に入り込み，人々と活動や生活をともにしながら，主として質的データを収集する技法を**参与観察法**という．たとえば，健康課題の優先順位付けをする際に，健康問題の広がりについては，患者数や有病率などの量的データによって評価できる．重大性についても，数値で評価可能なものもあるが，個々の患者や患者を支える家庭における具体的な悩みや苦しみ，生活の不自由さは，量的データでは捉えにくい．しかし，量では測りにくい側面を調べることも，場合によっては大きな意義をもってくる．このようなときには参与観察法のような質的調査方法が有効である．

5・2・4　質問調査の方法と活用（質問紙法，面接法，電話調査法）

質問調査には，対象者が自分で質問紙に回答する**自記式**と，調査者が対象者の回答を記録する**他記式**がある．**質問紙法**は自記式，**面接法**や**電話調査法**は他記式に分類される．

自記式の質問紙は対象者が読んで理解できるように作成しなければならない．面接法や電話調査法に用いる質問文は，対象者が聞いて理解できるような長さにしなければならない．長すぎると理解が難しくなる一方で，短すぎると聞きたいことがはっきり伝わらなくなる．いずれの方法の場合も，事前に**予備調査（プリテスト）**を行い，質問文が理解しやすいかどうかや，回答形式は適切かどうかを確認してから本調査に臨む．

a. 質問紙法

i）質問紙を作成するうえでの注意

質問紙は，質問項目（質問文）と回答項目（回答形式）からなる．質問文を作る際には，用語の定義や意味を明確にする必要がある．図5・8に悪い質問文の例を示す．まず，質問文では用語の定義や意味を明確にする必要がある．例1では，どの"環境問題"に対する関心なのかはっきりさせるべきである．環境問題と一口にいってもいろいろあり，自分が吸い込むことになるPM2.5には関心があるけれど，ゴミ問題については無頓着で，ゴミを減らす努力も分別もしていないという人もいるだろう．また，"関心がある"の程度はさまざまであり，ニュースで聞いて，"心配だな"と思っただけの人から，熱心に集会に参加する人まで

いる．例2における友人の定義も，"名前を知っていて挨拶する人"，"高校卒業以来まったく会っていないけど，友人と思える人"，"悩みを相談できる人"など，回答者によって，どこまでを友人としてカウントするか，バラバラである可能性がある．例3も何をもって"料理番組"とよぶか，はっきりしない．食べ歩き番組はよく見るけれど，作り方を教える番組は見たことがない人はどのように回答すればよいのかわからない．

```
例1：あなたは環境問題に関心がありますか？
     1. 関心がある    2. 関心がない

例2：あなたには友人が何人いますか？
     (   ) 人

例3：あなたは料理番組をどのくらい見ますか？
     1. よく見る
     2. ときどき見る
     3. あまり見ない
     4. まったく見ない

例4：あなたは若い女性が，たばこを吸ったり，お酒を
     飲んだりすることをどう思いますか？

例5：あなたは，成人女性の喫煙は，品がないのでやめ
     るべきだと思いますか？
```

図 5・8　悪い質問文の例

　例4と5は，一つの質問文に二つの要素が入っているダブルバーレル質問とよばれるものである．例4では，たばこを吸うのは感心しないけれど，お酒を飲むのはよいと考えている場合は回答に困る．例5は，"品がないので"と限定することによって，健康に悪いからやめるべきだと思っている人は回答に困る．

　図5・9はよくない回答項目の例である．どこにも○が付いていない場合，"塩辛い食事"など対象者に最もよく当てはまるものが抜けているせいなのか，この設問をとばしてしまっているせいなのか，判断できない．必要な選択肢が抜けているという事態を避けるために，選択肢は網羅的である必要がある．一方で，特に択一式の場合は，選択肢が意味する内容に重複があってもいけない．調査者が思いつかないような選択肢がある場合や，少数派の選択肢まで載せるスペースがない場合は，最後に"(　) その他（具体的に：　　）"を加えたり，"(　) 上記のどれでもない"を加えたりすると，該当する選択肢がないためにどこにも○を付けられないという事態は避けられる．すべての選択肢について何らかの回答をしてもらう図5・10のような形式も，回答漏れの有無を判断しやすくなる．

　"前問で1を選んだ方のみ回答して下さい"というように，回答内容に応じて，次の質問の回答者を限定する形式をサブクエスチョンという．この方法は，次に回答すべき質問を対象者に探させるという点で対象者の負担が増し，無回答が増すというデメリットがあるが，一部の回答者のみに選択の理由などをより掘り下げて聞くことができるというメリットもある．ただ，あまりにも複雑な構造にすると協力が得られにくくなるので，サブクエスチョンは1段階までにとどめた方がよい．

脳卒中のリスクを高めるものは次のどれだと思いますか．
当てはまるものにすべてに ○ をつけてください．

（ ）喫　煙
（ ）太り過ぎ
（ ）ストレス
（ ）飲　酒

図 5・9 よくない回答項目の例

脳卒中のリスクを増加させるものは次のどれだと思いますか．
当てはまるものに✓をつけてください．

	増加させる	増加させない	わからない
喫　煙	□	□	□
太りすぎ	□	□	□
ストレス	□	□	□
飲　酒	□	□	□

図 5・10 すべての項目について回答させる形式

ii）回収方法による分類

回収方法による分類として，郵送法，留置法，集合法がある．郵送法と留置法の最大の欠点は，対象者が質問紙に回答するときに調査者が不在であるため，対象者自身が記入した保証がないことである．

郵送法：郵送法では，質問紙の配布と回収を郵送により行う．郵送法のメリットは，対象者の居住地が遠隔地や広範囲にわたっていても調査できること，留置法や集合法のように，個人宅や集会場に出向く必要がないため，手間がかからず，大人数を対象に調査できることがあげられる．しかし，調査依頼も依頼文により行うため，回収率は概して低い．郵便の代わりにメールを使用すると郵送代や質問紙の印刷代がかからないため，経費を節約できる．

留置法：留置法は，質問紙を直接手渡すなどして配布し，一定期間内に記入してもらったものを，後日再度訪問して回収する．調査依頼を対面で行い，詳細を説明したうえで，対象者の都合に合わせてゆっくり記入してもらうことができる．ある一定期間の行動（たとえば，国民健康・栄養調査における１日間の食物摂取）を逐次記録してもらう調査などに適している．回収時に調査員が記入漏れを点検したり，不明確な記入内容を確認したりすることができる．

集合法：対象者に一箇所に集まってもらい，その場で質問紙を配布し，記入してもらってから回収する方法である．対象者が集まっている学校や職場での調査に適している．また，健康診断の待ち時間に記入してもらうと時間の節約になり，協力が得られやすいが，長い質問紙には適さない．

b. 面 接 法　面接法は調査者が対象者と対面して質問を行う．１対１の個別面接とグループ・インタビューがある．

質問数や質問内容を変えずに，すべての対象者に対して同じ順序で質問をする**指示的面接法**と，相手や状況によって，質問の順番や質問内容を変更したり，削除・追加したりしながら臨機応変に進める**非指示的面接法**がある．非指示的面接法は，一つの質問について掘り下げて情報収集することもできるため，どのような選択肢を質問紙に入れたらよいかを検討する際に用いられることもある．

複数の調査者が手分けして面接を行う場合は，調査者間でやり方に違いが生じないように，面接方法の標準化や事前トレーニングが必要である．

c. 電話調査法　対象者に電話でインタビューする方法である．さまざま

な食品のポーションサイズのイラストや写真の載った冊子を郵送しておいて，それを見ながら，電話で24時間食事思い出し法を行うこともできる．事前に何らかの方法で電話調査の予約をしておかないと，対象者がつかまらなかったり，十分な時間をとってもらえなかったりする可能性がある．

対面せずに音声だけでやり取りするため，調査者にはより高度な技術が必要となる．

5・2・5 既存資料活用の方法と留意点

必要なデータがある場合，自分で調査を始める前に，まず既存資料をあたってみる．どんな調査も時間や手間など，対象者に何かしらの負担をかけ，実施のための費用や資源の消費も生じるため，調査の実施は必要最小限にとどめる．また，自治体や保健所レベルでは，科学的手法を用いた大規模調査の実施は，人員や費用の点からも難しい．そこで，既存資料を効果的に活用する．

既存資料を活用する場合には，その調査方法に留意する．たとえば，回答者による自己申告は実際の行動と必ずしも一致していないことがある．自記式の質問紙調査で"野菜を多く摂ることを心がけている"と回答した者が食事記録では野菜をほとんど食べていないこともある．また，その調査結果を他の集団に当てはめられるかは，調査対象集団の属性や回収率から判断する．

質的な既存資料としては，新聞，雑誌，公的機関が発行している資料，国・自治体の議会会議録，パブリックコメントなどがある．このような公的記録からは人々の生活に影響を与えるような事柄も読み取ることができる．たとえば，議事録からは，一つの政策案に対して，どのような人々の利害関係が絡み，どのようないきさつで政策が決定されていったのかを読み取ることができ，事業案の優先順位付けをする際の参考になる．事業の優先順位付けマトリックスのなかの"事業の実現可能性"とは，これまで事業を行ってきた実績や他の自治体で行っている事業を参考に評価する（図5・11）．

健康日本21（第二次）地方計画の評価には，表5・4のような既存資料が活用できる．既存統計のうち，市町村でも利用できるのは，人口動態統計と特定健診

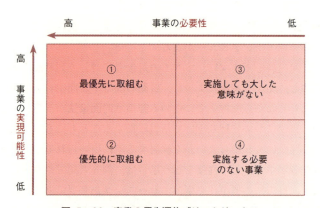

図5・11　事業の優先順位づけマトリックス

表 5・4 自治体が利用可能な統計の例[a]

分野	項目	地方自治体での目標例	活用可能な統計
	健康寿命の延伸	要介護率	要介護認定高齢者の割合（性・年齢，要介護度別）
がん	75歳未満のがんの年齢調整死亡率の減少	がん死亡者数 標準化死亡比（SMR）	厚生労働省"人口動態統計" 死因別分類
	がん検診の受診率の向上	胃，大腸，肺，乳がん，子宮がん検診受診率	市町村実績データ 厚生労働省"地域保健・健康増進事業報告"
循環器疾患	脳血管疾患・虚血性心疾患の年齢調整死亡率の減少	"循環器系の疾患"の死亡率，標準化死亡比（SMR）	人口動態統計 死因別分類
	高血圧の改善	最高血圧の平均値または高血圧有病率（140/90 mmHg以上の割合）	厚生労働省"地域保健・健康増進事業報告"（特定健診）
	脂質異常症の減少	LDLコレステロール160 mg/dL以上の者の割合	厚生労働省"地域保健・健康増進事業報告"（特定健診）
	メタボリックシンドロームの該当者および予備群の減少	メタボリックシンドロームの該当者および予備群	厚生労働省"地域保健・健康増進事業報告"（特定健診）
	特定健診・特定保健指導の実施率の向上	特定健診・特定保健指導実施率	厚生労働省"地域保健・健康増進事業報告"（特定健診）
糖尿病	合併症（糖尿病性腎症による年間新規透析導入率）の減少	新規透析導入率	腎臓病登録
	治療継続者の割合の増加	HbA1c（JDS）6.1%以上の者のうち治療中と回答した者の割合	厚生労働省"地域保健・健康増進事業報告"（特定健診）
	糖尿病有病者の増加の抑制	糖尿病治療薬内服中又はHbA1c（JDS）6.1%以上の者の割合	厚生労働省"地域保健・健康増進事業報告"（特定健診）
	血糖コントロール指標におけるコントロール不良者の割合の減少（HbA1cが8.0%以上の者の割合の減少）	HbA1cが8.0%以上の者の割合の減少（治療中，治療なしに分けて集計）	厚生労働省"地域保健・健康増進事業報告"（特定健診）
こころの健康	自殺者数の減少	自殺による死亡率	厚生労働省"人口動態統計" 死因分類別
	強いうつや不安を感じている人の割合の減少	強いうつや不安を感じている人の割合 うつ病で治療中の人数または割合	厚生労働省"国民生活基礎調査（大規模調査年）"，"患者調査" 自立支援医療受給者証の新規交付件数
次世代の健康	健康な生活習慣（栄養・食生活，運動）を有する子どもの割合の増加	朝食を毎日食べている子どもの割合 運動やスポーツをしている子どもの割合	文部科学省"全国学力・学習状況調査"，"全国体力・運動能力，運動習慣等調査"
	全出生数中の低出生体重児の割合の減少	全出生数中の低出生体重児の割合	厚生労働省"人口動態統計"
	肥満傾向にある子どもの割合の減少	中等度・高度肥満児の割合	文部科学省"学校保健統計調査"
高齢者の健康	介護保険サービス利用者数の増加の抑制	介護サービス受給者数	厚生労働省"介護保険事業状況報告"
	認知機能低下ハイリスク高齢者の発見率の向上	（二次予防事業対象者の新規決定者の認知症予防支援該当者）÷（基本チェックリスト実施者数または65歳以上人口）	厚生労働省"介護予防事業（地域支援事業）の実施状況に関する調査"
	低栄養傾向の高齢者の割合の減少	低栄養傾向の高齢者の割合	厚生労働省"地域保健・健康増進事業報告"（特定健診・後期高齢者健診）

表 5・4 自治体が利用可能な統計の例（つづき）

分　野	項　目	地方自治体での目標例	活用可能な統計
社会環境の整備	健康づくりに関する活動に自発的に取組む企業数の増加，健康づくりに関して身近で支援・相談が受けられる民間団体の活動拠点数の増加	健康宣言を行う企業，団体の数	プロジェクトや保健活動を通して把握
栄養・食生活	適正体重を維持している者の増加（肥満，やせの減少）	性・年代別の肥満，やせ	厚生労働省 "地域保健・健康増進事業報告"（特定健診）
喫　煙	成人の喫煙率の減少（喫煙をやめたい人がやめる）	"現在，たばこを習慣的に吸っている" 人の割合	厚生労働省 "地域保健・健康増進事業報告"（特定健診）
歯・口腔	3歳児でう蝕がない者の割合が 80% 以上である都道府県の増加	3歳児でう蝕がない者の割合	厚生労働省実施状況調べ（3歳児歯科健康診査）
	12歳児の1人平均う歯数が 1.0 未満である都道府県の増加	12歳児の1人平均う歯数が 1.0 未満の者の割合	文部科学省 "学校保健統計調査"

注） がんや循環器疾患について，罹患率が得られる場合は，その値を活用する．運動習慣，睡眠，飲酒頻度など，特定健診の任意項目についてその値が得られる場合は，活用する．健康格差を把握する一つの方法として，生活保護受給者等健康診査結果を分析・活用することもできる．

a） 横山徹爾，"「中間評価に向けたモニタリング」の進め方"，厚生労働科学研究 "健康日本 21（第二次）の推進に関する研究"（2014）より改変．

データである．人口動態統計の死亡データを使用する場合，死亡の状況は年齢構成に大きな影響を受けるため，地域間の比較および経年変化のモニタリングには，年齢調整した指標を用いる．人口が多い場合には性別の**年齢調整死亡率**（直接法）を用いる．しかし，人口の小さい市町村では，集団を性・年齢階級別に分けてしまうと，人数が少ない性・年齢階級が生じてしまい，信頼性が低くなるため，**標準化死亡比（SMR）**を用いて，間接法による年齢調整死亡率を求める（下式）．また，人口の少ない市町村ではわずかな死亡数の増減で死因別死亡率が大きく変動することがあるため，単年度で評価せずに複数年のデータの蓄積でみるといった工夫をするなどして偶然変動の大きさに配慮することが必要である．

＊ 死因別の場合は 10 万，全死亡の場合は千を乗じる．

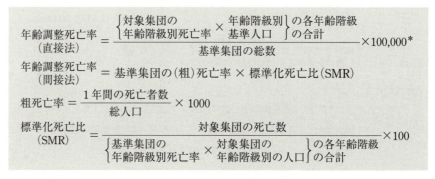

特定健診の結果からは，リスク因子の保有状況や治療状況などを把握できる．しかしながら，40～74 歳のデータに限定される．受診率が低いと，健診を受けた一部の人の結果しか得られず，その結果が特定健診の対象となった人全体の状況を反映しているかどうかが疑わしいという欠点もある．また，高血圧などの危険因子（リスクファクター）の保有状況も，年齢の影響を大きく受けるため，人

口動態統計の活用時と同様に，年齢調整を行う必要がある．

5・2・6 健康・栄養情報の収集と管理

公衆栄養活動は，担当者がやりたいと思うことを何となくやるのではなく，根拠に基づいたものでなければならない．この場合の根拠とは，研究論文のことである．たとえば，高血圧に関連する行動・ライフスタイルの優先順位付けの結果，"食塩の摂取を減らす"が公衆栄養プログラムの行動・ライフスタイル目標として選ばれたとする（図5・7）．次にやることは，"食塩の摂取を減らす"ことに関連する要因を考えることである（図5・1参照）．このとき，効果的な事業を考えるためには，いろいろな調査結果から要因を探る必要がある．公衆栄養分野の論文が多く掲載されている雑誌には，日本栄養士会雑誌，栄養学雑誌，日本公衆衛生雑誌がある．それぞれ日本栄養士会，日本栄養改善学会，日本公衆衛生学会が発行する機関誌・学会誌である．いずれも J-STAGE* のウェブサイトから誰でも無料で論文の PDF を入手できる．英語論文であれば PubMed とよばれる無料の文献検索データベースがある．

* 科学技術情報発信・流通総合システム

たとえば，文献を調べた結果，"食塩の摂取を減らす"という行動変容が起こるために必要な要因として"外食の塩分表示を参考にする"こと，"減塩食が利用できる"こと，"減塩する気になる"ことがあげられたとする（図5・12）．次にやることは，これらの要因に働きかける事業案を考えることである．このとき，事業は必ず個々の要因と対応させることが重要である．要因に働きかけるのが事業であり，要因と関連しない事業は存在しないからである．

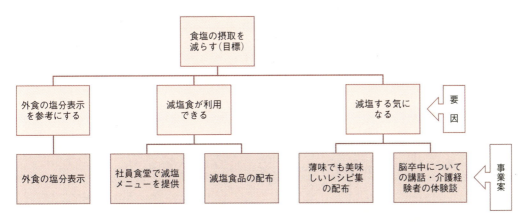

図 5・12　目標となる行動変容を起こすための要因とそれに働きかける事業案

事業案が複数ある場合も予算や人員に限りがあるため，優先順位付けが必要になる．図5・11の事業の優先順位付けマトリックスのなかの"事業の必要性"とは，その事業案が働きかける要因と目標との関連の強さで判断する．ここでも判断の根拠となる情報の収集が必要となる．そして，優先順位付けによって選ばれた事業が働きかける要因がこの公衆栄養プログラムのサブ目標となる（図5・1参照）．

5・3 公衆栄養プログラムの目標設定

5・3・1 公衆栄養アセスメント結果からの状況把握

公衆栄養アセスメントは，栄養改善活動の対象となる集団や地域に関する情報を収集・分析し，これらの対象の状態や栄養上の課題を得られた結果に基づいて客観的に評価する活動である．情報としては，食事調査や身体計測による理学的所見，臨床検査データや健康診査のデータなどがある．

5・3・2 改善課題の抽出——プリシード・プロシードモデル

ヘルスプロモーションの理念のもとに，具体的な方法論として L.W.Green（グリーン）が開発したヘルスプロモーションの実践のための展開モデルで，欧米を中心に適用されているものが，プリシード・プロシードモデルである．このモデルは，事前評価（アセスメント）から計画策定のプロセスであるプリシード（PRECEDE）[*1] 部分と，実施から事後評価のプロセスであるプロシード（PROCEED）[*2] 部分の二つに分けられる（図5・13）．この二つは，第4段階の"運営・政策アセスメント"と第5段階の"実施"の間が折り返し点となっている．この点を境としてちょうど対称となっており，第1段階から第4段階の事前評価のプロセスで用いられている指標は，第5段階の実施を経て，そのまま第6段階～第8段階までの事後評価のプロセス評価や結果評価の指標になっている．

改善課題の抽出は，図5・13のプリシード・プロシードモデルの第1段階の社

ヘルスプロモーション：人々が自らの健康をコントロールし，改善する一連の活動．

[*1] プリシード（PRECEDE）とは，predisposing, reinforcing, and enabling constructs in education/environmental diagnosis and evaluation（教育と環境の診断と評価に関する準備，強化，実現要因）の頭文字をとったもので，"先立つ"という意味でもあり，事業の実施に先立ってやっておくべきことを示す．

[*2] プロシード（PROCEED）は policy, regulatory, and organizational constructs in educational and environmental development（教育と環境における政策，法規，組織要因）の頭文字をとったもので，"進行する"という意味でもあり，評価の進め方を示す．

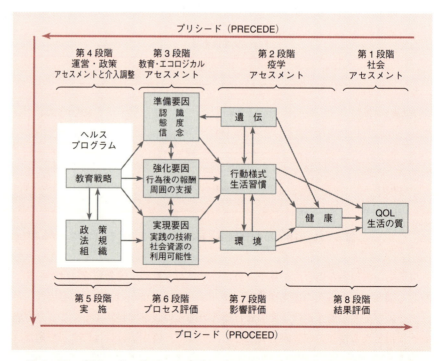

図 5・13 プリシード・プロシードモデル ［L.W. Green, M.W. Kreuter, "Health Program Planning: An Educational and Ecological Approach", 4th Ed., McGraw-Hill (2004) より］

会アセスメントや第2段階の疫学アセスメントにより行う.

a. プリシード (PRECEDE) "第1段階の**社会アセスメント**"とは，対象とする集団や個人が自分自身の健康ニーズやQOLについてどのように把握しているかを知ることである.

"第2段階の**疫学アセスメント**"は，住民の健康状態をアセスメントすることである. これにより第1段階のQOLに影響を及ぼす因子（図5・13の健康からQOLに向かう矢印がこれに相当する）を同定し，公衆栄養プログラムの対象となる集団・地域の健康課題の重要性を明らかにしていく. さらに対象となる住民の行動様式や生活習慣，そしてこれらを取巻くいかなる環境要因が，第1段階の健康やQOLに直接的に影響を及ぼしているかを明らかにしていく.

"第3段階の**教育・エコロジカルアセスメント**"は，個人や集団の行動や環境に由来する健康課題に影響を与える教育や組織の問題を明らかにすることである. この教育・エコロジカルアセスメントは，準備要因，強化要因，実現要因の三つの観点から実施する. "**準備要因**"とは，対象者個人や集団がもつ知識，態度，信念，価値観など個人や集団の行動に先立つ前提条件で，知識・態度・価値観が相当する. "**強化要因**"は，ある行動を対象者個人や集団が選択したとき，それが継続されるための支援となる要因のことである. 報償や家族や友人の支援など周囲のサポートがこれに当たる. "**実現要因**"は，医療機関に容易に受診できることや法律などそのための制度が整っていること. そして健康に対する危険因子（リスクファクター）の管理が十分にできる相談体制や受診体制が整備されているかなど，ある行動を実現させるための前提となる要因のことである. 全国どこの医療機関にも制約なく受診できることや，国民皆保険制度などの制度的保障がこれに該当する.

"第4段階の**運営・政策アセスメントと介入調整**"は，決定した公衆栄養プログラムが実現可能となるために必要な予算や人材（人的資源），時間などの運営面に深く関わる資源とプログラムとの関係を明らかにし，何がプログラムの促進因子となり何が阻害因子になるかを明らかにすることである. 併せて現行の政策や法規，行政組織など政策面に関する事項が，プログラムの促進因子となるか阻害因子となるかを明らかにすることである.

b. プロシード (PROCEED) "第5段階の**実施**"は，第1〜4段階で策定された健康教育などの事業内容を実施することである.

第6段階〜第8段階は評価に関する事項である. 第1〜4段階のアセスメントを行うことにより必要と考えられる評価指標をプログラムには盛り込んでおくと，体系的・論理的に評価が行いやすい.

"第6段階の**プロセス評価**"は，プログラムの進行状況，人的資源の活用状況，関係者や関係機関の反応を評価する.

"第7段階の**影響評価**"は，第2段階と第3段階の事前アセスメントで設定した目標の達成状況を評価する.

"第8段階の**結果評価**"は，第1段階と第2段階の事前アセスメントで設定した目標の達成状況を評価する.

5・3・3 課題設定の目的と相互の関連

　健康増進計画を立案し，実行する過程で，当初とは異なる実態が明らかとなる場合がある．たとえば，ある集落の高血圧症の罹患者数が，県の平均値より大きかったり，運動習慣や食習慣が県の平均的なイメージと異なる場合がある．そうしたときは，保健指導・栄養指導のやり方を変える必要がある．

　担当者自身が現状を分析し，"今から取組むべきこと"，"取組む目的"，"当面の目標"や"それをいかにして実施していくか"などの解決すべき事項が出てくる．こうしたすべての事項が"課題"である．この課題を明確にして解決していく能力が求められている．

　図5・13のプリシード・プロシードモデルを用いて考えてみよう．上述のように，ある集落で高血圧症罹患者が県平均より多数確認されたとする．住民のQOLを分析（社会アセスメント）し，順次，健康状態の分析，保健行動と生活習慣の分析（疫学アセスメント），教育・エコロジカルアセスメント，運営・政策アセスメントを行う．QOL分析からQOLの向上や健康寿命の延伸という目標が導かれる．健康状態の診断から，対象集団の高血圧症罹患者数を減少させたり，個人レベルでは血圧を何mmHg下げるという目標が設定される．そして，行動・環境アセスメントから食習慣や運動習慣の改善目標が導かれる．さらにそれを推進するための具体的な健康教育などの活動が導かれる．最終的には，健康増進事業の実施体制や政策の見直しとなる．

　このうちQOLや健康状態に関する目標は"長期目標"，保健行動と生活習慣の分析（疫学アセスメント）が"中期目標"，教育・エコロジカルアセスメントが"短期目標"に該当する．これらは事業体系として相互に関連しており，長期目標の達成は中期目標の達成に依存しており，同様に中期目標の達成は短期目標

表 5・5　改善課題に関する目標とその内容

目標	定　義	具体例：特定健康診査・特定保健指導	
		期　間	目　標
短期目標	・達成しやすい具体的な目標で，数週間〜1年後に評価できるもの ・比較的実行可能な内容が望ましい ・結果がすぐに現れるものか，長くても3カ月以内	数週間〜2年	・運動習慣の定着 ・食事摂取量の厳守 ・適正体重の維持 ・正しい知識の普及 ・健診受診率の向上 ・保健指導実施率の向上 　　　　　　　　　など
中期目標	・短期目標の達成の積み重ねが行動変容を誘引し，その結果，好ましい生活習慣が定着し，健康指標全体が改善に向かうこと ・複数の短期目標の達成により，中期目標も達成される	2〜5年	・健診受診率の向上（短期と中期目標に重複） ・健診・保健指導を受けた者が行動変容した割合 　　　　　　　　　など
長期目標	・中期目標の達成のうえに成り立つもので，公衆栄養活動や個人の健康増進活動の到達点（goal）に位置するもの ・理想とする数値などの目標が設定され，公衆栄養活動などの事業全体の総合的かつ最終評価になる	5〜10年	・健康寿命の延伸 ・死亡率・罹患率の低下 ・QOLの向上 ・医療費の削減状況 　　　　　　　　　など

5・3・4 改善課題に基づく改善目標の設定

改善すべき課題に応じて，改善目標が設定される．改善課題に応じて"長期目標"，"中期目標"，"短期目標"が設定される．それぞれの定義と具体的事例は，表5・5に示す．

5・3・5 目標設定の優先順位

公衆栄養活動は，すべての領域で広く行うことは予算的にも人的資源面でも不可能である．そこで，効率的・効果的な公衆栄養活動を行うために優先順位を付して目標設定を行い，実行することが求められる．

優先順位を付与する際に考慮すべき因子としては以下のものがある．① 健康・栄養改善などに関する課題に関わる対象者が多いこと*，② 対象者の性，年齢，職業など，③ 急迫する健康被害などの発生が予想されること，④ 予算の制約条件，⑤ 必要な人員や専門職種が確保可能か，⑥ 活動（事業）が短期，中期，あるいは長期に及ぶものなのか，⑦ 十分な成果が期待できるのか，⑧ 実施主体である自治体や関係団体に対処する能力があるか，などを総合的に勘案して優先順位をつける必要がある．

* 糖尿病のように罹患者が多く，それを予防することによって医療費の削減効果が大きいような疾患．

5・4 公衆栄養プログラムの計画，実施，評価

地域における栄養改善などの公衆衛生活動を記載した行政計画などを立案し，実施してそれから得られた結果を評価することは，計画の有効性などを知るうえで重要である．また，評価結果は次の活動や計画の改善点を示してくれる．いわゆるプログラムの計画（Plan），実施（Do），結果評価（Check），改善（Act）の品質管理サイクル（**PDCAサイクル**）を習得することが，地域での公衆栄養活動を展開するうえで重要である．

5・4・1 地域社会資源の把握と管理

公衆栄養プログラムを実践するためには，その実施主体を明確に位置付けるとともに，地域の関係者・関係機関の協力を得なければならない．地域の社会資源としては人的資源が主体となるが，施設や機器の提供などの物的支援や寄附などの財政的な支援もある．代表的な社会資源としては，① 職場，学校，地域，家庭，② マスメディア，③ 企業，④ NPO・ボランティア，そして，⑤ 保険者などがある（表5・6）．

行政機関は法的権限による規制や処罰など，健康に関連したグループに対する命令や指導を行うことができる．また，特定の分野での識者を集めた審議会などを通して科学的根拠に基づいた政策，指針，提言をまとめ，自らの政策に活かすことができると同時に，民間セクターを含めた国民全体に対して提言や指針を提供することも可能である．一方，これらの行為は権限を有するがゆえに一方通行に

NPO: not-for profit organization, 特定非営利活動法人

表 5・6　公衆栄養プログラムに関わる地域の関係者・関係機関

分　野	関　係　者
行政関係	都道府県庁，市役所，町・村役場，保健所，市町村保健センター，地方衛生研究所，健康科学センター
学校関係	幼稚園，小・中学校，高校，大学，教育委員会
医療関係	診療所，病院，薬局，医師会，歯科医師会，薬剤師会，看護協会，栄養士会，歯科衛生士会など
介護・福祉関係	介護・福祉施設，地域包括ケアセンター，社会福祉協議会
農林水産関係	農協，漁協，生産者
企業関係	企業（なかでも食品関連企業や介護事業所）
地域組織関係	自治会，青年団など
消費者関係	消費者団体
NPO・ボランティア関係	各種 NPO，食生活改善推進員協議会
マスメディア関係	放送局，新聞社，出版社，インターネットプロバイダーなど
保険者	共済組合，健康保険組合，協会けんぽ，船員保険，国民健康保険（市町村），後期高齢者医療制度を運用する広域連合など

なりやすく，強制的で，個々人の参加を促しにくいという欠点をもつ．情報やサービスの提供も行政の大きな役割である．さらに調査や研究の推進も重要である．

a. 人的資源　管理栄養士・栄養士のほか，地域では医師，歯科医師，薬剤師，保健師，看護師，歯科衛生士などの保健医療専門家が，医療および公衆衛生の分野において，医療施設，薬局，行政機関などの多くの場で働いている．公衆栄養プログラムを展開していくうえで，これらの保健医療専門家は公衆栄養に関係する健康の問題に対し専門的立場から技術・情報の提供ができるので，その積極的な活動が重要である．

b. 予　算　公衆栄養プログラムを実践するうえで予算の確保は重要である．予算は主として人件費や事務費，旅費などに使われる．計画を立てても予算の裏付けがない場合，計画自体が絵に描いた餅となってしまう．予算はすぐに付くものではない．次年度から新たな公衆栄養プログラムを実行する場合，前年度の夏から秋にかけて次年度事業の予算を具体化していかねばならない．実施すべき事業が国や都道府県の補助事業の対象となることもあるので絶えず予算関連の情報に注意を払うべきである．

5・4・2　運営面・政策面のアセスメント

a. 運営アセスメント　公衆栄養プログラムに必要な予算，人材などの人的資源，設備などの物的資源，時間，実施の際の障害を検討することを**運営アセスメント**という．図 5・13 の運営・政策アセスメントに該当するのは，健康教育の方法や内容などに関わる教育戦略や組織，法制度などを評価することである．たとえば，"住民の健康状態のアセスメント"は図 5・13 の疫学アセスメントに該当し，運営・政策アセスメントではない．一方，"地域の社会資源のアセスメ

運営アセスメント：これから行う計画を事前に予測・評価すること．この場合，公衆栄養プログラムが住民や周囲に及ぼす影響の程度や範囲またその対策について，事前に予測・評価することを意味している．

ント"，"予算の過不足についての検討"，"関連法規との整合性の検討"，"既存の医療・福祉計画との調整"は運営・政策アセスメントに該当する．

　i）予　算

　4月1日～翌年3月31日までの会計年度に執行される予算は，地方自治体などの収入と支出および債務負担などに関する計画である．予算は議会の議決と承認を得ることが必要である．予算の内容は，国民や住民に公開する"公開性の原則"，予算を執行する前に議会の事前議決・事前承認が必要である"事前議決・事前承認の原則"，予算内容が明瞭でなければならない"明瞭性の原則"の原則がある．

　予算は，事業を執行する際の基本となるものなので，事業に対して予算が不足する場合は，事業規模の縮小や中止などの事業計画の修正が必要となる．

　ii）人的資源

　職員の労働意欲を高め，積極的に業務に取組むように方向付けることは，事業を成功させるために不可欠である．必要な時期に適切な能力を有する担当者を確保し，配置することが事業の成功には必要である．もし，人員が不足するときは，他の担当業務者で一時的に補うか，職員の中途採用も必要である．また，ボランティア，NPOなどの人材も活用すべきである．平素からこれらの団体や関係者とのつながりをもつことが重要である．

　iii）時　間

　公衆栄養プログラムの事業を実施し，目標を達成するまでの時間量を算定する．4月1日から翌年の3月31日までの予算年度のどの時期に着手すれば年度内に事業が完遂し，目標が達成達成されるかの予測を行う．これは予算をどの時期にいくら使うか，人材をどの時期に投入するかなど，予算と人的資源に連動する項目である．

　b．政策アセスメント　　公衆栄養プログラムの実施の促進要因や阻害要因となっている政策や法制度について，事前評価を行うことである．また，担当する公衆栄養プログラムが採用すべき政策としてふさわしいか，他の部局の政策と重複しているところがないかなどの検証が必要である．それには，国の法規や健康増進政策の方向性を十分に把握して，他の部局やNPOなどの団体などが行っている政策や事業，活動も含めて公衆栄養分野の政策などを網羅的に理解していることが担当者には求められる．

　i）法規，政策の変化の把握

　国や都道府県，そして市町村の行政活動は法律の根拠に基づいて行われている．行うべき公衆栄養プログラムも何らかの法律の根拠がある．国の政策を理解するには，関係する法律を理解する必要がある．いかなる目的で法律が制定され，対象者（受益者）は誰か，関係者にどのような義務や努力規定が課せられているか，実施主体はどこか，関連する法律は何か，などを理解する．その際，法律の解釈を補完する政令や省令（厚生労働省令など）にも目を通すことにより，法律の記載がよりいっそう理解できるようになる．また，事業を担当する者は，法律に基づいた事業を実施する際に出される通知にも必ず目を通さなければならない．

これらを習得することで，法律と現実の乖離状況や，逆に法律を根拠としての事業展開のポイントを押さえることが可能となる．加えて，関係部局が所管する事業との重複部分の理解なども容易となる．

ⅱ）自身が担当する公衆栄養プログラムの評価

政策アセスメントとは，新規に導入する公衆栄養プログラムやすでに実施しているプログラムについてその設定された目標に照らして，必要性，効率性，有効性，見直し，改正，終了，廃止，延長の可否などの事項を評価することである．

プログラムの必要性については，① 目標と現状の乖離状況の分析，② 現状が目標に達していないことの原因分析，③ 目標を達成するための現行プログラムの改善の必要性，④ プログラムの目標を達成するための具体的な手段である施策，事業計画，実施計画の提示である．効率性については，プログラムの実施のために要する費用と効果などにより算定する．また，有効性については，公衆栄養プログラムの実施が目的，目標を実現するのにどの程度の効果があるかを示す．

このように担当している公衆栄養プログラムの政策面でのアセスメントが行われるが，同様の政策は他の行政機関や部署でも行われていることがある．近年はNPOが行政機関の事業を代行している場合もある．

ⅲ）他の部署や関係者などが行う事業などとの調整

たとえば，健康増進法に基づく健康日本21の都道府県や市町村の健康増進事業は，介護保険法による高齢者の介護予防のための健康増進事業と重複する．また，健康増進事業の栄養指導などは，特定健康診査・特定保健指導の保健指導とも重複する．行政機関内でも保健事業を行っている部局と農林水産部局では住民に対する健康増進事業が重複する場合もある．また，公衆栄養プログラムを所管している同じ部署においても，以前から行われている公衆栄養プログラムと重複するところも出てくる場合がある．このように公衆栄養プログラムの実施のためには，さまざまな関係者，関係事業との調整が必要となる．

5・4・3 計画策定

公衆栄養プログラムの計画策定方法については表5・7に示している．表5・7から計画策定は，それをつくる"策定体制"に依拠しているといっても過言ではない．

政策としての軽重に応じて事務局体制をとるか否かを考え，適切な委員会を設置して各種団体や関係者に対する意見聴取などを通じて"情報収集"を行う．さらにそこから"問題点を抽出"し，"目標設定"を行い，"解決方法"としての政策を提示し，"優先順位"づけを行う．これらは，関係者などを交えた委員会の場で議論していく．並行して住民からの意見聴取を行い，計画原案に修正を加えて"計画"を固めていく．

5・4・4 住民参加

住民や社会の価値観やニーズの変化，生活環境や生活空間に対する関心の高まりから，従来の行政主導型の政策では対応できなくなってきている．それを補完

5・4 公衆栄養プログラムの計画, 実施, 評価　　151

表 5・7　公衆栄養プログラムの計画策定方法のポイント

計画策定方法のポイント

1. 公衆栄養プログラムの計画策定体制
　　事務局を作った　　事務局は作らなかった
2. 計画策定のための委員会について
　　① 新たに委員会を設置した　　② 公衆衛生委員会や医療審議会等
　　③ 保健医療対策協議会　　　　④ その他＿＿＿＿＿＿＿＿＿＿＿＿＿＿＿＿＿＿＿＿
3. 計画策定の際どの段階でどの組織・人から意見を聞いたか.

組織・人	情報収集	問題点の抽出	目標の設定	解決方法の考案	優先順位づけ	組織・人	情報収集	問題点の抽出	目標の設定	解決方法の考案	優先順位づけ
① 栄養士会						⑦ 学校					
② 医師会						⑧ 企業					
③ 歯科医師会						⑨ 学識者					
④ 医療機関						⑩ 食生活改善推進員・NPO					
⑤ 都道府県・市町村						⑪ 住民					
⑥ 保健所						⑫ その他					
内　部　部　局											
⑬ 教育部局						⑯ 環境部局					
⑭ 福祉・介護部局						⑰ 労働部局					

4. 住民の意見聴取の方法
　　① 委員としての住民の意見を審議会, 部会などで聴取　　② 公聴会を開いた　　③ アンケートをとった
　　④ パブリックコメント制度　　⑤ 住民側からの苦情を利用　　⑥ インターネットや広報誌　　⑦ モニターに意見を聞いた
　　⑧ その他＿＿＿＿＿＿＿＿＿＿＿＿＿＿

情　報　収　集

5. データの収集はどこで行ったか
　　① 都道府県本庁で　　　　　　　　　　② 委員会のもとに設置した作業部会
　　③ 保健所や福祉事務所等出先機関も分担
　　　　保健所担当部分＿＿＿＿＿＿＿＿＿＿　福祉事務所担当部分＿＿＿＿＿＿＿＿＿＿＿＿＿＿＿
　　④ 大学等の研究機関に委託・具体的内容＿＿＿＿＿＿＿＿＿＿＿＿＿＿＿＿＿＿＿
　　⑤ コンサルタントなどの民間機関に委託・具体的内容＿＿＿＿＿＿＿＿＿＿＿＿＿＿
6. どのような既存のデータを利用したか
　　① 人口動態統計　　　　② 国民生活基礎調査　　③ 患者調査　　　　　　④ 地域保健事業報告
　　⑤ 衛生行政報告例　　　⑥ 母体保護統計報告　　⑦ 国民健康・栄養調査　⑧ 家計調査年報
　　⑨ 保健福祉動向調査　　⑩ 学校保健統計　　　　⑪ 感染症統計　　　　　⑫ 介護事業実態調査
　　⑬ 医療施設調査病院報告　⑭ 食中毒統計　　　　⑮ 結核の統計　　　　　⑯ その他
7. 計画策定のために自治体で独自の調査を行ったか
　　① した　　② しなかった

問　題　抽　出

8. データを分析して問題点を抽出したのはどの組織か
　　① 作業部会　② 事務局　③ コンサルタント, シンクタンク等民間組織　④ 大学等研究機関　⑤ その他＿＿＿＿＿＿
9. (3) の問題抽出の過程で意見を重視した団体などはどこか
　　① 栄養士会　② 医師会　③ 歯科医師会　④ 医療機関　⑤ 都道府県・市町村　⑥ 保健所　⑦ 学校　⑧ 企業　⑨ 学識者
　　⑩ 食生活改善推進員・NPO　⑪ 住民　⑫ 教育部局　⑬ 福祉・介護部局　⑭ 環境部局　⑮ 労働部局　⑯ その他

表 5・7　公衆栄養プログラムの計画策定方法のポイント（つづき）

目標・目的の設定

10. 下記の公衆栄養プログラムで特に重点的に取上げたものの優先順位づけ（例示）
    ① 適正体重を維持している者の増加　② 適切な量と質の食事を摂る者の増加　③ 共食の増加
    ④ 低栄養傾向（BMI 20 以下）の高齢者の割合の増加の抑制　⑤ 肥満傾向にある子どもの割合の減少
    ⑥ メタボリックシンドロームの該当者および予備群の減少
    ⑦ 利用者に応じた食事の計画，調理および栄養の評価，改善を実施している特定給食施設の割合の増加
    ⑧ 食品中の食塩や脂肪の低減に取組む食品企業および飲食店の登録数の増加

解決方法の考案

11. 抽出された問題の解決方法の発案者
    ① 作業部会　② 事務局　③ コンサルタントなど民間組織　④ 大学等研究機関　⑤ その他　＿＿＿＿＿＿＿＿＿＿

12. （3）の解決方法の考案の過程で重視した団体等の意見のうちの上位五つについて
    ① 栄養士会　② 医師会　③ 歯科医師会　④ 医療機関　⑤ 都道府県・市町村　⑥ 保健所　⑦ 学校　⑧ 企業　⑨ 学識者
    ⑩ 食生活改善推進員・NPO　⑪ 住民　⑫ 教育部局　⑬ 福祉・介護部局　⑭ 環境部局　⑮ 労働部局　⑯ その他
    Ⅰ（　　　）Ⅱ（　　　）Ⅲ（　　　）Ⅳ（　　　）Ⅴ（　　　）

優先順位の付与

13. 解決すべき問題の優先順位を決める要素
    ① 問題の緊急度の高さ　　　② 対象者数（影響を受ける人数）　③ 費用対効果分析
    ④ 費用対効率分析　　　　　⑤ さまざまな組織・人の意見　　　⑥ その他＿＿＿＿＿＿

14. （3）であげたなかで，優先順位の付与の過程で意見を重視した団体などの上位五つについて
    ① 栄養士会　② 医師会　③ 歯科医師会　④ 医療機関　⑤ 都道府県・市町村　⑥ 保健所　⑦ 学校　⑧ 企業　⑨ 学識者
    ⑩ 食生活改善推進員・NPO　⑪ 住民　⑫ 教育部局　⑬ 福祉・介護部局　⑭ 環境部局　⑮ 労働部局　⑯ その他
    Ⅰ（　　　）Ⅱ（　　　）Ⅲ（　　　）Ⅳ（　　　）Ⅴ（　　　）

するように住民参加による政策の形成を行う自治体などが増加してきている．

住民参加による政策形成の効果は，以下のことがあげられる．

① 住民がまちづくりや行政施策に対して主体者意識をもつきっかけとなる．
② 計画の初期段階からの住民の意見聴取により，計画策定の長期化・泥沼化を防ぎ，住民と行政，あるいは住民同士の紛争防止となり，事業費と時間的遅れを最小化することで，結果として行政コストの削減になる．
③ 住民参加により住民の総意が確立し，また住民の肌感覚に基づく良質の決定を増やす．そして現実的で実行されやすい計画の策定が可能となり，より効率的な事業管理や事業実施が容易になる．
④ 住民との意見交換などを通じて，行政担当者自身の専門知識の増加につながる．同時に住民側でもその専門知識と創造力を開発する契機となる．住民と行政との合同計画策定チームができることで，以後の同様の計画づくりの際の参考になる．

表 5・7 に示すように，住民参加は計画の策定段階から行うべきである．また，"問題点の抽出"，"目標の設定"，"解決方法の考案"，"優先順位づけ"などを行う際に設定される "議論の場" に参加すべきである．また，住民と行政関係者と学識経験者などの専門家とを比較すると，後者の方が多くの情報や知識をもっている場合が多いことから，議論を行う際には住民側に十分な情報提供を行って，情報や知識の差を少なくする工夫が必要である．議論の過程や結論は，広く情報公開すべきである．

5・4・5 プログラムに関連する関係者・機関の役割

表5・7にあげているように，公衆栄養プログラムに関連する関係者や機関として，栄養士会，医師会，歯科医師会などの職能団体，広く公衆栄養プログラムが関わる医療機関（給食・栄養指導など），学校（学校保健），企業（職域保健，特定健診・保健指導），保健分野を所管する厚生労働省都道府県や市町村の健康増進担当課，出先機関である保健所，市町村保健センター，ボランティア・NPO関係として食生活改善推進員がある．栄養関連職種としては，管理栄養士・栄養士以外に健康運動指導士，保健師，歯科衛生士，医師，歯科医師などがいる．栄養，食生活に関する事項は，これら関係者・機関の日常業務の一部であることから，公衆栄養プログラムを計画し，実施，評価する際にはそれぞれの立場で積極的な参加や協力が求められる．また，専門家の立場から計画に意見などを行う学識経験者，すでに述べたがプログラム作成や実施などに関与するとともにプログラムの対象でもある住民もそれぞれの役割を担っていかねばならない．

表5・7に示すように，公衆栄養プログラムに関わる関係者や関係機関から健康・栄養問題を取巻くさまざまな情報を収集し，議論を進めて計画を取りまとめ，それを実施して結果評価までの業務の中核を担うのが**行政栄養士**である．いわば，行政栄養士は，公衆栄養マネジメントのPDCAサイクルを回す役目を背負っている．そのためには行政栄養士は，専門知識を有することに加えて，地域の関係者や関係機関のコーディネーターとしての能力を備え，その役割を果たしていくことが重要である．なお，行政栄養士が担うべき役割は，2013年に厚生労働省から発出された通知"地域における行政栄養士による健康づくり及び栄養・食生活の改善の基本指針"に具体的に示されている（表3・1参照）．

食生活改善推進員："私たちの健康は，私たちの手で"をスローガンに，食をとおした健康づくり活動を行うボランティア団体である．地域で協議会が設置され，そこに属する食生活改善推進員は，"ヘルスメイト"，"食改さん"の愛称で親しまれている．

5・4・6 評価の意義と方法

a. 意 義　わが国の行政においては，法律の制定や予算の獲得等に重点が置かれ，その効果やその後の社会経済情勢の変化に基づき政策を評価し，見直すことは軽視されてきた．しかし，少子高齢化が急速に進む昨今，予算の制約もあり，政策の効果について，事前・事後評価を行うことが求められている．評価を行いその結果を世間に公表することで情報開示が進むことにもなり，より行政計画などに関心をもつ市民が増えることで行政計画に参画する機会が拡大するという効果も期待される．また，行政機関内の政策の立案を担う部署と保健所や市町村保健センターなどの実施部門との意思の疎通と意見交換も促進されることが期待できる．

政策評価を行う根拠は，"行政機関が行う政策の評価に関する法律"第1条に定められている．政策のマネジメント・サイクル（PDCAサイクル）を確立するために実施されるが，その目的は"国民や住民本位の効率的な質の高い行政の実現"，"成果重視の行政の推進"，"国民や住民に対する説明責任の徹底"などを図るためである．

b. 方 法　評価の際に重要なのは，"評価を行うこと"自体に高額の費用がかからないようにすることである．人手や予算が必要以上にかからない合理的で

効率的な評価を行うことに留意しなければならない．以下の3点が重要である．
① 数値目標を設定するなどして，定量的な評価手法の開発を進める．
② 定量的な評価手法の適用が困難である場合は，可能な限り客観的な情報やデータ，事実に基づく定性的な評価を行う．
③ 第三者評価などを用いて評価の客観性を確保する．

5・4・7 評価の実際

米国の医療経済学者であるA.Donabedian（ドナベディアン）（1919～2000）によると医療の質は三つの評価側面があるという．同様にして公衆栄養プログラムを評価すると，その評価は，表5・8のようにプログラムの"構造"，プログラムの"過程（プロセス）"，そしてプログラムがもたらした"結果"の3点から行うことができるとされている．

表 5・8 評価の3要素

評価の視点	内　容
構造評価	物的資源（栄養・食生活教育施設，設備，予算など） 人的資源（効率的な事業推進に必要な職員数，職員の資質など） 法制度・関連政策（制度的裏付けが十分であるかなど）
過程（プロセス）評価	管理栄養士・栄養士など保健医療従事者の活動（予防事業の実施状況など） 対象者や団体の行動（健康教育などへの参加率・満足度，反応など）
結果評価	地域住民や対象者の健康水準の向上 医療費の削減 参加者が健康増進を志向した行動変容を達成したか

表5・8のように，"構造評価"は，栄養・食生活教育施設（市町村保健センターの設置状況や運営体制），設備，予算などの物的資源や効率的な事業推進に必要な職員数および職員の資質などの人的資源に注目して行われる．そしてプログラムを実施するうえで基盤となる法制度や関連政策を調べ，プログラムを遂行するうえで制度的裏付けが十分であるか否かを評価する．

a. 構造評価　　構造評価においては，可能な限り客観的・定量的評価が可能となる数値をもとに評価することが望ましい．また，プログラムを進行するための構造は3～5年の中長期間に大幅な見直しが行われることがほとんどであるため，中長期的な観点に立って評価していく．

具体的には，前述のプリシード・プロシードモデルの"第4段階の運営・政策アセスメント"は，決定した公衆栄養プログラムが実現可能となるために"必要な予算や人材（人的資源），時間などの運営面に深く関わる資源"とプログラムとの関係を明らかにし，何がプログラムの促進因子となり何が阻害因子になるかを明らかにすること，ならびに"現行の政策や法規，行政組織など政策面に関する事項"がプログラムの促進因子となるか阻害因子となるかを明らかにすることであるが，これらについて定められた目標などが評価のポイントとなる．

b. 過程（プロセス）評価　　"過程評価"は，予防事業の実施状況など管理

栄養士・栄養士などの保健医療従事者の活動，対象者や団体の健康教育への参加率・満足度などの影響度，事業の進捗状況や目標の達成度など，事業の着手から結果に至るまでの日常の業務過程を評価するものである．プリシード・プロシードモデルの"第2段階の疫学アセスメント"で検討した"対象となる住民の行動様式や生活習慣"，そして"これらを取巻く環境要因"に関して定めた目標と"第3段階の教育・エコロジカルアセスメント"で検討した"個人や集団の行動や環境に由来する健康課題に影響を与える教育や組織"に関して設定された目標の達成状況が評価されることになる．

c. 結果評価　"結果評価"は，公衆栄養プログラムを実施することにより最終的に地域住民や対象者の健康水準の向上が図られたか，医療費の削減，参加者が健康増進を志向した行動変容を達成したか，などが評価ポイントとなる．

プリシード・プロシードモデルの"第1段階の社会アセスメント"の"対象とする集団や個人の健康ニーズやQOL"に関して設定した目標や"第2段階の疫学アセスメント"による"住民の健康状態"について設定した目標の達成状況が評価される．

d. 評価結果のフィードバック　以上のことから"構造評価"の結果は，プリシード・プロシードモデルの"第4段階の運営・政策アセスメント"に反映して，政策の変更や人的資源配分や予算配分の見直し，実施体制の見直しなどにつないでいく．"経過評価"の結果は，"第2段階の疫学アセスメント"で検討すべき対象となる住民の行動様式や生活習慣に関する目標および"第3段階の教育・エコロジカルアセスメント"の検討対象の"個人や集団の行動や環境に由来する健康課題に影響を与える教育や組織"に関する目標の見直しを行う根拠となる．同様に"結果評価"に基づいて，"第1段階の社会アセスメント"の対象とする集団や個人の健康ニーズやQOLに関して設定した目標の見直し，および"第2段階の疫学アセスメント"の住民の健康状態について設定した目標の見直しを行わなければならない．

これが公衆栄養プログラムを計画から評価までを一貫して行い，その評価結果を次期計画や事業の修正（見直し）に活かして，公衆栄養プログラムをさらに望ましいものにしていくという，PDCAサイクルを回していくという考え方である．

重要な用語

アセスメント	公衆栄養プログラム	準備要因	プリシード・プロシードモデル
運営・政策アセスメント	構造評価	食生活改善推進員	プロシード
影響評価	自記式	他記式	プロセス評価
疫学アセスメント	事業	短期目標	ヘルスプロモーション
過程（プロセス）評価	実現要因	中期目標	面接法
教育・組織アセスメント	質問紙法	長期目標	目標設定の優先順位
強化要因	社会アセスメント	電話調査法	郵送法
行政栄養士	集合法	PDCAサイクル	予備調査（プリテスト）
結果評価	住民参加	プリシード	留置法
公衆栄養アセスメント			

6 公衆栄養プログラムの展開

1. 国や都道府県，市町村，そして医療・福祉機関や関係者により実施されている健康づくり，食育の推進，在宅療養，介護支援，健康・食生活の危機管理などの公衆栄養プログラムの内容を理解する．
2. 食中毒への対応や感染症対策は保健所の重要な仕事の一つである．
3. 農林水産省は新型インフルエンザに備えて，各家庭で最低2週間分の備蓄をするように求めている．
4. 国民が安心して食品を選択するために特別用途食品制度や食品表示基準制度などが設けられている．
5. ライフステージ別の乳幼児健診，特定健康診査・特定保健指導などの公衆栄養プログラムを展開する際には世代別のプログラムの内容や課題，そして地域集団の特性などについて配慮する必要がある．

6・1 地域特性に対応したプログラムの展開

　国は健康増進法に基づき，国民の総合的な健康増進を図るための基本方針として健康日本21（第二次）の策定している．この計画の内容に沿って都道府県は，住民の健康増進の推進のための施策を記した"都道府県健康増進計画"を定めなければならない．また，市町村も住民の健康増進の推進に関して"市町村健康増進計画"を定めるよう努めるものとされている（第8条2項）．なお，健康増進計画ついては，都道府県は策定することが義務となっているが，市町村は義務ではなく努力規定となっている．

　健康日本21（第二次）は，このように健康増進法の規定に基づき，健康増進に関する地方計画が都道府県や市町村により策定され，地域での健康増進活動が展開されている．

6・1・1 健康づくり

a. 21世紀における国民健康づくり運動（健康日本21）　21世紀における国民健康づくり運動（以下，健康日本21（第一次）とよぶ）は，2000年4月より実施されてきた国民の健康づくり運動である．その運動の対象分野として，① 栄養・食生活，② 身体活動・運動，③ 休養・こころの健康づくり，④ たばこ，⑤ アルコール，⑥ 歯の健康，⑦ 糖尿病，⑧ 循環器病，⑨ がん，それぞれの分野で数値目標を設定して実施されてきた．

健康日本 21 が誕生した背景としては，人口の高齢化に伴い疾病全体に占めるがん，心臓病，脳卒中，糖尿病などの生活習慣病の割合が急速に増加してきたことによる．これに伴い，医療費の高騰や要介護者の増加なども深刻な社会問題となってきた．こうした問題に対処するには，国民の健康を増進し，発病を予防する"一次予防"に重点を置いた対策を推進し，壮年期死亡の減少，痴呆や寝たきりにならない状態で生活できる期間（健康寿命）の延伸などを図っていくことの重要性が認識されてきた．

第一次の健康日本 21 は，2013 年 3 月 31 日に終了した．実に 10 年あまりにわたる計画であったが，この健康増進政策に示された上記の健康増進 9 分野 80 項目の目標のうち，再掲 21 項目を除く 59 項目の最終評価の結果は次のとおりであった．

"A 目標値に達した"と"B 目標値に達していないが改善傾向にある"を合わせて 35 項目（約 6 割）である一方，"D 悪化している"が 9 項目（約 15％）となっていた（表 6・1）．

表 6・1 健康日本 21（第一次）の評価結果[a]

評　価	到達状況の例示
A 目標に達した （10 項目，16.9％）	メタボリックシンドロームを認知している国民の割合の増加 高齢者で外出について積極的態度をもつ人の増加 80 歳で 20 歯以上・60 歳で 24 歯以上の自分の歯をもつ人の増加 など
B 目標値に達していないが改善傾向 （25 項目，42.4％）	食塩摂取量の減少 意識的に運動を心がけている人の増加 喫煙が及ぼす健康影響についての十分な知識の普及 糖尿病やがん検診の促進 など
C 変わらない （14 項目，23.7％）	自殺者の減少，多量に飲酒する人の減少 メタボリックシンドロームの該当者・予備群の減少 高脂血症の減少 など
D 悪化している （9 項目，15.3％）	日常生活における歩数の増加 糖尿病合併症の減少 など
E 評価困難 （1 項目，1.7％）	特定健康診査・特定保健指導の受診者数の向上（平成 20 年からの 2 年間のデータに限定されため）

a) 厚生科学審議会地域保健健康増進栄養部会 次期国民健康づくり運動プラン策定専門委員会，"健康日本 21（第二次）の推進に関する参考資料"（2012）より．

b. 健康日本 21（第二次） これらの結果を受けて，2013 年 4 月より第二次の"健康日本 21"が始まっている．第二次の健康日本 21 においては，ライフステージに応じて健やかで心豊かに生活できる活力ある社会を実現し，その結果として社会保障制度が持続可能なものとなるよう，国民の健康増進について計 53 項目（再掲を除く）の数値目標を設定し，2013 年度から 2022 年度までの間，取組むものである．概念としては，"個人の生活習慣の改善及び個人を取巻く社会環境の改善を通じて，生活習慣病の発症予防・重症化予防や社会生活機能を維持・向上させることで個人の生活の質の向上を目指す"とともに"健康のための資源へのアクセスを改善することなどを通じて社会環境の質の向上を図る"こと

により，健康寿命の延伸と健康格差の縮小を実現することを目指している．また，都道府県は，国の目標を勘案しつつ，地域の特性をふまえた健康増進計画を策定し，関係者との連携の強化を図りながら都道府県独自の取組みを推進するとともに，取組み結果の評価をデータに基づいて行うこととされている．

この計画の健康増進に関する基本的な方向性は，次に示すとおりである．

NCD: noncommunicable diseases，非感染性疾患

COPD: chronic obstructive pulmonary disease

① 健康寿命の延伸と健康格差の縮小
　この二つを生活習慣の改善や社会環境の整備によって達成すべき最終的な目標とする．
② 生活習慣病の発症予防と重症化予防の徹底（NCDの予防）
　がん，循環器疾患，糖尿病，慢性閉塞性肺疾患（COPD）に対処するため，一次予防・重症化予防に重点を置いた対策を推進する．特に国際的にもNCD対策は重要となっている．
③ 社会生活を営むために必要な機能の維持および向上
　自立した日常生活を営むことを目指し，ライフステージに応じ，"こころの健康"，"次世代の健康"，"高齢者の健康"を推進する．
④ 健康を支え，守るための社会環境の整備
　時間的・精神的にゆとりある生活の確保が困難な者も含め，社会全体が相互に支え合いながら健康を守る環境を整備する．
⑤ 栄養・食生活，身体活動・運動，休養，飲酒，喫煙，歯・口腔の健康に関する生活習慣の改善および社会環境の改善
　生活習慣病の予防，社会生活機能の維持および向上，生活の質の向上の観点から各生活習慣の改善を図るとともに，社会環境を改善していく．

[健康日本21（第一次）の最終評価]
- 自治体における健康増進計画の策定状況は，都道府県100％，市町村76％であった．
- 98％の都道府県で健康増進計画の評価を行う体制があり，中間評価も実施されていたが，市町村では約半数であった．また，健康増進施策の推進体制については，98％の都道府県で関係団体，民間企業，住民組織が参加する協議会・連絡会などの体制があり，市町村でも7割弱を占めた．
- 都道府県の健康増進施策の取組み状況については，9分野のうち"充実した"と回答した割合が高かったのは，がん（89％），たばこ（83％）など，50％を下回ったのはアルコール（23％）と循環器病（43％）であった．目標達成の状況は，今後の各自治体での最終評価の状況をふまえた整理が必要である．
- 市町村で各分野の代表項目で"充実した"と回答した割合が高かったのは，がん検診の受診者の増加（66％），特定健診・特定保健指導の受診者数の向上（61％）などであった．
- 健康日本21推進全国連絡協議会の加入会員団体で，取組み体制について担当者を決めたとする団体は81％と高く，他の機関や団体との連携や年度ごとに計画を立てた取組みの実施も6割を超えた

c. 国民健康づくり運動に向けての論点　　運動方針の検討の視点は，①日本の特徴をふまえ10年後を見据えた計画の策定，②目指す姿の明確化と目標達成への意欲を出させるための刺激を与える仕組みづくり，③自治体など関係機関が自ら進行管理できる目標の設定，④国民運動に値する広報戦略の強化，⑤新たな理念と発想の転換である．

d. 健康増進法　　健康増進事業を行う際の根拠法は，主として**健康増進法**である．この法律は，わが国における急速な高齢化の進展および疾病構造の変化に伴い，国民の健康の増進の重要性が著しく増大していることに鑑み，国民の健康の増進の総合的な推進に関し基本的な事項を定めるとともに，国民の栄養の改

善，その他の国民の健康の増進を図るための措置を講じ，もって国民保健の向上を図ることを目的としている．

6・1・2 食　育

a. 食をめぐる現状　わが国は戦後の高度成長により国民の生活水準が著しく向上し，かつての食料難といわれた時代から，食べ残しや食品廃棄物の増大が問題となるようないわゆる"飽食"の時代を迎えた．他方，食料は海外に大きく依存しており，わが国の食料自給率（§2・5・5参照）は先進国中最低の水準となっており，食料自給率の向上が急務となっている．

わが国の伝統的な食生活は気候風土に合った米や野菜を中心とし，豊かな食文化をつくり上げたが，塩分の過剰摂取や脂質の摂取不足などの課題も抱えていた．戦後，伝統的な食生活の長所を保ちつつ畜産物や乳製品などをバランスよく取込み，米と多様な副食からなるいわゆる"日本型食生活"を実現し，海外からも大きく評価された．ところが，社会経済構造の変化，国民の価値観の多様化などを背景に，かつての米を中心として多様な副食からなるいわゆる"日本型食生活"を基本とした食生活スタイルから個人の好みに合わせた食生活スタイルへと食の多様化がさらに進展した．その結果，脂質の過剰摂取や野菜の摂取不足などの栄養の偏り，朝食の欠食に代表されるような食習慣の乱れに起因する肥満や生活習慣病の増加，過度の痩身など，さまざまな問題がひき起こされている．食の多様化は社会経済構造や国民の意識の変化に起因するものであるだけに短期間に問題をすべて解決することは困難であるが，食育として粘り強く取組むことが重要である．特に人格形成期にある子どもの食育は重要であるが，依然として朝食の欠食がみられ，一人で食べることも少なくない．生活時間の多様化とも相まって家族や友人などと一緒に楽しく食卓を囲む機会が減少傾向にあるが，食育の場としてもこうした機会を確保することは重要である．高齢者については経済的，物理的要因などにより一部の高齢者の食生活の質が低下しているとの指摘があるが，高齢者が生き生きと生活できるような健全な食生活が確保されることが重要である．

食については情報が氾濫している一方，受け手である国民が正しい情報を適切に選別し活用することが困難な状況も見受けられる．食品の安全性に関わる国内外の事案の発生により食品の安全性に対する国民の関心は高まっており，適切な情報の提供により国民の理解の増進を図る必要がある．また，食の多様化が進む一方で，地域の伝統的な食文化が失われつつある．個性あふれる地域社会の活性化などの観点から，地域の気候風土などと結び付いた伝統ある優れた食文化を活かしていくことが重要である．

b. 食育基本法の制定　2005年に公布された**食育基本法**は，"国民が生涯にわたって健全な心身を培い，豊かな人間性をはぐくむ"ことを目的としている（第1条）．同法に基づき2006年には，食育の推進に関する施策を総合的かつ計画的に実施していくために**食育推進基本計画**が策定された（計画期間は，2006年度～2010年度まで）．この計画をもとに国や都道府県，市町村，関係機関・団

体などが家庭，学校，保育所などにおける食育活動を推進してきた．この活動により，すべての都道府県で食育推進計画が作成され，実施されてきた．また，この期間に食育の推進に関わるボランティアが増加したことや，メタボリックシンドローム（内臓脂肪症候群），生活習慣病についての正しい知識の普及は進んできた．しかし，糖尿病などの生活習慣病有病者の増加，子どもの朝食欠食，家族とのコミュニケーションなしに一人で食事をとるいわゆる"孤食"，高齢者の栄養不足などはいまだ改善されていない．

こうした背景から，今後の食育推進活動は，知識の普及のみならず，生涯にわたって間断なく食育を推進する**生涯食育社会**の構築を目指すとともに，食をめぐる諸課題の解決に資するように推進していくことが必要であるとの認識のもと，**第2次食育推進基本計画**が策定され，実施されているところである（計画期間は，2011年度〜2015年度まで）（§3・2・5d参照）．

第2次食育推進基本計画は，食に関する知識の周知から，食育推進活動の実践へと舵が切られた．

6・1・3 在宅療養，介護支援

在宅療養とは地域や自宅などの生活の場において必要な医療や介護を受ける療養の形態である．特に高齢者がその対象となるが，安心して在宅での療養をしていくためには，本人，家族，行政，地域の医療・介護・福祉関係者やボランティアなどの協力や支援のもと，**地域包括ケアシステム**（図6・1）の確立が不可欠である．

医療と介護などの関係者の連携を図り，在宅療養システムを実効性があるものとするために，行政が在宅療養支援窓口を開設することによる相談体制の充実，本人・家族や医療・介護関係者などの連絡調整を行うことで，病院からの退院支援の強化や，在宅療養者の病状急変時に入院治療ができる体制の整備が図られて

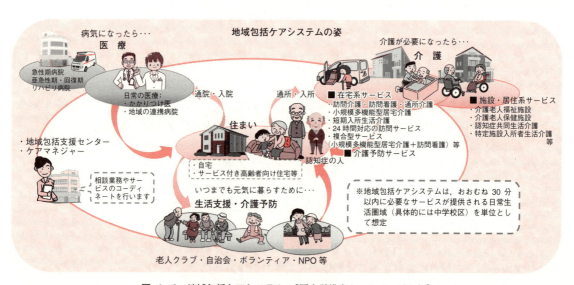

図6・1 地域包括ケアシステム ［厚生労働省ホームページより］

いる．また，在宅療養推進協議会などが設置され，地域における関係者の連携や在宅療養を支える地域の社会資源の十分な活用方策などが審議され，在宅療養の希望者やそれが必要な高齢者などが安心して暮らせる地域づくりが各地で推進されている．

	予防給付におけるサービス	介護給付におけるサービス
都道府県が指定・監督を行うサービス	○ 介護予防サービス 【訪問サービス】　　　　　【通所サービス】 　介護予防訪問介護＊　　　　介護予防通所介護＊ 　介護予防訪問入浴介護　　　介護予防通所リハビリテーション 　介護予防訪問看護 　介護予防訪問リハビリテーション　【短期入所サービス】 　介護予防居宅療養管理指導　　介護予防短期入所生活介護 　　　　　　　　　　　　　　　介護予防短期入所療養介護 　介護予防特定施設入居者生活介護 　介護予防福祉用具貸与 　特定介護予防福祉用具販売	○ 居宅サービス 【訪問サービス】　　　　　【通所サービス】 　訪問介護　　　　　　　　　通所介護 　訪問入浴介護　　　　　　　通所リハビリテーション 　訪問看護 　訪問リハビリテーション　【短期入所サービス】 　居宅療養管理指導　　　　　短期入所生活介護 　　　　　　　　　　　　　　短期入所療養介護 　特定施設入居者生活介護 　福祉用具貸与 　特定福祉用具販売 ○ 居宅介護支援 ○ 施設サービス 　介護老人福祉施設 　介護老人保健施設 　介護療養型医療施設
市町村が指定・監督を行うサービス	○ 介護予防支援 ○ 地域密着型介護予防サービス 　介護予防小規模多機能型居宅介護 　介護予防認知症対応型通所介護 　介護予防認知症対応型共同生活介護（グループホーム）	○ 地域密着型サービス 　定期巡回・随時対応型訪問介護看護 　小規模多機能型居宅介護 　夜間対応型訪問介護 　認知症対応型通所介護 　認知症対応型共同生活介護（グループホーム） 　地域密着型特定施設入居者生活介護 　地域密着型介護老人福祉施設入所者生活介護 　複合型サービス
その他	住宅改修	住宅改修

	地域支援事業
市町村が実施する事業	**新しい介護予防・日常生活支援総合事業** 〔要支援1〜2およびそれ以外の者（元気な一般高齢者など）〕 ○ 介護予防・生活支援サービス事業（市町村の裁量を拡大し，多様な主体による多様なサービス提供の推進） 　・訪問型サービス（多様な担い手による生活支援） 　・通所型サービス（ミニデイなどの通いの場の提供，運動，栄養，口腔ケアなどの教室の開催） 　・生活支援サービス（配食，見守りなど） 　・介護予防支援事業（ケアマネジメント） ○ 一般介護予防事業 **包括的支援事業** ○ 地域包括支援センターの運営 　・介護予防ケアマネジメント 　・総合相談支援業務 　・権利擁護業務 　・ケアマネジメント支援 　・地域ケア会議の充実 ○ 在宅医療・介護連携の推進（認知症初期集中支援チーム，認知症地域支援推進員など） ○ 生活支援サービスの体制整備（コーディネーターの配置，協議会の設置など） **任意事業** ○ 介護給付費適正化事業 ○ 家族介護支援事業 ○ その他の事業

図 6・2　介護支援の全体像（2012年4月）　地域支援事業については，2014年の制度改正により，2015年4月以降上記の内容に改正されている．＊この二つのサービスは新しい地域支援事業に移行する．［厚生労働省統計協会 編，"国民衛生の動向 2014/2015"，p.258，厚生労働統計協会（2014）より改変］

2014年6月に公布され，順次施行されている**医療介護総合確保推進法**（地域における医療及び介護の総合的な確保を推進するための関係法律の整備等に関する法律）には，在宅医療・介護連携の推進などの地域支援事業の充実が謳われている．また，後述するが全国一律に実施されている要支援1,2を対象とした予防給付（訪問介護・通所介護）は，地域支援事業に移行することとなった．

介護支援は，"健常な高齢者や要支援状態にある高齢者が要介護状態になることを防いだり，要介護状態の人の介護度がさらに悪化（たとえば要介護2から要介護4に進む）するのを防ぎ，改善を図る"ことを目的としている．

2014年の介護保険法の改正により，これらのサービス内容の見直しが行われた．その結果，2015年4月1日より図6・2に示す介護予防給付のうち**"訪問介護"**と**"通所介護"**が，市町村が取組む**"新たな地域支援事業"**に移行することとなった．従来の地域支援事業と異なり，新たな地域支援事業では市町村の裁量が拡大し，行政，NPO，事業者など地域の多様な主体による多様なサービス提供の推進の推進が図られている．訪問介護と通所介護以外の図6・2にある入浴介護や訪問看護，福祉用具貸与などの介護予防給付は，多様な形態でのサービス提供の余地が少ないことから，ひき続き介護予防給付としてサービスが提供される．

なお，介護支援には，**"介護予防給付"**，**"介護給付"**および**"地域支援事業"**がある．介護予防給付は要支援1と2で，介護給付には介護給付には要介護1～5から構成されている．介護予防給付や介護給付が介護認定を受けている者を対象としているのに対し，新しい地域支援事業は要支援1～2（ただし訪問介護あるいは通所介護を受けている者のみ）および元気な一般高齢者などを対象にして市町村によりサービスが提供されている．また，2014年4月からの"新しい地域支援事業"は，**"介護予防・日常生活支援総合事業"**，**"包括的支援事業"**および**"任意事業"**から構成されている（図6・2）．

6・1・4 健康・食生活の危機管理と食支援

a. 食 中 毒　健康・食生活の危機管理として，想定すべきものには，食中毒，感染症，災害がある．食中毒への対応は，対物保健を担当する保健所の仕事

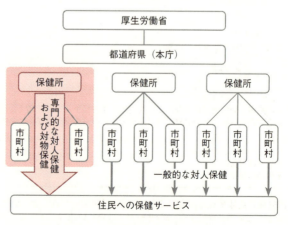

図6・3　地域保健行政の仕組み

である（図6・3）．食中毒様症状を呈した患者やその家族，診察した医師や苦情を受けた業者が保健所に届け出ると，食品衛生担当課による調査が開始される．患者や業者への聞き取りのほか，検食の検査などを行い，さまざまな情報を総合的に勘案して食中毒か否かの判断を行う．食中毒と判断された場合には営業停止などの行政処分が下される．施設の特殊性を考慮して，営業（事業）停止を免除されることはない．よって，施設側には，事業停止となった場合の代替体制などを考慮した危機管理マニュアルの整備が求められる．そして保健所は，食中毒を起こさないための平常時からの監視指導や，一般家庭への啓蒙を行う．このような業務には**食品衛生監視員**があたるが，多くの管理栄養士養成施設では食品衛生監視員の資格が取得できるため，管理栄養士の資格をもつ者が食品衛生監視員として勤務することもある．

b. 感染症　現在，保健所の感染症対策として重要なのは，結核とエイズであるが，爆発的な流行への対応が迫られるのは**新型インフルエンザ**である．

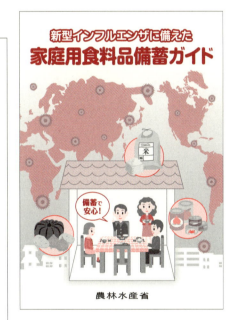

図 6・4　新型インフルエンザに備えた家庭用食料品備蓄ガイド
（http://www.maff.go.jp/j/zyukyu/anpo/pdf/gaido.pdf）

1918年に流行した，当時の新型インフルエンザであるスペインかぜは，約3週間で全国に広がり，就業者がつぎつぎに感染・発病したため，郵便，電話，鉄道は麻痺し，流通にも支障をきたした．食料や熱さましの氷なども通常の数倍の高値になったと当時の新聞は報じているが，その新聞ですら作り手が足りなくなり，裏表1枚のみの発行という事態になったほど，さまざまな分野で人的被害と社会的影響がみられた．新型インフルエンザが流行した場合，感染予防のため，買物を含む不要不急の外出は控えるよう指導される．また，発病して出勤できない者が増えれば，物流や小売りも人員を確保できなくなり，食料品をはじめとする物資の入手が困難となる．そこで，2009年の流行に際して，農林水産省が示した**"新型インフルエンザに備えた家庭用食料品備蓄ガイド"**では，各家庭で最低2週間分の備蓄をするよう求めている（図6・4）．通常3日分とされる災害備蓄と異なるのは，災害の場合，発災後3日ほどで被災地外から救援物資が届くようになるが，新型インフルエンザが全国的に蔓延した場合，救援にまわれる人がいなくなるうえ，製造や流通がストップし，物資が品薄になるため，多めに備蓄しておく必要があるからである．また，国が発表した**"事業所・職場における新型インフルエンザ対策ガイドライン"**では，"不要不急の事業については，可能な限り縮小・休止することが望ましい"とされているが，ライフラインに従事す

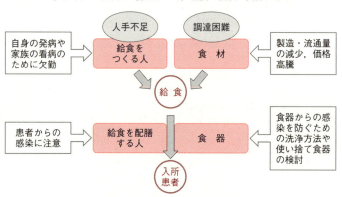

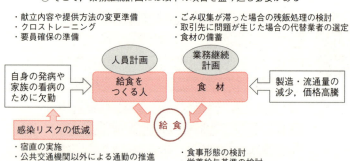

図6・5　感染症のパンデミックに備えた給食施設の対応

る人たちには優先的に予防接種がなされ，多くの場合，電気，ガス，水道は使用できるため，必ずしも調理不要の食品を備蓄しておく必要はない点が災害備蓄とは異なる．

病院などの特定給食施設では，非常時であっても入所者に対する給食提供を停止するわけにはいかない．そこで，図6・5に示すような準備が必要となる．特定給食施設の監視指導を行う**栄養指導員**は，非常時への備えに関する技術的支援や情報提供を行い，体制整備に努めなければならない．

c. 災　害　　災害には原子力事故やコンビナート火災などの事故と，地震，津波，台風などの自然災害がある．表6・4におもな災害関連法と制定の契機となった災害の概要を示す．2011年3月11日に発生した東日本大震災は，原子力，地震，津波の複合災害であり，世界でもまれにみる複雑な対応を迫られた．

表 6・4　おもな災害関連法と制定の契機となった災害の概要

成立年	名　称	契機となった災害	発生年月	人的被害（人）
1947	災害救助法	昭和南海地震	1946.12	死者・行方不明者（1443）
1961	災害対策基本法†	伊勢湾台風	1959.9	死者・行方不明者（5098）
1962	激甚災害に対処するための特別の財政援助等に関する法律（激甚法）			
1998	被災者生活再建支援法（その後，新潟県中越地震，2007年の能登半島地震と新潟県中越沖地震での適用経験をふまえ，2007年に大きく改正）	阪神・淡路大震災	1995.1	死者（6434）
1999	原子力災害対策特別措置法	JCO臨界事故	1999.9	死者（2）
	既存の法制度だけでは対応できず，45の新規立法が行われた	東日本大震災	2011.3	死者・行方不明者（18800超）

† 2013年6月，災害対策基本法一部改正．

災害対策基本法では，災害の応急対応の第一次責任は市町村が負うこととされている（図6・6）．一方，都道府県は，市町村の後方支援やさまざまな調整を行う．市町村は，都道府県に対して応援の要求をすることができる．国は，さらにその後方の支援をするのが役割であり，地方自治体が応急措置に専念できるように支援する．しかし，東日本大震災では，第一線機関の市町村が壊滅し，行政機能そのものが大きな被害を受けた．災害対策基本法は，市町村が機能不全に陥ったときは都道府県が措置を代行することとしているが，長期にわたる通信と交通の遮断により，県は被害状況さえ的確に把握できず，県庁主導の危機管理システムも機能しなかった．

自治体による**災害時の食支援**活動としては，炊き出し，巡回栄養相談，被災者の健康・食生活調査，災害時要配慮者への個別支援などがあげられる．**災害時要配慮者**とは，身体・知的・精神障害者，高齢者，妊産婦，乳幼児，慢性疾患患者

(糖尿病，腎臓病など)，アレルギー患者（児），日本語の通じない外国人などをさす．食支援においては，炊き出しや支給される弁当などの普通の食事ができない人，食に関して特別な配慮が必要な人をさす．

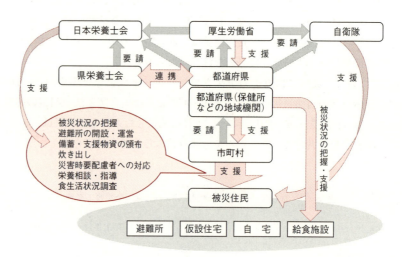

図 6・6　自治体による災害時の食支援体制　[“新潟県災害時栄養・食生活支援活動ガイドライン” より改変]

発災後の各フェーズで求められる食支援をみてみると，災害が発生した当日から，水と食料の確保が必要となる（図6・7）．ライフラインが途絶したなか，安全な飲料水と供食可能な食料を確保し，家庭での備蓄をもたない被災住民に提供することが求められる．流通が復旧するまでは，行政による備蓄品を提供することになるが，さまざまな身体状況の住民に対応できるよう，平常時における備蓄食品の選定にも行政栄養士が関わることが望ましい．

備蓄が米などの調理を要する食品である場合や，備蓄食料だけでは食事が成り

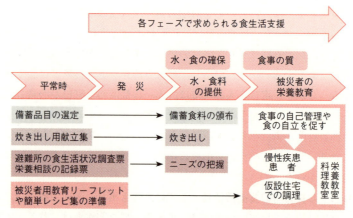

図 6・7　発災後の各フェーズで求められる食生活支援とそれに対応した平常時からの準備

立たない場合には，炊き出しが必要となる．炊き出し体制の整備は，市町村が行うべき備えの一つである（表6・5）．炊き出しは，都道府県を通じて，自衛隊に要請することも可能である．しかし，住民の年齢構成や身体状況に合った食事を提供するためには，市町村栄養士が献立を作成し，地元食材の調達，協力する人材の確保などをする必要がある．限られた熱源や調理器具で行う炊き出しには，ふだんの大量調理とは異なる難しさがあるため，炊き出し用の献立集を準備しておくと対応が円滑になる．また，それに応じた食器を含む備蓄品の選定も可能となる．

表 6・5　市町村に必要な備えや体制[a]

1. 市町村防災計画における栄養指導体制の整備				
2. 備蓄などの災害時食料の確保				
3. 炊き出し体制の整備				
炊き出しの実施主体	マンパワー	献立作成	食材調達	熱源・調理器材
ボランティア団体	すべてボランティア団体が用意（自己完結型）			
市町村	すべて市町村が用意			
自衛隊	自衛隊	市町村	市町村	自衛隊
炊き出し献立作成において考慮すべき点 ・災害時の食事は野菜が不足するため，野菜を多く摂取できるもの ・食品の流通が制限されるなかで入手可能な食材を用いる ・ライフラインや既存の調理設備が利用できない場合でも調理可能なもの ・食器や人員が不足するなかでも配膳可能なもの ・食品衛生上の問題が起こりにくいもの				
4. 災害時要配慮者の把握と支援体制の整備				
5. 公立給食施設（保育所・学校など）における災害対応の周知確認				
6. 災害時の連携体制づくり				

[a]　"新潟県災害時栄養・食生活支援活動ガイドライン―実践編"（2008），"健康危機管理時の栄養・食生活支援メイキングガイドライン"（2010）より．

被災者のなかには，普通の食事ができない人も存在する．そのような食に関するニーズは避難所での巡回栄養相談や，仮設住宅への個別訪問で把握する．得られた情報は記録票に記載し，関係職種と情報を共有する．表6・6には災害時の食支援のために作成される記録票の種類を示す．行政栄養士は平常時からこのような様式を準備しておき，刻々と変わる被災者のニーズに対応できるようにする必要がある．

ふだん糖尿病などで食事制限している住民も，災害時の混乱のなかでは，皆と同じ頒布された弁当を食べざるをえず，持病を悪化させる場合がある．食の確保が重要であった発災直後の混乱が収束したら，被災者への栄養教育を通じて食事の質を改善していく必要がある．また，コンロが一つしかない，調理台が狭いなどの調理設備の問題に加え，行政からの食事提供に慣れ，調理意欲がわかない仮設住宅入居者に対しても，簡単につくれる料理のレシピ集配布や料理教室の開催などを通じて，食の自立を促す必要がある（図6・7）．

表 6・6　災害時の食支援のために作成される記録票[a]

作成される時期	記録票の種類	内容
災害直後	① 被災状況調査票	給食施設では，施設損壊状況やライフライン状況，喫食者数および調理従事者数などを調査する． 保健所，県健康課などでは，管内の給食施設の損壊状況や住民の避難場所および避難人数，交通・ライフライン状況，支援が必要な人材・物資などを調査する．
被災者への炊き出しや栄養相談などの支援活動が開始される時期	② 食事提供状況調査票	避難所では，避難者の食事内容と栄養摂取状況，熱源などの状況などを調査する． 給食施設では，平常給食までの食事内容や調理従事者数，食材と熱源の確保方法，ライフラインの復旧状況などを調査する．
	③ 栄養指導記録票	避難所や仮設住宅などで栄養相談を行った被災者の症状や相談内容を記録する． 仮設住宅で行った場合には，食材入手方法や被災者の調理技術の有無，被災者の自宅で行った場合には，調理設備やライフライン状況なども記録する．
	④ 栄養指導実施報告書	避難所や地域ごとに栄養指導記録票を集計し，栄養相談の実施回数や多くみられた症状と疾患，食生活の問題点を把握する．
	⑤ 派遣管理栄養士活動報告書	派遣管理栄養士の活動内容や活動を行った場所，使用した支援物資などを記録する．
避難所閉鎖後	⑥ 食生活状況調査票	災害の前後で被災者の食品入手状況や調理に使用する器具，食品摂取頻度に変化がみられたか調査する．また，被災者の食生活の問題点を把握する．
復旧・復興期	⑦ 災害時栄養・食生活支援活動状況調査	給食施設や市町村での災害時の対応に関する情報収集をする．炊き出しや給食提供の状況，災害マニュアルの有無や備蓄状況などを調査する．

a) 尾崎文子，2012 年度 お茶の水女子大学生活科学部食物栄養学科卒業論文より．

6・1・5　地域栄養ケアのためのネットワークづくり

　地域社会における食や栄養面での在宅医療や介護の支援，健康・食生活の危機管理，そして食育の推進に関して地域住民に対する食習慣の改善のためのアドバイスや在宅療養などの地域での疾病管理に資する栄養食事指導が求められている．それには管理栄養士・栄養士のみならず，行政，医療機関，介護事業者，ボランティアなどの関係者をネットワークでつなぎ，それぞれの構成員が自らの職務を果たしつつ，ネットワーク全体で一丸となって活動していかねばならない．それには，地域でどのようなことが起こり，求められているかを把握しなければならない．

6・2　食環境づくりのためのプログラムの展開

　健康増進を標榜した食品が市中に溢れている．国民がそれらの食品の特徴を十分に理解し，適切に選択できるように食品の特性に合わせて**特別用途食品制度**および**保健機能食品制度**が定められている．特定保健用食品と栄養機能食品は生理

作用や不足する身体構成成分の補充などに一定の効果があるという条件を満たしていることから，"保健機能食品"と称されている．

新たに制度として設けられた"機能性表示食品"も保健機能食品の範疇に含まれる．

6・2・1 特別用途食品・特定保健用食品・栄養機能食品の活用

a. 特別用途食品 病者，妊産婦，授乳婦，乳児，嚥下困難などの発育，健康の保持・回復などに適するという特別の用途に適することを医学的，栄養学的表現で記載した食品（図6・8）を**特別用途食品**とよび，健康増進法の中で規定されている．これらの表示（"特別用途表示"という）を行うには，内閣総理大臣の許可を受けなければならない．許可をする際には内閣総理大臣はあらかじめ，厚生労働大臣の意見を聴く必要がある．また，表示の許可を受けようとする

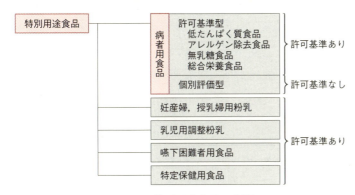

図6・8 特別用途食品の分類

者は，製品見本を添え，商品名，原材料の配合割合および当該製品の製造方法，成分分析表，許可を受けようとする特別用途表示の内容その他内閣府令で定める事項を記載した申請書を，その営業所の所在地の都道府県知事を経由して内閣総理大臣に提出する．こうして許可を受けた特別用途食品は，内閣府令で定める事項を表示しなければならない．許可された食品には右に示す許可証票が付けられる．なお，病者用食品の低たんぱく質食品は"腎臓疾患などたんぱく質摂取制限を必要とする疾患に適する旨"，アレルゲン除去食品は，"牛乳など特定の食品アレルギーの場合に適する旨"，無乳糖食品は，"乳糖不耐症またはガラクトース血症に適する旨"，総合栄養食品は，"食事として摂取すべき栄養素をバランスよく配合した総合栄養食品で，疾患などにより通常の食事で十分な栄養を摂ることが困難な者に適している旨"の表示がされている．これらは"許可基準型"とよばれ，表示の許可に当たって許可基準があるものである．低たんぱく質食品，アレルゲン除去食品，無乳糖食品，総合栄養食品（濃厚流動食）が該当し，定められた基準を満たせば，表示の許可が得られる．一方，"個別評価型"は，表示の許可に当たって許可基準がないものである．そのため申請があった製品をひとつひとつ科学的な評価を行い，病者用食品として適していると判断された場合にのみ表示ができる．

特別用途食品許可証票

図6・9に示すように，健康増進法第26条に基づく"特別の用途に適する旨の表示"の許可については，特定保健用食品も含まれる．

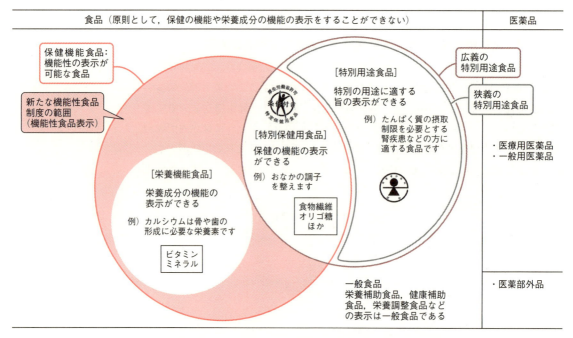

図6・9 食品の区分 [消費者庁，"特別用途食品制度について"より改変]

b．特定保健用食品 図6・10のように**保健機能食品**は**特定保健用食品**と**栄養機能食品**，そして2015年度から新たに設けられた**機能性表示食品**に三分される．保健機能食品制度は，現代の食生活や流通の多様化を受けて，消費者が自らの食生活の状況に応じて安心して食品選択ができるための適切な情報提供をすることを目的としたものである．そのうち特定保健用食品は，身体の生理学的機能などに影響を与える成分（保健機能成分）を含み，"整腸作用"などの特定の保健目的が期待できる食品である．こうした保健用途の表示を行うには，消費者庁に個別に生理的機能や特定の保健機能を示す有効性・安全性に関する資料を提出し審査を受け，消費者庁長官の許可を受ける必要がある（健康増進法 第26条）．許可された食品には左に示す許可証票が付けられる．

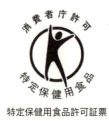

特定保健用食品許可証票

図6・10 食品の位置づけ

i) 条件付き特定保健用食品

特定保健用食品のうち，現行の特定保健用食品の許可の際に必要とされる科学的根拠の水準には届かないが，一定の有効性が確認されたものは限定的な科学的根拠があることを条件として許可対象とされる．条件付き特定保健用食品は，左に示す"条件付き"の許可証票が付けられる．

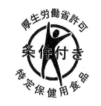

条件付き特定保健用食品
許可証票

ii) 特定保健用食品（規格基準型）

特定保健用食品のうち現在までの許可件数が多く科学的根拠が蓄積したもののなかで，消費者委員会での個別審査なしで許可されるもので，規格基準の適合性のみを審査し，許可など手続きの迅速化が図られている．

iii) 特定保健用食品（疾病リスク低減表示）

"疾病リスクの低減に資する旨の表示"が認められる特定保健用食品である．許可される表示の内容は，この食品に含まれる成分の摂取により疾病リスクの低減が医学的・栄養学的に確立されているものである．

c. 栄養機能食品　生活様式の変化のために日常の標準的な食生活ができない場合，1日に必要な栄養成分が摂取できないことがある．栄養機能食品は，不足する栄養成分の補給のために利用する食品のことである．1日当たりの摂取目安量に含まれる栄養成分量が，国が定めた上限値および下限値の規格基準に適合している場合に，栄養成分の機能表示ができる．これらの表示と併せて定められた注意事項などを表示しなければならない．ただし，国が定める栄養成分を一定量含んでいれば国への許可申請や届出の必要はない．

表示の対象となる栄養成分は，人間の生命活動に不可欠な栄養素で医学的・栄養学的にその作用・効果などが認知されているものである．現在，ミネラル5種類（カルシウム，亜鉛，銅，マグネシウム，鉄）およびビタミン12種類（ナイアシン，パントテン酸，ビオチン，ビタミンA，ビタミンB_1，ビタミンB_2，ビタミンB_6，ビタミンB_{12}，ビタミンC，ビタミンD，ビタミンE，葉酸）についての基準が定められている．

d. 機能性表示食品　食品表示法に基づき"食品表示基準（案）"の策定が行われているが，その第2条第1項第十号で機能性表示食品に関することがらが定められている．食品事業者が販売の60日前までに，喫食試験や安全性試験などの臨床試験を実施したり文献を調べて食品に表示したい健康への効果（機能性）に関して科学的根拠があれば，それを国に届け出て事業者の責任で表示する食品である．既出の特定保健用食品が，人を対象として有効性と安全性に関する臨床試験データを提出した後，消費者庁長官の許可を得て初めて販売できるのに対し，機能性食品はこれら国の審査が必要ではない．ただし，表示内容に問題があれば，販売後に規制の対象となる．また，届けられた情報は，消費者庁のウェブサイトでの公表を通じて，国民に情報提供される．

生鮮食料品やサプリメントも科学的根拠を示すことができれば，機能性食品となる．

これらの"健康食品"を過剰に摂取し過大な効果を期待することを防ぎ，バランスのとれた食生活を推進するために保健機能食品（特定保健用食品および栄養

機能食品）に関しては"食生活は，主食，主菜，副菜を基本に，食事のバランス"の表示が容器包装の前面にすることが義務付けられている．こうした表示方法により消費者への情報提供が図られている．

6・2・2 食品表示基準

一般の食品の表示については，食品表示法第4条に基づき，JAS法，健康増進法，食品衛生法の三つの法律を根拠とする食品表示の基準は2015年6月を目途に加工食品，生鮮食品および添加物の表示に関する"食品表示基準"へ統合され，食品表示基準に則って栄養成分表示が義務化されることとなった．新たに設けられた食品表示基準は2015年6月までに施行され，その後5年間の猶予期間が設けられる予定である．

新たな栄養成分表示は，① 消費者における表示の必要性（国民の摂取状況，生活習慣病との関連など），② 事業者における表示の実行可能性，③ 国際整合性が重視されている．

表6・7のように，上記 ①〜③ のすべての観点を満たす場合は義務，① の観点を満たす場合は推奨，① の観点を満たさない場合は任意の表示項目とするとの案が示されている．

栄養表示基準の記載内容を正しく理解し，日常の食生活に利用して健康増進を図ることが望まれる．

表 6・7 新たな食品表示基準における栄養成分の表示[a]

義　務		熱量（エネルギー），たんぱく質，脂質，炭水化物，ナトリウム
任　意	推　奨	飽和脂肪酸，食物繊維
	その他	糖類，糖質，トランス脂肪酸，コレステロール，ビタミン類，ミネラル類（ナトリウムを除く）

a) 消費者庁，"第1回栄養表示に関する調査会（資料1）" p.10 より．

a. 栄養成分表示の義務化　熱量（エネルギー），たんぱく質，脂質，炭水化物，ナトリウムの五つは必須の表示項目である．消費者にわかりやすく，ナトリウムは"ナトリウム"として単体で表示するのではなく，"食塩相当量"と併記することとなった．また，飽和脂肪酸，食物繊維については表示するかしないかは任意であるが，表示することが推奨されている．糖類，糖質，トランス脂肪酸，コレステロール，ビタミン類，ミネラル類（ナトリウムを除く）は任意の表示である．

b. アレルギー表示の厳格化　アレルギーの原因となる原材料については，使用が予測できるとして表示していなかったものも記すこととした．たとえば，生クリームやマヨネーズなどの特定加工食品を使った場合，"生クリーム（乳成分を含む）"，"マヨネーズ（卵を含む）"と厳密に示すよう求める．

えび，かに，小麦，そば，卵，乳，落花生の七つのアレルゲンは，表示することが義務となっている．これらの食材を使ったマヨネーズやうどんなどは，常識

的に卵や小麦などの七つのアレルゲンが使用されていることは誰もが理解しているとして，アレルゲンの表示の義務付けが免除されていた．新基準ではたとえば，"マヨネーズ"が使用されている場合は，原材料表示欄に"マヨネーズ（卵，…）"のように個別の原材料ごとにアレルゲンを表示する方式が採用され，いっそうの安全性の向上が図られている．

c. 栄養強調表示 消費者にとってノンカロリービール，発泡酒，清涼飲料，低脂肪や砂糖不使用などの栄養強調表示は，わかりにくい．そこで食品表示基準では，図6・11のようにカロリー半分（ハーフ）や塩分50％カットなどの表記は，比較する商品との相対値で25％以上の差がないと表示ができなくなる．また，旧来の基準ではブドウ糖や果糖などの糖類を添加していても，砂糖が使用されていなければ"砂糖不使用"や"砂糖無添加"と表記できたが，新基準で

補給ができる旨の表示

国民の栄養摂取の状況からみて，その欠乏が国民の健康の保持増進に影響を与えるもの
（健康増進法施行規則第11条第1項）

○ 栄養成分が多いことを強調する場合の表示の基準

栄養強調表示の種類	高い旨	含む旨	強化された旨
	絶対表示		相対表示
強調表示に必要な基準	・食品100g（もしくは飲用に供する液状100mL）当たりで規定された基準値以上		・比較対象商品との成分量の差が食品100g（もしくは飲用に供する液状100mL）当たりで規定された基準値以上 ・強化された量（割合）を明記
強調表示の表現例	高○○ △△豊富 ××多く含む	○○含有 △△源 ××入り	○○30％アップ △△2倍
該当する栄養成分（内閣府令第19条第1項）	たんぱく質，食物繊維，亜鉛，カルシウム，鉄，銅，マグネシウム，ナイアシン，パントテン酸，ビオチン，ビタミンA，ビタミンB_1，ビタミンB_2，ビタミンB_6，ビタミンB_{12}，ビタミンC，ビタミンD，ビタミンE，葉酸		

適切な摂取ができる旨の表示

国民の栄養摂取の状況からみて，その過剰な摂取が国民の健康の保持増進に影響を与えるもの
（健康増進法施行規則第11条第2項）

○ 栄養成分が少ないことを強調する場合の表示の基準

栄養強調表示の種類	含まない旨	低い旨	低減された旨
	絶対表示		相対表示
強調表示に必要な基準	食品100g（もしくは飲用に供する液状100mL）当たりで規定された基準値未満	食品100g（もしくは飲用に供する液状100mL）当たりで規定された基準値以下	・比較対象商品との成分量の差が食品100g（もしくは飲用に供する液状100mL）当たりで規定された基準値以上 ・低減された量（割合）を明記
強調表示の表現例	無○○ △△ゼロ ノン×× ☆☆フリー	低○○ △△控えめ ××ライト	○○30％カット △△〜gオフ ××ハーフ
該当する栄養成分	熱量，脂質，飽和脂肪酸，コレステロール，糖類，ナトリウム		

図6・11 栄養強調表示について 栄養強調表示では，その欠乏や過剰な摂取が国民の健康の保持増進に影響を与えている栄養成分について，補給や適切な摂取ができる旨の表示をする際の基準が定められている．［消費者庁，"消費者委員会食品表示部会（第33回）"より］

は，"いかなる糖類も添加されていない"，"糖類を使用した原材料を含まない" などの厳しい基準が予定されている．他のたんぱく質，脂質，炭水化物，塩分などの栄養素についても同様の表記が求められる．

6・2・3　健康づくりのための外食料理の活用

生活様式の変化や家族構成，就業形態の変化は，われわれの食のスタイルに大きな影響を及ぼしている．家庭での食事の比重が圧倒的に大きかった時代は過ぎ，今や外食なくしてわれわれの生活は成り立たなくなったといっても過言ではないだろう．飲食店での食事や持ち帰り弁当*を食するなど，外食にもさまざまな形態がある．

* 弁当や総菜などの調理済食品を買ってきて食べることを，外での食事と区別して中食ともいう．

最近は，外食産業でも健康意識が高まり，ヘルシーメニューを提供するところも増えている．また，栄養表示に関する諸制度が整い，外食の栄養成分表示などを利用することで，1人前または100g当たりのエネルギーや，食塩や脂肪などの数値を知ることができるようになった．外食のこれら情報をうまく利用することで，適切な量と質の食事を摂ることが可能となり，自らの健康増進を図ることができる．

厚生省は1990年に，国民自ら栄養面から健康管理を行うためには，飲食店などが提供する料理に栄養成分表示を行い，その普及を図るために**外食料理の栄養成分表示ガイドライン**を策定した．このガイドラインに基づき，自治体，栄養士会，外食産業団体など関係者の協力のもとで栄養成分表示を行う外食店を増やしていく試みが各地で進められている．

6・3　地域集団の特性別プログラムの展開

6・3・1　ライフステージ別（妊娠期・授乳期，新生児期・乳児期，成長期，成人期，高齢期）

a. 妊娠期・授乳期，新生児期・乳児期の公衆栄養プログラム　　ライフステージ別の公衆栄養プログラムは，図6・12のように"妊娠期・授乳期，新生児期・乳児期"は主として母子保健法に基づき居住している市区町村で地域保健事業としてサービスが提供される．"成長期"は就学期に合致し，学校保健安全法や学校給食法に基づき学校保健事業としてサービスが提供される．"成人期"は就労期であることから公務員，会社員，教員など何らかの事業所や職場で働いている者に対しては，主として労働安全衛生法に基づくサービスが職域で提供される．ただ，農林水産業や小規模自営業者は市区町村により健康増進法に基づくサービスが提供される．また，職種によらず40～64歳の者は，特定健康診査・特定保健指導事業の対象となり高齢者医療確保法に基づくサービスが提供される．

全世代を通じた公衆栄養プログラムを含む健康増進活動は，健康増進法に基づいて"健康日本21および都道府県・市町村の健康増進計画"により提供されている．

妊娠期・授乳期，新生児期・乳児期のライフステージに該当する者は，母子保健法に基づく地域保健事業の対象となる．同法に基づくサービスは，表6・8のとおりである．なお，妊娠前の保健指導も母子保健事業の範疇に入る．

母子保健法に定められた健診は，1歳6カ月児および3歳児健診である．そのほか，多くの市町村は独自に妊婦・産婦健診や新生児，乳幼児健診（1歳6カ月児および3歳児健診を除く）を行っている．公衆栄養プログラムは健診の事後指導，保健指導の場などで提供されている．健康上の問題を有する児の育児指導

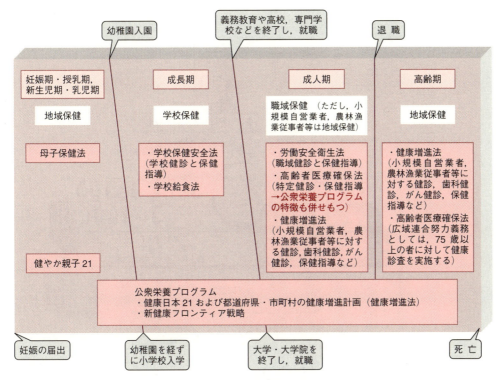

図6・12 ライフステージ別の公衆栄養プログラムの提供基盤

表6・8 母子保健に関するおもな事業

① 保健指導：妊娠前の指導（婚前学級，新婚学級など）および妊産婦，乳幼児の保護者に対する妊娠，出産，育児についての保健指導および**栄養指導**
② 妊産婦および新生児訪問指導：妊娠面・育児面で必要とされる場合，医師，保健師，助産師による訪問が行われる．
③ 1歳6カ月児および3歳児などの健診：乳児の発育，**栄養**，歯科および精神発達状況，ならびに視聴覚異常（斜視，難聴など）を把握するための検査が行われる．これらの健診は法律に基づいて行われるが，それ以外にも市町村は必要に応じて妊産婦や乳幼児に対する健診を行うことができる．
④ **栄養摂取に関する援助**：低所得層の妊婦や乳児に対しては市町村から牛乳が無料で支給される．
⑤ 未熟児の訪問指導：養育上必要な場合，医師，保健師，助産師による訪問指導が行われるが，この事業は保健所が実施主体となっている．
⑥ 養育医療：重症黄疸の血漿交換，先天性心疾患手術などの医療が必要な未熟児に対して行われる医療給付であり，保健所が実施主体である．

⑤，⑥を除く事業の実施主体はすべて市町村である．

は，母子栄養管理，小児保健指導，歯科衛生などの一般的な指導と，出生時体重が2000g以下や低体温，呼吸器系・消化器系障害などがあり，速やかに医療を受ける必要がある子どもに対して行われる未熟児養育医療などの専門性が高い指導がある．

特に親子の健康増進に力点を置いた健康増進計画として**健やか親子21**がある．妊産婦死亡や乳幼児事故死の防止，思春期の健康問題，児童虐待等の新たな課題，小児医療や地域母子保健活動の質の向上などの課題について，21世紀の政策の方向性を示し，広く国民や関係団体の協力のもとにそれを推進する2001〜

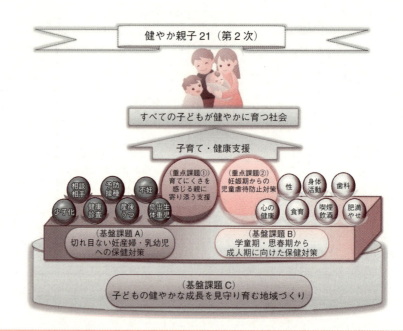

	課題名	課題の説明
基盤課題A	切れ目ない妊産婦・乳幼児への保健対策	妊娠・出産・育児期における母子保健対策の充実に取組むとともに，各事業間や関連機関間の有機的な連携体制の強化や，情報の利活用，母子保健事業の評価・分析体制の構築を図ることにより，切れ目ない支援体制の構築を目指す．
基盤課題B	学童期・思春期から成人期に向けた保健対策	児童生徒自らが，心身の健康に関心をもち，よりよい将来を生きるため，健康の維持・向上に取組めるよう，多分野の協働による健康教育の推進と次世代の健康を支える社会の実現を目指す．
基盤課題C	子どもの健やかな成長を見守り育む地域づくり	社会全体で子どもの健やかな成長を見守り，子育て世代の親を孤立させないよう支えていく地域づくりを目指す．具体的には，国や地方公共団体による子育て支援施策の拡充に限らず，地域にあるさまざまな資源（NPOや民間団体，母子愛育会や母子保健推進員など）との連携や役割分担の明確化があげられる．
重点課題①	育てにくさを感じる親に寄り添う支援	親子が発信するさまざまな育てにくさ*のサインを受け止め，丁寧に向き合い，子育てに寄り添う支援の充実を図ることを重点課題の一つとする．
重点課題②	妊娠期からの児童虐待防止対策	児童虐待を防止するための対策として，①発生予防には，妊娠届出時など妊娠期から関わることが重要であること，②早期発見・早期対応には，新生児訪問などの母子保健事業と関係機関の連携強化が必要であることから重点課題の一つとする．

* 育てにくさとは，子育てに関わる者が感じる育児上の困難感で，その背景として，子どもの要因，親の要因，親子関係に関する要因，支援状況を含めた環境に関する要因など多面的な要素を含む．育てにくさの概念は広く，一部には発達障害などが原因となっている場合がある．

図6・13 健やか親子21（第2次）の概要と課題　[厚生労働省，"「健やか親子21（第2次）」検討会報告書資料"より]

2010年までの計画として，2000年11月に"健やか親子21"が策定された．その主要課題として，① 思春期の保健対策の強化と健康教育の推進，② 妊娠・出産に関する安全性と快適さの確保と不妊への支援，③ 小児保健医療水準を維持・向上させるための環境整備，④ 子どもの心の安らかな発達の促進と育児不安の軽減，があげられた．

"健やか親子21"は，四つの主要課題に関して69指標（74項目）設定され実施されてきた．2013年度に行われた同事業の目標達成に関する最終評価では，全体の約8割で一定の改善がみられた．

特に目標を達成し改善したものには，"十代の性感染症罹患率の減少"，"産後うつ病疑い（EPDS 9点以上）の割合の減少"，"周産期死亡率の世界最高水準の維持"，"むし歯のない3歳児の割合80％以上"などがある．一方，悪くなっているものは"十代の自殺率の減少"，"全出生数中の極低出生体重児"，"低出生体重児の割合の減少"があげられる．

2014年度で第1次計画は終了し，第2次計画では，"すべての子どもが健やかに育つ社会"の10年後の実現に向け，三つの基盤課題と二つの重点課題が設定されている（図6・13）．現計画の達成状況や現状における課題をふまえ，指標の見直しを行い，目標を設けた52の指標（うち再掲2指標を含む）と，目標を設けない参考とする指標として28の指標を設定している．目標の設定にあたっては，既存の統計調査から現状や今後の推移の見通しなどの分析を行い，向こう10年間で取組みが着実に促されるよう段階的な目標を設定されている．

国民運動計画としての取組みの充実に向けて，国民の主体的取組の推進や，関係者，関係機関・団体や企業などとの連携・協働，健康格差解消に向けた取組みが地方公共団体に求められている．

b. 成長期の公衆栄養プログラム　成長期の公衆栄養プログラムは学校保健の領域とも重なる．特に学校給食は学校給食法という法律の根拠をもって行われているものである．学校給食は，児童や生徒の心身の健全な発達に寄与すること，児童や生徒の食に関する正しい理解と適切な判断力を養ううえで重要な役割を果たすものであると位置づけている．こうした活動を通じて学校給食の普及・充実，そして学校における食育の推進が図られている．

学校給食法では，成長期である義務教育期間に実施されている学校給食の目標を表6・9に示す事項に置いている．

学校における公衆栄養プログラムは，"栄養教諭"が中心となり実施される．学校給食を通じて，食の指導に関する全体計画の作成，学校での体系的・継続的な食指導を行い，食育活動を総体的に進めるうえで，栄養教諭は重要な役割を担っている．学校給食を通じた食指導の内容は表6・10に示すとおりである．

校長は，表6・10に示した栄養教諭の指導が効果的に行われるように，学校給食と関連づけながら学校における食に関する指導の全体的な計画を作成するなどの措置を講じなければならない．

c. 成人期の公衆栄養プログラム　個人を対象とした成人期の栄養プログラ

エジンバラ産後うつ病自己評価票（EPDS: Edinburgh postnatal depression scale）：産後うつ状態を定量的に評価するためのスクリーニングテストで，産後1週間の精神状態を評価する10項目の指標から構成されている．

表 6・9 学校給食の目標

1. 適切な栄養の摂取による健康の保持増進を図ること．
2. 日常生活における食事について正しい理解を深め，健全な食生活を営むことができる判断力を培い，および望ましい食習慣を養うこと．
3. 学校生活を豊かにし，明るい社交性および協同の精神を養うこと．
4. 食生活が自然の恩恵のうえに成り立つものであることについての理解を深め，生命および自然を尊重する精神ならならびに環境の保全に寄与する態度を養うこと．
5. 食生活が食に関わる人々のさまざまな活動に支えられていることについての理解を深め，勤労を重んずる態度を養うこと．
6. わが国や各地域の優れた伝統的な食文化についての理解を深めること．
7. 食料の生産，流通および消費について，正しい理解に導くこと．

表 6・10 学校給食を活用した食に関する指導

1. 栄養教諭は，児童または生徒が健全な食生活を自ら営むことができる知識および態度を養うため，学校給食で摂取する食品と健康の保持増進との関連性についての指導を行う．なお，指導を行うときは，学校が所在する地域の産物を学校給食に活用することや，地域の実情に応じた創意工夫により食文化，食に関する産業または自然環境の恩沢に対して児童や生徒の理解が進むように努めなければならない．
2. 食に関して特別の配慮を必要とする児童または生徒に対する個別的な指導，その他の学校給食を活用した食に関する実践的な指導を行う．

ムは図 6・12 に示している．この時期は就業している者がほとんどであるため，主として栄養プログラムは労働安全衛生法に基づく職域保健として提供される．同時に，高齢者医療確保法に基づき 40〜64 歳を対象として実施される特定健診・保健指導を通じてもサービスが提供される．ただ，特定健診・保健指導は個人のみならず，集団を対象とするプログラムとしての特徴をもつため，公衆栄養プログラムにも含まれている．この時期の公衆栄養プログラムは，"健康日本 21" と "新健康フロンティア戦略"，"健康増進法に基づき市町村が実施するがん検診" を通じても提供されている．

　i）健康日本 21

　2000 年度〜2012 年度まで第一次計画が実施された．2013 年 4 月より "健康日本 21（第二次）" が始まっている．健康日本 21（第二次）においては，ライフステージに応じて健やかで心豊かに生活できる活力ある社会を実現し，その結果として社会保障制度が持続可能なものとなるよう，国民の健康増進について栄養・食生活分野を含む領域で計 53 項目の数値目標を設定し，2013 年度〜2022 年度までの間，取組まれている．"個人の生活習慣の改善及び個人を取り巻く社会環境の改善を通じて，生活習慣病の発症予防・重症化予防や社会生活機能を維持・向上させることで個人の生活の質の向上を目指す" とともに "健康のための資源へのアクセスを改善すること等を通じて社会環境の質の向上を図る" ことにより，健康寿命の延伸と健康格差の縮小を実現することを目指している．

　ii）特定健診・特定保健指導事業

　肥満，高血圧症，脂質異常症，高血糖状態（糖尿病）などの疾患や身体異常が複合した状態を呈しているものを "メタボリックシンドローム" という．その原因としては，内臓脂肪型肥満，脂質代謝異常，糖代謝異常，血圧異常などがあ

る．これらは脳卒中や心筋梗塞など，重大な生活習慣病をひき起こす危険性が高く，メタボリックシンドロームとその予備群が中高年世代で多い．そこで2008年4月から同症候群の予防を主眼とした特定健康診査・特定保健指導（特定健診・保健指導）が実施されている（図3・12参照）．

この事業では，科学的根拠に基づいた健診項目の見直しが行われるとともに，保健指導の効果を上げるために生活習慣病やその重症化の危険因子（リスクファクター）の保有状況により対象者を階層化し，適切な保健指導（"情報提供"，

表6・11 新健康フロンティア戦略の概要

1. 国民自らがそれぞれの立場に応じて行う健康対策

① 子どもを守り育てる健康対策（子どもの健康力）
・子育て期の医師の就労環境の整備など，産科医療・小児医療の確保
・発達障害児などを支援するための妊娠期から子育て，教育，就労に至る継続的な支援の推進，発達障害児などに関する国民全体の理解の促進など

② 女性を応援する健康プログラム（女性の健康力）
・過度なダイエットによる健康リスクに関する意識啓発
・休日夜間での健診の実施による受診機会の拡充など "女性のがん" への挑戦など

③ メタボリックシンドローム対策のいっそうの推進（メタボリックシンドローム克服力）
・"食事バランスガイド" の普及・啓発，健康関連産業の育成，個人の特徴に応じた治療（テーラーメイド治療）の研究開発と普及などメタボリックシンドローム対策・糖尿病予防の重点的推進など

④ がん対策のいっそうの推進（がん克服力）
・遺伝子技術などを用いた早期診断技術の研究開発などがんの早期発見の推進
・手術中心の治療から集学的治療への転換の推進など，がん医療の提供体制の充実など

⑤ こころの健康づくり（こころの健康力）
・発症前後のカウンセリングを含めた支援体制の構築など，認知症対策の推進
・早期診断技術の研究開発など，うつ対策のいっそうの推進など

⑥ 介護予防対策のいっそうの推進（介護予防力）
・介護予防に関する国民意識の向上，効果的な介護予防サービスの提供
・骨・関節・脊椎の痛みによる身体活動低下，閉じこもりの防止など

⑦ 歯の健康づくり（歯の健康力）
・個人が行うセルフケアの推進及び歯科医師によるプロフェッショナルケアの推奨による8020運動の推進など

⑧ 食育の推進（食の選択力）
・家族で食卓を囲んで一緒に食べる意義を見直す国民運動の展開，家庭，地域，学校，保育所などの連携の推進など，健やかな生活習慣づくりのための子どもの発達段階に応じた支援の推進など
・健康を守る食に関する知識の普及・啓発など，思春期の女性に対する食育など

⑨ 運動・スポーツの振興（スポーツ力）
・外遊びやスポーツを通じた子どもの体力の向上
・総合型地域スポーツクラブの全国展開など，一生涯にわたる豊かな "スポーツライフ" の実現など

2. 新健康フロンティア戦略を支援する家庭・地域・技術・産業

① 健康を家庭・地域全体で支援（家庭・地域力）
・ワークライフバランスの推進など，子どもがすくすく育つ家庭・地域づくり
・身近な場所で，気軽に情報入手や相談ができる体制の整備など

② 人間の活動領域の拡張に向けた取組み（人間活動領域拡張力）
・福祉機器など障害者の社会参加を容易にする技術など，生活拡張技術の開発
・カプセル内視鏡など，先進的予防・診断・治療技術の開発など

③ 医療・福祉技術のイノベーション（研究開発力）
・医薬などベンチャー・基盤産業支援対策，実用化における臨床現場と産学の融合推進
・医薬品・医療機器の承認審査の迅速化など，実用化における製品・技術評価の迅速化など

"動機づけ支援"，"積極的支援"）を実施するための判定の標準的な基準を導入した．保健指導により生活習慣を改め，さらに健診を定期的に受診することで，"自らの健康は自ら守る"という自覚を形成することが，この事業の目的でもある．加えて中長期的には，この事業の効果による医療費の適正化を視野に入れている．なお，この事業の対象は，40歳以上75歳未満の被保険者と被扶養者であり，保険者の義務として実施される．75歳以上の高齢者に対する特定健診・保健指導の提供は，保険者である後期高齢者医療広域連合の努力義務である．

iii）市町村が実施するがん検診および歯科検診

市町村は健康増進法に基づき，がん検診と歯科検診を実施している．がん予防のために検診の後の栄養に関する保健指導が，公衆栄養プログラムとして提供されている．

iv）新健康フロンティア戦略

国民の健康寿命の延伸に向け，予防を重視した健康づくりを国民運動として展開するとともに，家族の役割の見直し，地域社会の強化を通じて"家庭力・地域力をアップ"し，加えて技術のイノベーションを通じ"研究開発力を強化"することにより，病気を患った人，障害のある人，年をとった人ももっている能力をフルに活用して充実した人生を送ることができるよう支援することで，"人間活動領域を拡張"することにより健康国家の創設に向けて挑戦していく国家戦略である（表6・11）．なお，同戦略は，健康日本21と重複する内容もあるが，女性を応援する健康プログラムなどのように独自の内容もある．文字どおり国家の方向性を示す戦略的なものであり，健康日本21は具体的な実施計画が国や地方自治体でも策定される，より実践的な戦術と位置づけられよう．新健康フロンティア戦略の実施期間は，2007年度～2016年度である．

v）高齢期の公衆栄養プログラム

介護施設などの入所者に対しては施設などが，また要支援・要介護状態になるのを未然に防ぐ介護予防事業を行う地域支援事業のなかで実施されている．

6・3・2 生活習慣病ハイリスク集団

2005年4月に，日本内科学会など内科系学会8学会合同でメタボリックシンドロームの疾患概念と診断基準が示された．これは，内臓脂肪型肥満を共通の要因として，高血糖，脂質異常，高血圧を呈する病態であり，それぞれが重複した場合は，虚血性心疾患，脳血管疾患などの発症リスクが高く，内臓脂肪を減少させることでそれらの発症リスクの低減が図られるという考え方を基本としている．

すなわち，内臓脂肪型肥満に起因する糖尿病，脂質異常症，高血圧症は予防可能であり，また発症してしまった後でも，血糖，血圧などをコントロールすることにより，心筋梗塞などの心血管疾患，脳梗塞などの脳血管疾患，人工透析を必要とする腎不全などへの進展や重症化を予防することは可能であることから，生活習慣の改善がきわめて重要になっている（図6・14）．

健康日本21は広く一次予防活動により国民の健康増進を進めることを目標と

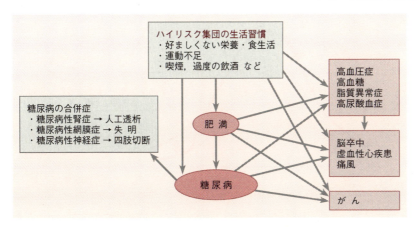

図 6・14 生活習慣病ハイリスク集団の予後

している．特定健診・保健指導も目標として，2008 年に比べて 2015 年に糖尿病などの生活習慣病の有病者および予備群を 25％ 減らすという集団を対象とした目標を設定している．

健康増進のためのこれらのアプローチの方法は，**ポピュレーション・アプローチ**と称されている．図 6・15 に示すようにポピュレーション・アプローチは，健康教育などを通じて集団としての血圧分布の山を，正常値を示す者が多くなるように動かし，しかもなるべく好ましい血圧値の近傍に多くの者が集まるように血圧分布の山を偏移させることである．

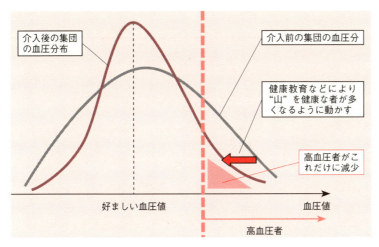

図 6・15 ポピュレーション・アプローチ（例: 高血圧者）

一方，ハイリスク集団に対するアプローチは，特定健診・保健指導のうちの保健指導が代表的なものである．生活習慣病やその重症化の危険因子（リスクファクター）の保有状況により対象者を階層化し，生活習慣病のハイリスク者に対して適切な保健指導（"情報提供"，"動機づけ支援"，"積極的支援"）を実施するのがこれに該当する．

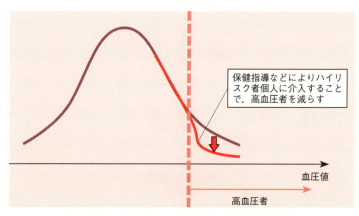

図 6・16　ハイリスク・アプローチ（例：高血圧者）

　ポピュレーション・アプローチの手法をもってしても，高血圧者は減少するもののある程度残ってしまう．それは集団的な健康教育などでは生活習慣を改めることができない個人が存在するからである．そこで，個人レベルで"情報提供"，"動機づけ支援"，"積極的支援"などの介入を行うことにより，個人の生活習慣の改善，あるいは早期受診などを図るのが，個人に対して直接介入することにより生活習慣を改めていく**ハイリスク・アプローチ**である（図 6・16）．特定健診・保健指導事業によらない各種健(検)診後の個人に対する事後指導もハイリスク・アプローチである．

　このように，"健康増進事業"は，集団と個人をそれぞれ対象とした二つの事業により推進されている．

重要な用語

栄養機能食品	健康日本 21（第二次）	第二次食育推進基本計画
介護給付	災害時要配慮者	地域栄養ケア
介護支援	災害対策基本法	地域支援事業
介護予防給付	在宅療養	地域包括ケアシステム
外食料理の栄養成分表示ガイドライン	食育基本計画	特定健診・特定保健指導事業
	食育基本法	特定保健用食品
機能性表示食品	食中毒	特別用途食品
健康格差	食品衛生監視員	特別用途食品制度
保健機能食品制度	食品表示基準	21 世紀における国民健康づくり運動（健康日本 21）
健康寿命	新型インフルエンザ	
健康・食生活の危機管理	新健康フロンティア戦略	ハイリスク・アプローチ
健康増進法	健やか親子 21	ポピュレーション・アプローチ

付　　　録

A. 健康日本 21（第二次） ……………………184
B. 関連法規
　1. 栄養士法（抄） ………………………190
　2. 食品表示法（抄） ……………………191
　3. 学校教育法（抄） ……………………192
　4. 地域保健法（抄） ……………………193
　5. 地域保健法施行令（抄） ……………195
　6. 健康増進法（抄） ……………………196
　7. 健康増進法施行規則（抄） …………200
　8. 母子保健法（抄） ……………………201
　9. 介護保険法（抄） ……………………204
　10. 高齢者の医療の確保に関する法律（抄） ……205
　11. 食育基本法（抄） ……………………209
　12. 学校給食法（抄） ……………………212
C. 避難所における食事提供に関する事務連絡 ………214

付録A．健康日本21（第二次）

1. 基本的な方向

　すべての国民が共に支え合い，健やかで心豊かに生活できる活力ある社会の実現を目指すために，健康日本21（第二次）は，① 健康寿命の延伸と健康格差の縮小，② 主要な生活習慣病の発症予防と重症化予防，③ 社会生活を営むために必要な機能の維持および向上，④ 健康を支え，守るための社会環境の整備，⑤ 栄養・食生活，身体活動・運動，休養，飲酒，喫煙および歯・口腔の健康に関する生活習慣および社会環境の改善を五つの重点施策として取上げている．

　こうした個人の生活習慣の改善および個人を取巻く社会環境の改善を通じて，生活習慣病の発症予防・重症化予防を図るとともに社会生活機能低下の低減による生活の質の向上を図り，また，健康のための資源へのアクセスの改善と公平性の確保を図るとともに，社会参加の機会の増加による社会環境の質の向上を図り，結果として健康寿命の延伸・健康格差の縮小を実現するものである．その概要は図3・14に示した．

　なお，この事業は2013年4月から始まった，今後おおむね10年間にわたるものである．

2. 重点施策の内容と必要性

(1) 健康寿命の延伸と健康格差の縮小

　高齢化の進展および疾病構造の変化をふまえ，生活習慣病の予防や社会生活を営むために必要な機能の維持および向上などにより，健康寿命（健康上の問題で日常生活が制限されることなく生活できる期間）の延伸を図らなければならない．また，あらゆる世代の健やかな暮らしを支える良好な社会環境を構築することにより，健康格差（地域や社会経済状況の違いによる集団間の健康状態の差）の縮小を実現することも重要である．

NCD: non communicable disease, 非感染性疾患非感染性疾患

(2) 生活習慣病の発症予防と重症化予防の徹底（NCDの予防）

　がん，循環器疾患，糖尿病およびCOPD（慢性閉塞性肺疾患）に対処するために食生活の改善や運動習慣の定着等による一次予防に重点を置いた対策を推進するとともに，合併症の発症や症状の進展などの重症化の予防に重点を置いた対策を推進する必要がある．

COPD: chronic obstructive pulmonary disease

(3) 社会生活を営むために必要な機能の維持および向上

　国民が自立した日常生活を営むことを目指し，乳幼児期から高齢期まで，それぞれのライフステージにおいて，心身機能の維持および向上に取組んでいく．また，生活習慣病を予防したりその発症時期を遅らせることができるように子どものころから健康な生活習慣づくりに取組んでいくことが重要である．さらに，働く世代のストレス対策などにより，ライフステージに応じた"こころの健康づくり"に取組むことが必要である．

(4) 健康を支え，守るための社会環境の整備

　個人の健康は，家庭，学校，地域，職場などの社会環境の影響を受けることから，社会全体として，個人の健康を支え，守る環境づくりに努めていくことが重要であり，行政機関のみならず，広く国民の健康づくりを支援する企業，民間団体などの積極的な参加協力を得るなど，国民が主体的に行う健康づくりの取組を総合的に支援する環境を整備しなければならない．

　また，地域や世代間の相互扶助など，地域や社会の絆，職場の支援などが機能する

ことにより，時間的または精神的にゆとりのある生活を確保できない者や，健康づくりに関心のない者なども含めて，社会全体が相互に支え合いながら，国民の健康を守る環境を整備する必要がある．

(5) 栄養・食生活，身体活動・運動，休養，飲酒，喫煙および歯・口腔の健康に関する生活習慣および社会環境の改善

上記(1)～(4)までの基本的な方向を実現するため，国民の健康の増進を形成する基本要素となる栄養・食生活，身体活動・運動，休養，飲酒，喫煙および歯・口腔の健康に関する生活習慣の改善が重要となる．生活習慣の改善を含めた健康づくりを効果的に推進するため，乳幼児期から高齢期までのライフステージや性差，社会経済的状況などの違いに着目し，こうした違いに基づき区分された対象集団ごとの特性やニーズ，健康課題などを十分に把握する必要がある．

そのうえで，その内容に応じて，生活習慣病を発症する危険度の高い集団や，総人口に占める高齢者の割合が最も高くなる時期に高齢期を迎える現在の青壮年期の世代への生活習慣の改善に向けた働きかけを重点的に行うとともに，社会環境の改善が国民の健康に影響を及ぼすこともふまえ，地域や職場などを通じて国民に対し健康増進への働きかけを進める必要がある．

3. 目標の設定と評価

健康日本21（第二次）を効果的に推進していくためには，国，地方自治体，国民，民間団体など健康づくりに関わるすべての関係者が目指すべき目標を共有しながら，その目標の達成状況について管理・評価を行っていくことが重要である．そこで，表3・12のように分野ごとに目標が設定されている．目標値を表1～5に示す．

目標の評価については，実質的な改善効果を中間段階で確認できるよう，目標設定後5年を目途にすべての目標について中間評価を行うとともに，目標設定後10年を目途に最終評価を行うことにより，目標を達成するための諸活動の成果を適切に評価し，その後の健康増進の取組に反映させていくことが求められている．目標の達成状況の評価は，A（目標値に達した），B（目標値に達していないが，改善傾向にある），C（変わらない），D（悪化している）といったように複数のレベルで評価が行なわれる．目標および評価はできる限り簡略化し，国民にわかりやすくすることが望ましいとされている．

［厚生労働省，"健康日本21（第二次）の推進に関する参考資料"（2012年7月）より改変］

表1　健康寿命の延伸と健康格差の縮小の実現に関する目標

項　　目	現　　状	目　　標
① 健康寿命の延伸（日常生活に制限のない期間の平均の延伸）	男性 70.42 年 女性 73.62 年 （2010 年）	平均寿命の増加分を上回る健康寿命の増加 （2022 年度）
② 健康格差の縮小（日常生活に制限のない期間の平均の都道府県格差の縮小）	男性 2.79 年 女性 2.95 年 （2010 年）	都道府県格差の縮小 （2022 年度）

注）上記①の目標を実現するに当たっては，"日常生活に制限のない期間の平均"のみならず，"自分が健康であると自覚している期間の平均"についても留意することとする．

また，上記②の目標を実現するに当たっては，健康寿命の最も長い都道府県の数値を目標として，各都道府県において健康寿命の延伸を図るよう取組むものである．

表2 主要な生活習慣病の発症予防と重症化予防の徹底に関する目標

(1) がん

項　目	現　状	目　標
① 75歳未満のがんの年齢調整死亡率の減少（10万人当たり）	84.3 （平成22年）	73.9 （平成27年）
② がん検診の受診率の向上	胃がん　男性 36.6% 　　　　女性 28.3% 肺がん　男性 26.4% 　　　　女性 23.0% 大腸がん 男性 28.1% 　　　　女性 23.9% 子宮頸がん 女性 37.7% 乳がん　女性 39.1% （2010年）	50% （胃がん，肺がん，大腸がんは当面40%） （2016年度）

注）がん検診の受診率の算定に当たっては，40歳〜69歳まで（子宮頸がんは20歳〜69歳まで）を対象とする．

(2) 循環器疾患

項　目	現　状	目　標
① 脳血管疾患・虚血性心疾患の年齢調整死亡率の減少（10万人当たり）	脳血管疾患 男性 49.5 女性 26.9 虚血性心疾患 男性 36.9 女性 15.3 （2010年）	脳血管疾患 男性 41.6 女性 24.7 虚血性心疾患 男性 31.8 女性 13.7 （2022年度）
② 高血圧の改善（収縮期血圧の平均値の低下）	男性 138 mmHg 女性 133 mmHg （2010年）	男性 134 mmHg 女性 129 mmHg （2022年度）
③ 脂質異常症の減少 ・総コレステロール 240 mg/dL 以上の者の割合 ・LDLコレステロール 160 mg/dL 以上の者の割合	男性 13.8% 女性 22.0% 男性 8.3% 女性 11.7% （2010年）	男性 10% 女性 17% 男性 6.2% 女性 8.8% （2022年度）
④ メタボリックシンドロームの該当者及び予備群の減少	1,400万人 （2008年度）	平成20年度と比べて25%減少 （2015年度）
⑤ 特定健康診査・特定保健指導の実施率の向上	特定健康診査の実施率：41.3% 特定保健指導の実施率：12.3% （2009年度）	2013年度から開始する第2期医療費適正化計画に合わせて設定 （2017年度）

(3) 糖尿病

項　目	現　状	目　標
① 合併症（糖尿病腎症による年間新規透析導入患者数）の減少	16,247人 （2010年）	15,000人 （2022年度）
② 治療継続者の割合の増加	63.7% （2010年）	75% （2022年度）
③ 血糖コントロール指標におけるコントロール不良者の割合の減少（HbA1c が JDS 値 8.0%（NGSP値8.4%）以上の者の割合の減少）	1.2% （2009年度）	1.0% （2022年度）
④ 糖尿病有病者の増加の抑制	890万人 （2007年）	1000万人 （2022年度）
⑤ メタボリックシンドロームの該当者及び予備群の減少（再掲）	1,400万人 （2008年度）	2008年度と比べて25%減少 （2015年度）
⑥ 特定健康診査・特定保健指導の実施率の向上（再掲）	特定健康診査の実施率 41.3% 特定保健指導の実施率 12.3% （2009年度）	2013年度から開始する第2期医療費適正化計画に合わせて設定 （2017年度）

(4) COPD

項　目	現　状	目　標
① COPDの認知度の向上	25% （2011年）	80% （2022年度）

表3 社会生活を営むために必要な機能の維持・向上に関する目標

(1) こころの健康

項　目	現　状	目　標
① 自殺者の減少（人口10万人当たり）	23.4（2010年）	自殺総合対策大綱の見直しの状況をふまえて設定
② 気分障害・不安障害に相当する心理的苦痛を感じている者の割合の減少	10.4％（2010年）	9.4％（2022年度）
③ メンタルヘルスに関する措置を受けられる職場の割合の増加	33.6％（平成19年）	100％（平成32年）
④ 小児人口10万人当たりの小児科・児童精神科医師の割合の増加	小児科医 94.4（2010年）児童精神科医 10.6（2009年）	増加傾向へ（2014年）

(2) 次世代の健康

項　目	現　状	目　標
① 健康な生活習慣（栄養・食生活，運動）を有する子どもの割合の増加		
ア 朝・昼・夕の三食を必ず食べることに気をつけて食事をしている子どもの割合の増加	小学5年生 89.4％（2010年度）	100％に近づける（2022年度）
イ 運動やスポーツを習慣的にしている子どもの割合の増加	（参考値）週に3日以上 小学5年生 男子 61.5％ 女子 35.9％（2010年）	増加傾向へ（2022年度）
② 適正体重の子どもの増加		
ア 全出生数中の低出生体重児の割合の減少	9.6％（2010年）	減少傾向へ（2014年）
イ 肥満傾向にある子どもの割合の減少	小学5年生の中等度・高度肥満傾向児の割合 男子 4.60％ 女子 3.39％（2011年）	減少傾向へ（2014年）

(3) 高齢者の健康

項　目	現　状	目　標
① 介護保険サービス利用者の増加の抑制	452万人（2012年度）	657万人（2025年度）
② 認知機能低下ハイリスク高齢者の把握率の向上	0.9％（2009年）	10％（2022年度）
③ ロコモティブシンドローム（運動器症候群）を認知している国民の割合の増加	（参考値）17.3％（2012年）	80％（2022年度）
④ 低栄養傾向（BMI 20以下）の高齢者の割合の増加の抑制	17.4％（2012年）	22％（2022年度）
⑤ 足腰に痛みのある高齢者の割合の減少（1000人当たり）	男性 218人 女性 291人（2012年）	男性 200人 女性 260人（2022年度）
⑥ 高齢者の社会参加の促進（就業又は何らかの地域活動をしている高齢者の割合の増加）	（参考値）何らかの地域活動をしている高齢者の割合 男性 64.0％ 女性 55.1％（2008年）	80％（2022年度）

注）上記①の目標については，社会保障・税一体改革大綱（2012年2月17日閣議決定）の策定に当たって試算した結果に基づき設定したものである．

表4 健康を支え，守るための社会環境の整備に関する目標

項　目	現　状	目　標
① 地域のつながりの強化（居住地域でお互いに助け合っていると思う国民の割合の増加）	（参考値）自分と地域のつながりが強い方だと思う割合 45.7%（2007年）	65%（2022年度）
② 健康づくりを目的とした活動に主体的に関わっている国民の割合の増加	（参考値）健康や医療サービスに関係したボランティア活動をしている割合 3.0%（2006年）	25%（2022年度）
③ 健康づくりに関する活動に取組み，自発的に情報発信を行う企業登録数の増加	420社（2012年）	3000社（2022年度）
④ 健康づくりに関して身近で専門的な支援・相談が受けられる民間団体の活動拠点数の増加	（参考値）民間団体から報告のあった活動拠点数 7134（2012年）	15,000（2022年度）
⑤ 健康格差対策に取り組む自治体の増加（課題となる健康格差の実態を把握し，健康づくりが不利な集団への対策を実施している都道府県の数）	11都道府県（2012年）	47都道府県（2022年度）

表5 栄養・食生活，身体活動・運動，休養，飲酒，喫煙及び歯・口腔の健康に関する生活習慣及び社会環境の改善に関する目標

(1) 栄養・食生活

項　目	現　状	目　標
① 適正体重を維持している者の増加（肥満（BMI 25以上），やせ（BMI 18.5未満）の減少）	20歳～60歳代男性の肥満者の割合 31.2% 40歳～60歳代女性の肥満者の割合 22.2% 20歳代女性のやせの者の割合 29.0% （2010年）	20歳～60歳代男性の肥満者の割合 28% 40歳～60歳代女性の肥満者の割合 19% 20歳代女性のやせの者の割合 20% （2022年度）
② 適切な量と質の食事をとる者の増加		
ア 主食・主菜・副菜を組合わせた食事が1日2回以上の日がほぼ毎日の者の割合の増加	68.1%（2011年）	80%（2022年度）
イ 食塩摂取量の減少	10.6 g（2010年）	8 g（2022年度）
ウ 野菜と果物の摂取量の増加	野菜摂取量の平均値 282 g 果物摂取量 100 g未満の者の割合 61.4%（2010年）	野菜摂取量の平均値 350 g 果物摂取量 100 g未満の者の割合 30%（2022年度）
③ 共食の増加（食事を1人で食べる子どもの割合の減少）	朝食 小学生 15.3% 中学生 33.7% 夕食 小学生 2.2% 中学生 6.0% （2010年度）	減少傾向へ（2022年度）
④ 食品中の食塩や脂肪の低減に取組む食品企業及び飲食店の登録数の増加	食品企業登録数 14社 飲食店登録数 17,284店舗（2012年）	食品企業登録数 100社 飲食店登録数 30,000店舗（2022年度）
⑤ 利用者に応じた食事の計画，調理及び栄養の評価，改善を実施している特定給食施設の割合の増加	（参考値）管理栄養士・栄養士を配置している施設の割合 70.5%（2010年）	80%（2022年度）

(2) 身体活動・運動

項　目	現　状	目　標
① 日常生活における歩数の増加	20歳〜64歳 男性 7841歩 女性 6883歩 65歳以上 男性 5628歩 女性 4584歩 (2010年)	20歳〜64歳 男性 9000歩 女性 8500歩 65歳以上 男性 7000歩 女性 6000歩 (2022年度)
② 運動習慣者の割合の増加	20歳〜64歳 男性 26.3% 女性 22.9% 65歳以上 男性 47.6% 女性 37.6% (2010年)	20歳〜64歳 男性 36% 女性 33% 65歳以上 男性 58% 女性 48% (2022年度)
③ 住民が運動しやすいまちづくり・環境整備に取組む自治体数の増加	17都道府県 (2012年)	47都道府県 (2022年度)

(3) 休養

項　目	現　状	目　標
① 睡眠による休養を十分とれていない者の割合の減少	18.4% (2009年)	15% (2022年度)
② 週労働時間60時間以上の雇用者の割合の減少	9.3% (2011年)	5.0% (2022年)

(4) 飲酒

項　目	現　状	目　標
① 生活習慣病のリスクを高める量を飲酒している者（1日当たりの純アルコール摂取量が男性40g以上，女性20g以上の者）の割合の減少	男性 15.3% 女性 7.5% (2010年)	男性 13% 女性 6.4% (2022年度)
② 未成年者の飲酒をなくす	中学3年生 男子 10.5% 女子 11.7% 高校3年生 男子 21.7% 女子 19.9% (2010年)	0% (2022年度)
③ 妊娠中の飲酒をなくす	8.7% (2010年)	0% (2014年)

(5) 喫煙

項　目	現　状	目　標
① 成人の喫煙率の減少（喫煙をやめたい者がやめる）	19.5% (2010年)	12% (2022年度)
② 未成年者の喫煙をなくす	中学1年生 男子 1.6% 女子 0.9% 高校3年生 男子 8.6% 女子 3.8% (2010年)	0% (2022年度)
③ 妊娠中の喫煙をなくす	5.0% (2010年)	0% (2014年)
④ 受動喫煙（家庭・職場・飲食店・行政機関・医療機関）の機会を有する者の割合の減少	行政機関 16.9% 医療機関 13.3% (2008年) 職場 64% (2011年) 家庭 10.7% 飲食店 50.1% (2010年)	行政機関 0% 医療機関 0% (2022年度) 職場：受動喫煙のない職場の実現 (2020年) 家庭 3% 飲食店 15% (2022年度)

(6) 歯・口腔の健康

項　目	現　状	目　標
① 口腔機能の維持・向上（60歳代における咀嚼良好者の割合の増加）	73.4% (2009年)	80% (2022年度)
② 歯の喪失防止		
ア 80歳で20歯以上の自分の歯を有する者の割合の増加	25.0% (2005年)	50% (2022年度)
イ 60歳で24歯以上の自分の歯を有する者の割合の増加	60.2% (2005年)	70% (2022年度)
ウ 40歳で喪失歯のない者の割合の増加	54.1% (2005年)	75% (2022年度)
③ 歯周病を有する者の割合の減少		
ア 20歳代における歯肉に炎症所見を有する者の割合の減少	31.7% (2009年)	25% (2022年度)
イ 40歳代における進行した歯周炎を有する者の割合の減少	37.3% (2005年)	25% (2022年度)
ウ 60歳代における進行した歯周炎を有する者の割合の減少	54.7% (2005年)	45% (2022年度)
④ 乳幼児・学齢期のう蝕のない者の増加		
ア 3歳児でう蝕がない者の割合が80%以上である都道府県の増加	6都道府県 (2009年)	23都道府県 (2022年度)
イ 12歳児の一人平均う歯数が1.0歯未満である都道府県の増加	7都道府県 (2011年)	28都道府県 (2022年度)
⑤ 過去1年間に歯科検診を受診した者の割合の増加	34.1% (2009年)	65% (2022年度)

付録B. 関連法規

1. 栄養士法（抄）

（昭和22年12月29日　法律第245号）
（改正　平成19年6月27日　法律第96号）

（定義）

第1条　この法律で栄養士とは，都道府県知事の免許を受けて，栄養士の名称を用いて栄養の指導に従事することを業とする者をいう．

② この法律で管理栄養士とは，厚生労働大臣の免許を受けて，管理栄養士の名称を用いて，傷病者に対する療養のため必要な栄養の指導，個人の身体の状況，栄養状態等に応じた高度の専門的知識及び技術を要する健康の保持増進のための栄養の指導並びに特定多数人に対して継続的に食事を供給する施設における利用者の身体の状況，栄養状態，利用の状況等に応じた特別の配慮を必要とする給食管理及びこれらの施設に対する栄養改善上必要な指導等を行うことを業とする者をいう．

（栄養士の免許）

第2条　栄養士の免許は，厚生労働大臣の指定した栄養士の養成施設（以下「養成施設」という．）において2年以上栄養士として必要な知識及び技能を修得した者に対して，都道府県知事が与える．

② 養成施設に入所することができる者は，学校教育法（昭和22年法律第26号）第90条に規定する者とする．

③ 管理栄養士の免許は，管理栄養士国家試験に合格した者に対して，厚生労働大臣が与える．

（免許を与えない場合）

第3条　次の各号のいずれかに該当する者には，栄養士又は管理栄養士の免許を与えないことがある．

一　罰金以上の刑に処せられた者
二　前号に該当する者を除くほか，第1条に規定する業務に関し犯罪又は不正の行為があつた者

第3条の2　都道府県に栄養士名簿を備え，栄養士の免許に関する事項を登録する．

② 厚生労働省に管理栄養士名簿を備え，管理栄養士の免許に関する事項を登録する．

（免許証）

第4条　栄養士の免許は，都道府県知事が栄養士名簿に登録することによつて行う．

② 都道府県知事は，栄養士の免許を与えたときは，栄養士免許証を交付する．

③ 管理栄養士の免許は，厚生労働大臣が管理栄養士名簿に登録することによつて行う．

④ 厚生労働大臣は，管理栄養士の免許を与えたときは，管理栄養士免許証を交付する．

（免許の取消等）

第5条　栄養士が第3条各号のいずれかに該当するに至つたときは，都道府県知事は，当該栄養士に対する免許を取り消し，又は1年以内の期間を定めて栄養士の名称の使用の停止を命ずることができる．

② 管理栄養士が第3条各号のいずれかに該当するに至つたときは，厚生労働大臣は，当該管理栄養士に対する免許を取り消し，又は1年以内の期間を定めて管理栄養士の名称の使用の停止を命ずることができる．

③ 都道府県知事は，第1項の規定により栄養士の免許を取り消し，又は栄養士の名称の使用の停止を命じたときは，速やかに，その旨を厚生労働大臣に通知しなければならない．

④ 厚生労働大臣は，第2項の規定により管理栄養士の免許を取り消し，又は管理栄養士の名称の使用の停止を命じたときは，速やかに，その旨を当該処分を受けた者が受けている栄養士の免許を与えた都道府県知事に通知しなければならない．

（管理栄養士国家試験）

第5条の2　厚生労働大臣は，毎年少なくとも1回，管理栄養士として必要な知識及び技能について，管理栄養士国家試験を行う．

（受験資格）

第5条の3　管理栄養士国家試験は，栄養士であつて次の各号のいずれかに該当するものでなければ，受けることができない．

一　修業年限が2年である養成施設を卒業して栄養士の免許を受けた後厚生労働省令で定める施設において3年以上栄養の指導に従事した者
二　修業年限が3年である養成施設を卒業して栄養士の免許を受けた後厚生労働省令で定める施設において2年以上栄養の指導に従事した者
三　修業年限が4年である養成施設を卒業して栄養士の免許を受けた後厚生労働省令で定める施設において1年以上栄養の指導に従事した者
四　修業年限が4年である養成施設であつて，学校（学校教育法第1条の学校並びに同条の学校の設置者が設置している同法第124条の専修学校及び同法第134条の各種学校をいう．以下この号において同じ．）であるものにあつては文部科学大臣及び厚生労働大臣が，学校以外のものにあつては厚生労働大臣が，政令で定める基準により指定したもの（以下「管理栄養士養成施設」という．）を卒業した者

（不正行為）

第5条の4　管理栄養士国家試験に関して不正の行為があつた場合には，当該不正行為に関係のある者について，その受験を停止させ，又はその試験を無効とすることができる．この場合においては，なお，その者について，期間を定めて管理栄養士国家試験を受けることを許さないことができる．

（主治医の指導）

第5条の5　管理栄養士は，傷病者に対する療養のため必要な栄養の指導を行うに当たつては，主治の医師の指導を受けなければならない．

（名称の使用制限）

第6条　栄養士でなければ，栄養士又はこれに類似する名称を用いて第1条第1項に規定する業務を行つてはならない．

② 管理栄養士でなければ，管理栄養士又はこれに類似する名称を用いて第1条第2項に規定する業務を行つてはならない．

（管理栄養士国家試験委員）

第6条の2　管理栄養士国家試験に関する事務をつかさどらせるため，厚生労働省に管理栄養士国家試験委員を置く．

（管理栄養士国家試験委員等の義務）

第6条の3　管理栄養士国家試験委員その他管理栄養士国家試験に関する事務をつかさどる者は，その事務の施行に当たつて厳正を保持し，不正の行為がないようにしなければならない．

（権限の委任）

第6条の4　この法律に規定する厚生労働大臣の権限は，厚生労働省令で定めるところにより，地方厚生局長に委任することができる．

② 前項の規定により地方厚生局長に委任された権限は，厚生労働省令で定めるところにより，地方厚生支局長に委任することができる．

（政令への委任）

第7条　この法律に定めるもののほか，栄養士の免許及び免許証，養成施設，管理栄養士の免許及び免許証，管理栄養士養成施設，管理栄養士国家試験並びに管理栄養士国家試験委員に関し必要な事項は，政令でこれを定める．

（罰則）

第7条の2　第6条の3の規定に違反して，故意若しくは重大な過失により事前に試験問題を漏らし，又は故意に不正の採点をした者は，六月以下の懲役又は50万円以下の罰金に処する．

第8条　次の各号のいずれかに該当する者は，30万円以下の罰金に処する．

一　第5条第1項の規定により栄養士の名称の使用の停止を命ぜられた者で，当該停止を命ぜられた期間中に，栄養士の名称を使用して第1条第1項に規定する業務を行つたもの

二　第5条第2項の規定により管理栄養士の名称の使用の停止を命ぜられた者で，当該停止を命ぜられた期間中に，管理栄養士の名称を使用して第1条第2項に規定する業務を行つたもの

三　第6条第1項の規定に違反して，栄養士又はこれに類似する名称を用いて第1条第1項に規定する業務を行つた者

四　第6条第2項の規定に違反して，管理栄養士又はこれに類似する名称を用いて第1条第2項に規定する業務を行つた者

2. 食品表示法（抄）

（平成25年6月28日　法律第70号）
（改正　平成26年6月13日　法律第69号）

第1章　総則

（目的）

第1条　この法律は，食品に関する表示が食品を摂取する際の安全性の確保及び自主的かつ合理的な食品の選択の機会の確保に関し重要な役割を果たしていることに鑑み，販売（不特定又は多数の者に対する販売以外の譲渡を含む．以下同じ．）の用に供する食品に関する表示について，基準の策定その他の必要な事項を定めることにより，その適正を確保し，もって一般消費者の利益の増進を図るとともに，食品衛生法（昭和22年法律第233号），健康増進法（平成14年法律第103号）及び農林物資の規格化等に関する法律（昭和25年法律第175号）による措置と相まって，国民の健康の保護及び増進並びに食品の生産及び流通の円滑化並びに消費者の需要に即した食品の生産の振興に寄与することを目的とする．

（定義）

第2条　この法律において「食品」とは，全ての飲食物（医薬品，医療機器等の品質，有効性及び安全性の確保等に関する法律（昭和35年法律第145号）第2条第1項に規定する医薬品，同条第2項に規定する医薬部外品及び同条第9項に規定する再生医療等製品を除き，食品衛生法第4条第2項に規定する添加物（第4条第1項第一号及び第11条において単に「添加物」という．）を含む．）をいう．

2　この法律において「酒類」とは，酒税法（昭和28年法律第6号）第2条第1項に規定する酒類をいう．

3　この法律において「食品関連事業者等」とは，次の各号のいずれかに該当する者をいう．

一　食品の製造，加工（調整及び選別を含む．）若しくは輸入を業とする者（当該食品の販売をしない者を除く．）又は食品の販売を業とする者（以下「食品関連事業者」という．）

二　前号に掲げる者のほか，食品の販売をする者

（基本理念）

第3条 販売の用に供する食品に関する表示の適正を確保するための施策は，消費者基本法（昭和43年法律第78号）第2条第1項に規定する消費者政策の一環として，消費者の安全及び自主的かつ合理的な選択の機会が確保され，並びに消費者に対し必要な情報が提供されることが消費者の権利であることを尊重するとともに，消費者が自らの利益の擁護及び増進のため自主的かつ合理的に行動することができるよう消費者の自立を支援することを基本として講ぜられなければならない．

2　販売の用に供する食品に関する表示の適正を確保するための施策は，食品の生産，取引又は消費の現況及び将来の見通しを踏まえ，かつ，小規模の食品関連事業者の事業活動に及ぼす影響及び食品関連事業者間の公正な競争の確保に配慮して講ぜられなければならない．

第2章　食品表示基準

（食品表示基準の策定等）

第4条　内閣総理大臣は，内閣府令で，食品及び食品関連事業者等の区分ごとに，次に掲げる事項のうち当該区分に属する食品を消費者が安全に摂取し，及び自主的かつ合理的に選択するために必要と認められる事項を内容とする販売の用に供する食品に関する表示の基準を定めなければならない．

一　名称，アレルゲン（食物アレルギーの原因となる物質をいう．第6条第8項及び第11条において同じ．），保存の方法，消費期限（食品を摂取する際の安全性の判断に資する期限をいう．第6条第8項及び第11条において同じ．），原材料，添加物，栄養成分の量及び熱量，原産地その他食品関連事業者等が食品の販売をする際に表示されるべき事項

二　表示の方法その他前号に掲げる事項を表示する際に食品関連事業者等が遵守すべき事項

2　内閣総理大臣は，前項の規定により販売の用に供する食品に関する表示の基準を定めようとするときは，あらかじめ，厚生労働大臣，農林水産大臣及び財務大臣に協議するとともに，消費者委員会の意見を聴かなければならない．

3　厚生労働大臣は，第1項の規定により販売の用に供する食品に関する表示の基準が定められることにより，国民の健康の保護又は増進が図られると認めるときは，内閣総理大臣に対し，当該基準の案を添えて，その策定を要請することができる．

4　農林水産大臣は，第一項の規定により販売の用に供する食品に関する表示の基準が定められることにより，当該基準に係る食品（酒類を除く．）の生産若しくは流通の円滑化又は消費者の需要に即した当該食品の生産の振興が図られると認めるときは，内閣総理大臣に対し，当該基準の案を添えて，その策定を要請することができる．

5　財務大臣は，第一項の規定により販売の用に供する食品に関する表示の基準が定められることにより，当該基準に係る酒類の生産若しくは流通の円滑化又は消費者の需要に即した当該酒類の生産の振興が図られると認めるときは，内閣総理大臣に対し，当該基準の案を添えて，その策定を要請することができる．

6　第2項から前項までの規定は，第1項の規定により定められた販売の用に供する食品に関する表示の基準（以下「食品表示基準」という．）の変更について準用する．

（食品表示基準の遵守）

第5条　食品関連事業者等は，食品表示基準に従った表示がされていない食品の販売をしてはならない．

第6条〜　省略

3．学校教育法（抄）

（改正　昭和22年3月31日　法律第26号）
（　　　平成26年6月27日　法律第88号）

第1条〜第26条　省略

第3章　幼稚園

（園長，教頭，教諭その他の職員）

第27条　幼稚園には，園長，教頭及び教諭を置かなければならない

②　幼稚園には，前項に規定するもののほか，副園長，主幹教諭，指導教諭，養護教諭，栄養教諭，事務職員，養護助教諭その他必要な職員を置くことができる．

③〜⑪　省略

（準用規定）

第28条　第37条第6項，第8項及び第12項から第17項まで並びに第42条から第44条までの規定は，幼稚園に準用する．

第29条〜第36条　省略

第4章　小学校

（校長，教頭，教諭その他の職員）

第37条　小学校には，校長，教頭，教諭，養護教諭及び事務職員を置かなければならない．

②　小学校には，前項に規定するもののほか，副校長，主幹教諭，指導教諭，栄養教諭その他必要な職員を置くことができる．

③〜⑫　省略

⑬　栄養教諭は，児童の栄養の指導及び管理をつかさどる．

⑭〜⑲　省略

第38条〜第48条　省略

第5章　中学校

（中学校についての準用規定）

第49条　第30条第2項，第31条，第34条，第35条

及び第37条から第44条までの規定は，中学校に準用する．この場合において，第30条第2項中「前項」とあるのは「第46条」と，第31条中「前条第1項」とあるのは「第46条」と読み替えるものとする．

第50条～第59条　省略

第6章　高等学校

第60条　高等学校には，校長，教頭，教諭及び事務職員を置かなければならない．

② 高等学校には，前項に規定するもののほか，副校長，主幹教諭，指導教諭，養護教諭，栄養教諭，養護助教諭，実習助手，技術職員その他必要な職員を置くことができる．

③～⑥　省略

第61条～第68条　省略

第7章　中等教育学校

（校長，教頭，教諭その他の職員）

第69条　中等教育学校には，校長，教頭，教諭，養護教諭及び事務職員を置かなければならない．

② 中等教育学校には，前項に規定するもののほか，副校長，主幹教諭，指導教諭，栄養教諭，実習助手，技術職員その他必要な職員を置くことができる．

③，④　省略

第70条～第81条　省略

第8章　特別支援教育

第82条　第26条，第27条，第31条（第49条及び第62条において読み替えて準用する場合を含む．），第32条，第34条（第49条及び第62条において準用する場合を含む．），第36条，第37条（第28条，第49条及び第62条において準用する場合を含む．），第42条から第44条まで，第47条及び第56条から第60条までの規定は特別支援学校に，第84条の規定は特別支援学校の高等部に，それぞれ準用する．

第83条～　省略

4．地域保健法（抄）

（昭和22年9月5日　法律第101号）
（改正　平成26年6月25日　法律第83号）

第1章　総則

（目　的）

第1条　この法律は，地域保健対策の推進に関する基本指針，保健所の設置その他地域保健対策の推進に関し基本となる事項を定めることにより，母子保健法（昭和40年法律第141号）その他の地域保健対策に関する法律による対策が地域において総合的に推進されることを確保し，もつて地域住民の健康の保持及び増進に寄与することを目的とする．

（基本理念）

第2条　地域住民の健康の保持及び増進を目的として国及び地方公共団体が講ずる施策は，我が国における急速な高齢化の進展，保健医療を取り巻く環境の変化等に即応し，地域における公衆衛生の向上及び増進を図るとともに，地域住民の多様化し，かつ，高度化する保健，衛生，生活環境等に関する需要に適確に対応することができるように，地域の特性及び社会福祉等の関連施策との有機的な連携に配慮しつつ，総合的に推進されることを基本理念とする．

（責　務）

第3条　市町村（特別区を含む．以下同じ．）は，当該市町村が行う地域保健対策が円滑に実施できるように，必要な施設の整備，人材の確保及び資質の向上等に努めなければならない．

② 都道府県は，当該都道府県が行う地域保健対策が円滑に実施できるように，必要な施設の整備，人材の確保及び資質の向上，調査及び研究等に努めるとともに，市町村に対し，前項の責務が十分に果たされるように，その求めに応じ，必要な技術的援助を与えることに努めなければならない．

③ 国は，地域保健に関する情報の収集，整理及び活用並びに調査及び研究並びに地域保健対策に係る人材の養成及び資質の向上に努めるとともに，市町村及び都道府県に対し，前2項の責務が十分に果たされるように必要な技術的及び財政的援助を与えることに努めなければならない．

第2章　地域保健対策の推進に関する基本指針

（基本指針）

第4条　厚生労働大臣は，地域保健対策の円滑な実施及び総合的な推進を図るため，地域保健対策の推進に関する基本的な指針（以下「基本指針」という．）を定めなければならない．

② 基本指針は，次に掲げる事項について定めるものとする．

一　地域保健対策の推進の基本的な方向
二　保健所及び市町村保健センターの整備及び運営に関する基本的事項
三　地域保健対策に係る人材の確保及び資質の向上並びに第21条第1項の人材確保支援計画の策定に関する基本的事項
四　地域保健に関する調査及び研究に関する基本的事項
五　社会福祉等の関連施策との連携に関する基本的事項
六　その他地域保健対策の推進に関する重要事項

③ 厚生労働大臣は，基本指針を定め，又はこれを変更したときは，遅滞なく，これを公表しなければならない．

第3章　保健所

（設置）

第5条　保健所は，都道府県，地方自治法（昭和22年法律第67号）第252条の19第1項の指定都市，同法第252条の22第1項の中核市その他の政令で定める市又は特別区が，これを設置する．

②　都道府県は，前項の規定により保健所を設置する場合においては，保健医療に係る施策と社会福祉に係る施策との有機的な連携を図るため，医療法（昭和23年法律第205号）第30条の4第2項第十二号に規定する区域及び介護保険法（平成9年法律第123号）第108条第2項に規定する区域を参酌して，保健所の所管区域を設定しなければならない．

（事業）

第6条　保健所は，次に掲げる事項につき，企画，調整，指導及びこれらに必要な事業を行う．

一　地域保健に関する思想の普及及び向上に関する事項
二　人口動態統計その他地域保健に係る統計に関する事項
三　栄養の改善及び食品衛生に関する事項
四　住宅，水道，下水道，廃棄物の処理，清掃その他の環境の衛生に関する事項
五　医事及び薬事に関する事項
六　保健師に関する事項
七　公共医療事業の向上及び増進に関する事項
八　母性及び乳幼児並びに老人の保健に関する事項
九　歯科保健に関する事項
十　精神保健に関する事項
十一　治療方法が確立していない疾病その他の特殊の疾病により長期に療養を必要とする者の保健に関する事項
十二　エイズ，結核，性病，伝染病その他の疾病の予防に関する事項
十三　衛生上の試験及び検査に関する事項
十四　その他地域住民の健康の保持及び増進に関する事項

第7条　保健所は，前条に定めるもののほか，地域住民の健康の保持及び増進を図るため必要があるときは，次に掲げる事業を行うことができる．

一　所管区域に係る地域保健に関する情報を収集し，整理し，及び活用すること．
二　所管区域に係る地域保健に関する調査及び研究を行うこと．
三　歯科疾患その他厚生労働大臣の指定する疾病の治療を行うこと．
四　試験及び検査を行い，並びに医師，歯科医師，薬剤師その他の者に試験及び検査に関する施設を利用させること．

第8条　都道府県の設置する保健所は，前2条に定めるもののほか，所管区域内の市町村の地域保健対策の実施に関し，市町村相互間の連絡調整を行い，及び市町村の求めに応じ，技術的助言，市町村職員の研修その他必要な援助を行うことができる．

第9条～第10条　省略

（運営協議会）

第11条　第5条第1項に規定する地方公共団体は，保健所の所管区域内の地域保健及び保健所の運営に関する事項を審議させるため，当該地方公共団体の条例で定めるところにより，保健所に，運営協議会を置くことができる．

第12条　省略

（名称の使用制限）

第13条　この法律による保健所でなければ，その名称中に，保健所たることを示すような文字を用いてはならない．

第14条～第17条　省略

第4章　市町村保健センター

（市町村保健センター）

第18条　市町村は，市町村保健センターを設置することができる．

②　市町村保健センターは，住民に対し，健康相談，保健指導及び健康診査その他地域保健に関し必要な事業を行うことを目的とする施設とする．

（国の補助）

第19条　国は，予算の範囲内において，市町村に対し，市町村保健センターの設置に要する費用の一部を補助することができる．

（国の配慮）

第20条　国は，次条第1項の町村が市町村保健センターを整備しようとするときは，その整備が円滑に実施されるように適切な配慮をするものとする．

第5章　地域保健対策に係る人材確保の支援に関する計画

（人材確保支援計画）

第21条　都道府県は，当分の間，基本指針に即して，政令で定めるところにより，地域保健対策の実施に当たり特にその人材の確保又は資質の向上を支援する必要がある町村について，町村の申出に基づき，地域保健対策を円滑に実施するための人材の確保又は資質の向上の支援に関する計画（以下「人材確保支援計画」という．）を定めることができる．

②　人材確保支援計画は，次に掲げる事項について定めるものとする．

一　人材確保支援計画の対象となる町村（以下「特定町村」という．）
二　都道府県が実施する特定町村の地域保健対策を円滑に実施するための人材の確保又は資質の向上に資する事業の内容に関する事項

③　前項各号に掲げる事項のほか，人材確保支援計画を定

める場合には，特定町村の地域保健対策を円滑に実施するための人材の確保又は資質の向上の基本的方針に関する事項について定めるよう努めるものとする．
④ 都道府県は，人材確保支援計画を定め，又はこれを変更しようとするときは，あらかじめ，特定町村の意見を聴かなければならない．
⑤ 都道府県は，人材確保支援計画を定め，又はこれを変更したときは，遅滞なく，厚生労働大臣にこれを通知しなければならない．
（国の補助等）
第22条 国は，政令で定めるところにより，予算の範囲内において，人材確保支援計画に定められた前条第2項第二号の事業を実施する都道府県に対し，当該事業に要する費用の一部を補助することができる．
② 国は，前項に規定するもののほか，人材確保支援計画を定めた都道府県が，当該人材確保支援計画に定められた事業を実施しようとするときは，当該事業が円滑に実施されるように必要な助言，指導その他の援助の実施に努めるものとする．

5．地域保健法施行令（抄）
（昭和23年4月2日 政令第77号）
（改正 平成26年5月30日 政令第196号）

（保健所を設置する市）
第1条 地域保健法（以下「法」という．）第5条第1項の政令で定める市は，次のとおりとする．
一 地方自治法（昭和22年法律第67号）第252条の19第1項の指定都市
二 地方自治法第252条の22第1項の中核市
三 小たる市，町田市，藤沢市，四日市市，呉市，大牟田市及び佐世保市
（所管区域）
第2条 法第5条第1項に規定する地方公共団体は，その区域（都道府県にあつては，前条に規定する市又は特別区の区域を除く．）をいずれかの保健所の所管区域としなければならない．
（設置，廃止等の報告）
第3条 法第5条第1項に規定する地方公共団体の長は，当該地方公共団体において，保健所又はその支所を設置したときは，速やかに，厚生労働省令で定める事項を厚生労働大臣に報告しなければならない．
2 法第5条第1項に規定する地方公共団体の長は，当該地方公共団体において，その設置した保健所又はその支所について，厚生労働省令で定める事項を変更したときは，速やかに，その旨を厚生労働大臣に報告しなければならない．保健所又はその支所を廃止したときも，同様とする．
（所長）
第4条 保健所の所長は，医師であつて，次の各号のいずれかに該当する法第5条第1項に規定する地方公共団体の長の補助機関である職員でなければならない．
一 3年以上公衆衛生の実務に従事した経験がある者
二 厚生労働省組織令（平成12年政令第252号）第135条に規定する国立保健医療科学院の行う養成訓練の課程（以下「養成訓練課程」という．）を経た者
三 厚生労働大臣が，前二号に掲げる者と同等以上の技術又は経験を有すると認めた者
2 前項の規定にかかわらず，法第5条第1項に規定する地方公共団体の長が医師をもつて保健所の所長に充てることが著しく困難であると認めるときは，2年以内の期間を限り，次の各号のいずれにも該当する医師でない同項に規定する地方公共団体の長の補助機関である職員をもつて保健所の所長に充てることができる．
一 厚生労働大臣が，公衆衛生行政に必要な医学に関する専門的知識に関し医師と同等以上の知識を有すると認めた者
二 5年以上公衆衛生の実務に従事した経験がある者
三 養成訓練課程を経た者
3 前項の場合において，やむを得ない理由があるときは，1回に限り，当該期間を延長することができる．ただし，2年を超えることはできない．
（職員）
第5条 保健所には，医師，歯科医師，薬剤師，獣医師，保健師，助産師，看護師，診療放射線技師，臨床検査技師，管理栄養士，栄養士，歯科衛生士，統計技術者その他保健所の業務を行うために必要な者のうち，当該保健所を設置する法第5条第1項に規定する地方公共団体の長が必要と認める職員を置くものとする．
2 前条第2項の規定により医師でない法第5条第1項に規定する地方公共団体の長の補助機関である職員をもつて保健所の所長に充てる場合（前条第3項の規定により当該期間を延長する場合を含む．）においては，当該保健所に医師を置かなければならない．
第6条～第9条 省略
（事業成績の報告）
第10条 法第5条第1項に規定する地方公共団体の長は，厚生労働省令の定めるところにより，毎月の保健所の事業成績を厚生労働大臣に報告しなければならない．
（人材確保支援計画を定めることができる場合）
第11条 法第21条第1項の規定により都道府県が，町村の申出に基づき，同項に規定する人材確保支援計画（以下単に「人材確保支援計画」という．）を定めることができる場合は，人口規模等からみて，当該町村においては地域保健対策を円滑に実施するための人材を確保し，又はその資質の向上に必要な措置を実施できる込みがない場合とする．
第12条 省略

6. 健康増進法（抄）

（平成14年8月2日　法律第103号）
（改正　平成26年6月13日　法律第69号）

第1章　総則

（目的）

第1条　この法律は，我が国における急速な高齢化の進展及び疾病構造の変化に伴い，国民の健康の増進の重要性が著しく増大していることにかんがみ，国民の健康の増進の総合的な推進に関し基本的な事項を定めるとともに，国民の栄養の改善その他の国民の健康の増進を図るための措置を講じ，もって国民保健の向上を図ることを目的とする．

（国民の責務）

第2条　国民は，健康な生活習慣の重要性に対する関心と理解を深め，生涯にわたって，自らの健康状態を自覚するとともに，健康の増進に努めなければならない．

（国及び地方公共団体の責務）

第3条　国及び地方公共団体は，教育活動及び広報活動を通じた健康の増進に関する正しい知識の普及，健康の増進に関する情報の収集，整理，分析及び提供並びに研究の推進並びに健康の増進に係る人材の養成及び資質の向上を図るとともに，健康増進事業実施者その他の関係者に対し，必要な技術的援助を与えることに努めなければならない．

（健康増進事業実施者の責務）

第4条　健康増進事業実施者は，健康教育，健康相談その他国民の健康の増進のために必要な事業（以下「健康増進事業」という．）を積極的に推進するよう努めなければならない．

（関係者の協力）

第5条　国，都道府県，市町村（特別区を含む．以下同じ．），健康増進事業実施者，医療機関その他の関係者は，国民の健康の増進の総合的な推進を図るため，相互に連携を図りながら協力するよう努めなければならない．

（定義）

第6条　この法律において「健康増進事業実施者」とは，次に掲げる者をいう．

一　健康保険法（大正11年法律第70号）の規定により健康増進事業を行う全国健康保険協会，健康保険組合又は健康保険組合連合会

二　船員保険法（昭和14年法律第73号）の規定により健康増進事業を行う全国健康保険協会

三　国民健康保険法（昭和33年法律第192号）の規定により健康増進事業を行う市町村，国民健康保険組合又は国民健康保険団体連合会

四　国家公務員共済組合法（昭和33年法律第128号）の規定により健康増進事業を行う国家公務員共済組合又は国家公務員共済組合連合会

五　地方公務員等共済組合法（昭和37年法律第152号）の規定により健康増進事業を行う地方公務員共済組合又は全国市町村職員共済組合連合会

六　私立学校教職員共済法（昭和28年法律第245号）の規定により健康増進事業を行う日本私立学校振興・共済事業団

七　学校保健安全法（昭和33年法律第56号）の規定により健康増進事業を行う者

八　母子保健法（昭和40年法律第141号）の規定により健康増進事業を行う市町村

九　労働安全衛生法（昭和47年法律第57号）の規定により健康増進事業を行う事業者

十　高齢者の医療の確保に関する法律（昭和57年法律第80号）の規定により健康増進事業を行う全国健康保険協会，健康保険組合，市町村，国民健康保険組合，共済組合，日本私立学校振興・共済事業団又は後期高齢者医療広域連合

十一　介護保険法（平成9年法律第123号）の規定により健康増進事業を行う市町村

十二　この法律の規定により健康増進事業を行う市町村

十三　その他健康増進事業を行う者であって，政令で定めるもの

第2章　基本方針等

（基本方針）

第7条　厚生労働大臣は，国民の健康の増進の総合的な推進を図るための基本的な方針（以下「基本方針」という．）を定めるものとする．

2　基本方針は，次に掲げる事項について定めるものとする．

一　国民の健康の増進の推進に関する基本的な方向

二　国民の健康の増進の目標に関する事項

三　次条第1項の都道府県健康増進計画及び同条第2項の市町村健康増進計画の策定に関する基本的な事項

四　第10条第1項の国民健康・栄養調査その他の健康の増進に関する調査及び研究に関する基本的な事項

五　健康増進事業実施者間における連携及び協力に関する基本的な事項

六　食生活，運動，休養，飲酒，喫煙，歯の健康の保持その他の生活習慣に関する正しい知識の普及に関する事項

七　その他国民の健康の増進の推進に関する重要事項

3　厚生労働大臣は，基本方針を定め，又はこれを変更しようとするときは，あらかじめ，関係行政機関の長に協議するものとする．

4　厚生労働大臣は，基本方針を定め，又はこれを変更したときは，遅滞なく，これを公表するものとする．

（都道府県健康増進計画等）

第8条　都道府県は，基本方針を勘案して，当該都道

府県の住民の健康の増進の推進に関する施策についての基本的な計画（以下「都道府県健康増進計画」という．）を定めるものとする．
2　市町村は，基本方針及び都道府県健康増進計画を勘案して，当該市町村の住民の健康の増進の推進に関する施策についての計画（以下「市町村健康増進計画」という．）を定めるよう努めるものとする．
3　国は，都道府県健康増進計画又は市町村健康増進計画に基づいて住民の健康増進のために必要な事業を行う都道府県又は市町村に対し，予算の範囲内において，当該事業に要する費用の一部を補助することができる．

（健康診査の実施等に関する指針）

第9条　厚生労働大臣は，生涯にわたる国民の健康の増進に向けた自主的な努力を促進するため，健康診査の実施及びその結果の通知，健康手帳（自らの健康管理のために必要な事項を記載する手帳をいう．）の交付その他の措置に関し，健康増進事業実施者に対する健康診査の実施等に関する指針（以下「健康診査等指針」という．）を定めるものとする．
2　厚生労働大臣は，健康診査等指針を定め，又はこれを変更しようとするときは，あらかじめ，総務大臣，財務大臣及び文部科学大臣に協議するものとする．
3　厚生労働大臣は，健康診査等指針を定め，又はこれを変更したときは，遅滞なく，これを公表するものとする．

第3章　国民健康・栄養調査等

（国民健康・栄養調査の実施）

第10条　厚生労働大臣は，国民の健康の増進の総合的な推進を図るための基礎資料として，国民の身体の状況，栄養摂取量及び生活習慣の状況を明らかにするため，国民健康・栄養調査を行うものとする．
2　厚生労働大臣は，国立研究開発法人医薬基盤・健康・栄養研究所（以下「研究所」という．）に，国民健康・栄養調査の実施に関する事務のうち集計その他の政令で定める事務の全部又は一部を行わせることができる．
3　都道府県知事（保健所を設置する市又は特別区にあっては，市長又は区長．以下同じ．）は，その管轄区域内の国民健康・栄養調査の執行に関する事務を行う．

（調査世帯）

第11条　国民健康・栄養調査の対象の選定は，厚生労働省令で定めるところにより，毎年，厚生労働大臣が調査地区を定め，その地区内において都道府県知事が調査世帯を指定することによって行う．
2　前項の規定により指定された調査世帯に属する者は，国民健康・栄養調査の実施に協力しなければならない．

（国民健康・栄養調査員）

第12条　都道府県知事は，その行う国民健康・栄養調査の実施のために必要があるときは，国民健康・栄養調査員を置くことができる．

2　前項に定めるもののほか，国民健康・栄養調査員に関し必要な事項は，厚生労働省令でこれを定める．

（国の負担）

第13条　国は，国民健康・栄養調査に要する費用を負担する．

（調査票の使用制限）

第14条　国民健康・栄養調査のために集められた調査票は，第10条第1項に定める調査の目的以外の目的のために使用してはならない．

（省令への委任）

第15条　第10条から前条までに定めるもののほか，国民健康・栄養調査の方法及び調査項目その他国民健康・栄養調査の実施に関して必要な事項は，厚生労働省令で定める．

（生活習慣病の発生の状況の把握）

第16条　国及び地方公共団体は，国民の健康の増進の総合的な推進を図るための基礎資料として，国民の生活習慣とがん，循環器病その他の政令で定める生活習慣病（以下単に「生活習慣病」という．）との相関関係を明らかにするため，生活習慣病の発生の状況の把握に努めなければならない．

（食事摂取基準）

第16条の2　厚生労働大臣は，生涯にわたる国民の栄養摂取の改善に向けた自主的な努力を促進するため，国民健康・栄養調査その他の健康の保持増進に関する調査及び研究の成果を分析し，その分析の結果を踏まえ，食事による栄養摂取量の基準（以下この条において「食事摂取基準」という．）を定めるものとする．
2　食事摂取基準においては，次に掲げる事項を定めるものとする．
　一　国民がその健康の保持増進を図る上で摂取することが望ましい熱量に関する事項
　二　国民がその健康の保持増進を図る上で摂取することが望ましい次に掲げる栄養素の量に関する事項
　　イ　国民の栄養摂取の状況からみてその欠乏が国民の健康の保持増進を妨げているものとして厚生労働省令で定める栄養素
　　ロ　国民の栄養摂取の状況からみてその過剰な摂取が国民の健康の保持増進を妨げているものとして厚生労働省令で定める栄養素
3　厚生労働大臣は，食事摂取基準を定め，又は変更したときは，遅滞なく，これを公表するものとする．

第4章　保健指導等

（市町村による生活習慣相談等の実施）

第17条　市町村は，住民の健康の増進を図るため，医師，歯科医師，薬剤師，保健師，助産師，看護師，准看護師，管理栄養士，栄養士，歯科衛生士その他の職員に，栄養の改善その他の生活習慣の改善に関する事項につき住民

からの相談に応じさせ，及び必要な栄養指導その他の保健指導を行わせ，並びにこれらに付随する業務を行わせるものとする．

2　市町村は，前項に規定する業務の一部について，健康保険法第63条第3項各号に掲げる病院又は診療所その他適当と認められるものに対し，その実施を委託することができる．

（都道府県による専門的な栄養指導その他の保健指導の実施）

第18条　都道府県，保健所を設置する市及び特別区は，次に掲げる業務を行うものとする．

一　住民の健康の増進を図るために必要な栄養指導その他の保健指導のうち，特に専門的な知識及び技術を必要とするものを行うこと．

二　特定かつ多数の者に対して継続的に食事を供給する施設に対し，栄養管理の実施について必要な指導及び助言を行うこと．

三　前二号の業務に付随する業務を行うこと．

2　都道府県は，前条第1項の規定により市町村が行う業務の実施に関し，市町村相互間の連絡調整を行い，及び市町村の求めに応じ，その設置する保健所による技術的事項についての協力その他当該市町村に対する必要な援助を行うものとする．

（栄養指導員）

第19条　都道府県知事は，前条第1項に規定する業務（同項第一号及び第三号に掲げる業務については，栄養指導に係るものに限る．）を行う者として，医師又は管理栄養士の資格を有する都道府県，保健所を設置する市又は特別区の職員のうちから，栄養指導員を命ずるものとする．

（市町村による健康増進事業の実施）

第19条の2　市町村は，第17条第1項に規定する業務に係る事業以外の健康増進事業であって厚生労働省令で定めるものの実施に努めるものとする．

（都道府県による健康増進事業に対する技術的援助等の実施）

第19条の3　都道府県は，前条の規定により市町村が行う事業の実施に関し，市町村相互間の連絡調整を行い，及び市町村の求めに応じ，その設置する保健所による技術的事項についての協力その他当該市町村に対する必要な援助を行うものとする．

第19条の4　省略

第5章　特定給食施設等
第1節　特定給食施設における栄養管理

（特定給食施設の届出）

第20条　特定給食施設（特定かつ多数の者に対して継続的に食事を供給する施設のうち栄養管理が必要なものとして厚生労働省令で定めるものをいう．以下同じ．）を設置した者は，その事業の開始の日から一月以内に，その施設の所在地の都道府県知事に，厚生労働省令で定める事項を届け出なければならない．

2　前項の規定による届出をした者は，同項の厚生労働省令で定める事項に変更を生じたときは，変更の日から一月以内に，その旨を当該都道府県知事に届け出なければならない．その事業を休止し，又は廃止したときも，同様とする．

（特定給食施設における栄養管理）

第21条　特定給食施設であって特別の栄養管理が必要なものとして厚生労働省令で定めるところにより都道府県知事が指定するものの設置者は，当該特定給食施設に管理栄養士を置かなければならない．

2　前項に規定する特定給食施設以外の特定給食施設の設置者は，厚生労働省令で定めるところにより，当該特定給食施設に栄養士又は管理栄養士を置くように努めなければならない．

3　特定給食施設の設置者は，前2項に定めるもののほか，厚生労働省令で定める基準に従って，適切な栄養管理を行わなければならない．

（指導及び助言）

第22条　都道府県知事は，特定給食施設の設置者に対し，前条第1項又は第3項の規定による栄養管理の実施を確保するため必要があると認めるときは，当該栄養管理の実施に関し必要な指導及び助言をすることができる．

（勧告及び命令）

第23条　都道府県知事は，第21条第1項の規定に違反して管理栄養士を置かず，若しくは同条第3項の規定に違反して適切な栄養管理を行わず，又は正当な理由がなくて前条の栄養管理をしない特定給食施設の設置者があるときは，当該特定給食施設の設置者に対し，管理栄養士を置き，又は適切な栄養管理を行うよう勧告をすることができる．

2　都道府県知事は，前項に規定する勧告を受けた特定給食施設の設置者が，正当な理由がなくてその勧告に係る措置をとらなかったときは，当該特定給食施設の設置者に対し，その勧告に係る措置をとるべきことを命ずることができる．

（立入検査等）

第24条　都道府県知事は，第21条第1項又は第3項の規定による栄養管理の実施を確保するため必要があると認めるときは，特定給食施設の設置者若しくは管理者に対し，その業務に関し報告をさせ，又は栄養指導員に，当該施設に立ち入り，業務の状況若しくは帳簿，書類その他の物件を検査させ，若しくは関係者に質問させることができる．

2　前項の規定により立入検査又は質問をする栄養指導員は，その身分を示す証明書を携帯し，関係者に提示しなければならない．

3　第1項の規定による権限は，犯罪捜査のために認められたものと解釈してはならない．

第2節 受動喫煙の防止

第25条 学校，体育館，病院，劇場，観覧場，集会場，展示場，百貨店，事務所，官公庁施設，飲食店その他の多数の者が利用する施設を管理する者は，これらを利用する者について，受動喫煙（室内又はこれに準ずる環境において，他人のたばこの煙を吸わされることをいう．）を防止するために必要な措置を講ずるように努めなければならない．

第6章 特別用途表示等

（特別用途表示の許可）

第26条 販売に供する食品につき，乳児用，幼児用，妊産婦，病者用その他内閣府令で定める特別の用途に適する旨の表示（以下「特別用途表示」という．）をしようとする者は，内閣総理大臣の許可を受けなければならない．

2 前項の許可を受けようとする者は，製品見本を添え，商品名，原材料の配合割合及び当該製品の製造方法，成分分析表，許可を受けようとする特別用途表示の内容その他内閣府令で定める事項を記載した申請書を，その営業所の所在地の都道府県知事を経由して内閣総理大臣に提出しなければならない．

3 内閣総理大臣は，研究所又は内閣総理大臣の登録を受けた法人（以下「登録試験機関」という．）に，第1項の許可を行うについて必要な試験（以下「許可試験」という．）を行わせるものとする．

4 省略

5 内閣総理大臣は，第1項の許可をしようとするときは，あらかじめ，厚生労働大臣の意見を聴かなければならない．

6 第1項の許可を受けて特別用途表示をする者は，当該許可に係る食品（以下「特別用途食品」という．）につき，内閣府令で定める事項を内閣府令で定めるところにより表示しなければならない．

7 内閣総理大臣は，第1項又は前項の内閣府令を制定し，又は改廃しようとするときは，あらかじめ，厚生労働大臣に協議しなければならない．

第26条の2〜18 省略

（特別用途食品の検査及び収去）

第27条 内閣総理大臣又は都道府県知事は，必要があると認めるときは，当該職員に特別用途食品の製造施設，貯蔵施設又は販売施設に立ち入らせ，販売の用に供する当該特別用途食品を検査させ，又は試験の用に供するのに必要な限度において当該特別用途食品を収去させることができる．

2 前項の規定により立入検査又は収去をする職員は，その身分を示す証明書を携帯し，関係者に提示しなければならない．

3 第1項に規定する当該職員の権限は，食品衛生法第30条第1項に規定する食品衛生監視員が行うものとする．

4 第1項の規定による権限は，犯罪捜査のために認められたものと解釈してはならない．

5 内閣総理大臣は，研究所に，第1項の規定により収去された食品の試験を行わせるものとする．

（特別用途表示の許可の取消し）

第28条 内閣総理大臣は，第26条第1項の許可を受けた者が次の各号のいずれかに該当するときは，当該許可を取り消すことができる．

一 第26条第6項の規定に違反したとき．
二 当該許可に係る食品につき虚偽の表示をしたとき．
三 当該許可を受けた日以降における科学的知見の充実により当該許可に係る食品について当該許可に係る特別用途表示をすることが適切でないことが判明するに至ったとき．

（特別用途表示の承認）

第29条 本邦において販売に供する食品につき，外国において特別用途表示をしようとする者は，内閣総理大臣の承認を受けることができる．

2 第26条第2項から第7項まで及び前条の規定は前項の承認について，第27条の規定は同項の承認に係る食品について準用する．この場合において，第26条第2項中「その営業所の所在地の都道府県知事を経由して内閣総理大臣」とあるのは「内閣総理大臣」と，第27条第1項中「製造施設，貯蔵施設」とあるのは「貯蔵施設」と，前条第一号中「第26条第6項」とあるのは「次条第2項において準用する第26条第6項」と読み替えるものとする．

（特別用途表示がされた食品の輸入の許可）

第30条 本邦において販売に供する食品であって，第26条第1項の規定による許可又は前条第1項の規定による承認を受けずに特別用途表示がされたものを輸入しようとする者については，その者を第26条第1項に規定する特別用途表示をしようとする者とみなして，同条及び第37条第二号の規定を適用する．

（誇大表示の禁止）

第31条 何人も，食品として販売に供する物に関して広告その他の表示をするときは，健康の保持増進の効果その他内閣府令で定める事項（次条第3項において「健康保持増進効果等」という．）について，著しく事実に相違する表示をし，又は著しく人を誤認させるような表示をしてはならない．

2 内閣総理大臣は，前項の内閣府令を制定し，又は改廃しようとするときは，あらかじめ，厚生労働大臣に協議しなければならない．

（勧告等）

第32条 内閣総理大臣又は都道府県知事は，前条第1項の規定に違反して表示をした者がある場合において，国民の健康の保持増進及び国民に対する正確な情報の伝達に重大な影響を与えるおそれがあると認めるときは，その者に対し，当該表示に関し必要な措置をとるべき旨の勧告をすることができる．

2　内閣総理大臣又は都道府県知事は，前項に規定する勧告を受けた者が，正当な理由がなくてその勧告に係る措置をとらなかったときは，その者に対し，その勧告に係る措置をとるべきことを命ずることができる．
3　第27条の規定は，食品として販売に供する物であって健康保持増進効果等についての表示がされたもの（特別用途食品及び第29条第1項の承認を受けた食品を除く．）について準用する．
4　都道府県知事は，第1項又は第2項の規定によりその権限を行使したときは，その旨を内閣総理大臣に通知するものとする．
（再審査請求等）
第33条　第27条第1項（第29条第2項において準用する場合を含む．）の規定により保健所を設置する市又は特別区の長が行う処分についての審査請求の裁決に不服がある者は，内閣総理大臣に対して再審査請求をすることができる．
第33条第2項～　省略

7．健康増進法施行規則（抄）

　　　平成15年4月30日　厚生労働省令第 86号
改正　平成21年8月28日　厚生労働省令第138号

（国民健康・栄養調査の調査事項）
第1条　健康増進法（平成14年法律第103号．以下「法」という．）第10条第1項に規定する国民健康・栄養調査は，身体状況，栄養摂取状況及び生活習慣の調査とする．
2　前項に規定する身体状況の調査は，国民健康・栄養調査に関する事務に従事する公務員又は国民健康・栄養調査員（以下「調査従事者」という．）が，次に掲げる事項について測定し，若しくは診断し，その結果を厚生労働大臣の定める調査票に記入すること又は被調査者ごとに，当該調査票を配布し，次に掲げる事項が記入された調査票の提出を受けることによって行う．
　一　身長
　二　体重
　三　血圧
　四　その他身体状況に関する事項
3　第1項に規定する栄養摂取状況の調査は，調査従事者が，調査世帯ごとに，厚生労働大臣の定める調査票を配布し，次に掲げる事項が記入された調査票の提出を受けることによって行う．
　一　世帯及び世帯員の状況
　二　食事の状況
　三　食事の料理名並びに食品の名称及びその摂取量
　四　その他栄養摂取状況に関する事項
4　第1項に規定する生活習慣の調査は，調査従事者が，被調査者ごとに，厚生労働大臣の定める調査票を配布し，次に掲げる事項が記入された調査票の提出を受けることによって行う．
　一　食習慣の状況
　二　運動習慣の状況
　三　休養習慣の状況
　四　喫煙習慣の状況
　五　飲酒習慣の状況
　六　歯の健康保持習慣の状況
　七　その他生活習慣の状況に関する事項
（調査世帯の選定）
第2条　法第11条第1項の規定による対象の選定は，無作為抽出法によるものとする．
2　都道府県知事（保健所を設置する市又は特別区にあっては，市長又は区長．以下同じ．）は，法第11条第1項の規定により調査世帯を指定したときは，その旨を当該世帯の世帯主に通知しなければならない．
（国民健康・栄養調査員）
第3条　国民健康・栄養調査員は，医師，管理栄養士，保健師その他の者のうちから，毎年，都道府県知事が任命する．
2　国民健康・栄養調査員は，非常勤とする．
（国民健康・栄養調査員の身分を示す証票）
第4条　国民健康・栄養調査員は，その職務を行う場合には，その身分を示す証票を携行し，かつ，関係者の請求があるときには，これを提示しなければならない．
2　前項に規定する国民健康・栄養調査員の身分を示す証票は，別記様式第1号による．
（市町村による健康増進事業の実施）
第4条の2　法第19条の2の厚生労働省令で定める事業は，次の各号に掲げるものとする．
　一　歯周疾患検診
　二　骨粗鬆症検診
　三　肝炎ウイルス検診
　四　40歳以上74歳以下の者であって高齢者の医療の確保に関する法律（昭和57年法律第80号）第20条の特定健康診査の対象とならない者（特定健康診査及び特定保健指導の実施に関する基準第1条第1項の規定に基づき厚生労働大臣が定める者（平成20年厚生労働省告示第3号）に規定する者を除く．次号において「特定健康診査非対象者」という．）及び75歳以上の者であって同法第51条第1号又は第2号に規定する者に対する健康診査
　五　特定健康診査非対象者に対する保健指導
　六　がん検診
（特定給食施設）
第5条　法第20条第1項の厚生労働省令で定める施設は，継続的に1回百食以上又は1日250食以上の食事を供給する施設とする．
（特定給食施設の届出事項）
第6条　法第20条第1項の厚生労働省令で定める事項

は，次のとおりとする．
一　給食施設の名称及び所在地
二　給食施設の設置者の氏名及び住所（法人にあつては，給食施設の設置者の名称，主たる事務所の所在地及び代表者の氏名）
三　給食施設の種類
四　給食の開始日又は開始予定日
五　1日の予定給食数及び各食ごとの予定給食数
六　管理栄養士及び栄養士の員数

（特別の栄養管理が必要な給食施設の指定）
第7条　法第21条第1項の規定により都道府県知事が指定する施設は，次のとおりとする．
一　医学的な管理を必要とする者に食事を供給する特定給食施設であつて，継続的に1回300食以上又は1日750食以上の食事を供給するもの
二　前号に掲げる特定給食施設以外の管理栄養士による特別な栄養管理を必要とする特定給食施設であつて，継続的に1回500食以上又は1日1500食以上の食事を供給するもの

（特定給食施設における栄養士等）
第8条　法第21条第2項の規定により栄養士又は管理栄養士を置くように努めなければならない特定給食施設のうち，1回300食又は1日750食以上の食事を供給するものの設置者は，当該施設に置かれる栄養士のうち少なくとも1人は管理栄養士であるように努めなければならない．

（栄養管理の基準）
第9条　法第21条第3項の厚生労働省令で定める基準は，次のとおりとする．
一　当該特定給食施設を利用して食事の供給を受ける者（以下「利用者」という．）の身体の状況，栄養状態，生活習慣等（以下「身体の状況等」という．）を定期的に把握し，これらに基づき，適当な熱量及び栄養素の量を満たす食事の提供及びその品質管理を行うとともに，これらの評価を行うよう努めること．
二　食事の献立は，身体の状況等のほか，利用者の日常の食事の摂取量，嗜好等に配慮して作成するよう努めること．
三　献立表の掲示並びに熱量及びたんぱく質，脂質，食塩等の主な栄養成分の表示等により，利用者に対して，栄養に関する情報の提供を行うこと．
四　献立表その他必要な帳簿等を適正に作成し，当該施設に備え付けること．
五　衛生の管理については，食品衛生法（昭和22年法律第223号）その他関係法令の定めるところによること．

（栄養指導員の身分を証す証票）
第10条　法第24条第2項に規定する栄養指導員の身分を示す証明書は，別記様式第2号による．

第11条～　省略

8．母子保健法（抄）

（昭和40年8月18日　法律第141号）
（改正　平成26年6月4日　法律第51号）

第1章　総則

（目的）
第1条　この法律は，母性並びに乳児及び幼児の健康の保持及び増進を図るため，母子保健に関する原理を明らかにするとともに，母性並びに乳児及び幼児に対する保健指導，健康診査，医療その他の措置を講じ，もつて国民保健の向上に寄与することを目的とする．

（母性の尊重）
第2条　母性は，すべての児童がすこやかに生まれ，かつ，育てられる基盤であることにかんがみ，尊重され，かつ，保護されなければならない．

（乳幼児の健康の保持増進）
第3条　乳児及び幼児は，心身ともに健全な人として成長してゆくために，その健康が保持され，かつ，増進されなければならない．

（母性及び保護者の努力）
第4条　母性は，みずからすすんで，妊娠，出産又は育児についての正しい理解を深め，その健康の保持及び増進に努めなければならない．
2　乳児又は幼児の保護者は，みずからすすんで，育児についての正しい理解を深め，乳児又は幼児の健康の保持及び増進に努めなければならない．

（国及び地方公共団体の責務）
第5条　国及び地方公共団体は，母性並びに乳児及び幼児の健康の保持及び増進に努めなければならない．
2　国及び地方公共団体は，母性並びに乳児及び幼児の健康の保持及び増進に関する施策を講ずるに当たつては，その施策を通じて，前3条に規定する母子保健の理念が具現されるように配慮しなければならない．

（用語の定義）
第6条　この法律において「妊産婦」とは，妊娠中又は出産後1年以内の女子をいう．
2　この法律において「乳児」とは，1歳に満たない者をいう．
3　この法律において「幼児」とは，満1歳から小学校就学の始期に達するまでの者をいう．
4　この法律において「保護者」とは，親権を行う者，未成年後見人その他の者で，乳児又は幼児を現に監護する者をいう．
5　この法律において「新生児」とは，出生後28日を経過しない乳児をいう．
6　この法律において「未熟児」とは，身体の発育が未熟のまま出生した乳児であつて，正常児が出生時に有する諸機能を得るに至るまでのものをいう．

（都道府県児童福祉審議会等の権限）

第7条　児童福祉法（昭和22年法律第164号）第8条第2項に規定する都道府県児童福祉審議会（同条第1項ただし書に規定する都道府県にあつては，地方社会福祉審議会．以下この条において同じ．）及び同条第4項に規定する市町村児童福祉審議会は，母子保健に関する事項につき，調査審議するほか，同条第2項に規定する都道府県児童福祉審議会は都道府県知事の，同条第4項に規定する市町村児童福祉審議会は市町村長の諮問にそれぞれ答え，又は関係行政機関に意見を具申することができる．

（都道府県の援助等）

第8条　都道府県は，この法律の規定により市町村が行う母子保健に関する事業の実施に関し，市町村相互間の連絡調整を行い，及び市町村の求めに応じ，その設置する保健所による技術的事項についての指導，助言その他当該市町村に対する必要な技術的援助を行うものとする．

（実施の委託）

第8条の2　市町村は，この法律に基づく母子保健に関する事業の一部について，病院若しくは診療所又は医師，助産師その他適当と認められる者に対し，その実施を委託することができる．

（連携及び調和の確保）

第8条の3　都道府県及び市町村は，この法律に基づく母子保健に関する事業の実施に当たつては，学校保健安全法（昭和33年法律第56号），児童福祉法その他の法令に基づく母性及び児童の保健及び福祉に関する事業との連携及び調和の確保に努めなければならない．

第2章　母子保健の向上に関する措置

（知識の普及）

第9条　都道府県及び市町村は，母性又は乳児若しくは幼児の健康の保持及び増進のため，妊娠，出産又は育児に関し，相談に応じ，個別的又は集団的に，必要な指導及び助言を行い，並びに地域住民の活動を支援すること等により，母子保健に関する知識の普及に努めなければならない．

（保健指導）

第10条　市町村は，妊産婦若しくはその配偶者又は乳児若しくは幼児の保護者に対して，妊娠，出産又は育児に関し，必要な保健指導を行い，又は医師，歯科医師，助産師若しくは保健師について保健指導を受けることを勧奨しなければならない．

（新生児の訪問指導）

第11条　市町村長は，前条の場合において，当該乳児が新生児であつて，育児上必要があると認めるときは，医師，保健師，助産師又はその他の職員をして当該新生児の保護者を訪問させ，必要な指導を行わせるものとする．ただし，当該新生児につき，第19条の規定による指導が行われるときは，この限りでない．

2　前項の規定による新生児に対する訪問指導は，当該新生児が新生児でなくなつた後においても，継続することができる．

（健康診査）

第12条　市町村は，次に掲げる者に対し，厚生労働省令の定めるところにより，健康診査を行わなければならない．

一　満1歳6か月を超え満2歳に達しない幼児
二　満3歳を超え満4歳に達しない幼児

2　前項の厚生労働省令は，健康増進法（平成14年法律第103号）第9条第1項に規定する健康診査等指針（第16条第4項において単に「健康診査等指針」という．）と調和が保たれたものでなければならない．

第13条　前条の健康診査のほか，市町村は，必要に応じ，妊産婦又は乳児若しくは幼児に対して，健康診査を行い，又は健康診査を受けることを勧奨しなければならない．

2　厚生労働大臣は，前項の規定による妊婦に対する健康診査についての望ましい基準を定めるものとする．

（栄養の摂取に関する援助）

第14条　市町村は，妊産婦又は乳児若しくは幼児に対して，栄養の摂取につき必要な援助をするように努めるものとする．

（妊娠の届出）

第15条　妊娠した者は，厚生労働省令で定める事項につき，速やかに，市町村長に妊娠の届出をするようにしなければならない．

（母子健康手帳）

第16条　市町村は，妊娠の届出をした者に対して，母子健康手帳を交付しなければならない．

2　妊産婦は，医師，歯科医師，助産師又は保健師について，健康診査又は保健指導を受けたときは，その都度，母子健康手帳に必要な事項の記載を受けなければならない．乳児又は幼児の健康診査又は保健指導を受けた当該乳児又は幼児の保護者についても，同様とする．

3　母子健康手帳の様式は，厚生労働省令で定める．

4　前項の厚生労働省令は，健康診査等指針と調和が保たれたものでなければならない．

（妊産婦の訪問指導等）

第17条　第13条第1項の規定による健康診査を行つた市町村の長は，その結果に基づき，当該妊産婦の健康状態に応じ，保健指導を要する者については，医師，助産師，保健師又はその他の職員をして，その妊産婦を訪問させて必要な指導を行わせ，妊娠又は出産に支障を及ぼすおそれがある疾病にかかつている疑いのある者については，医師又は歯科医師の診療を受けることを勧奨するものとする．

2　市町村は，妊産婦が前項の勧奨に基づいて妊娠又は出産に支障を及ぼすおそれがある疾病につき医師又は歯科医

師の診療を受けるために必要な援助を与えるように努めなければならない．

（低体重児の届出）

第18条 体重が2500グラム未満の乳児が出生したときは，その保護者は，速やかに，その旨をその乳児の現在地の市町村に届け出なければならない．

（未熟児の訪問指導）

第19条 市町村長は，その区域内に現在地を有する未熟児について，養育上必要があると認めるときは，医師，保健師，助産師又はその他の職員をして，その未熟児の保護者を訪問させ，必要な指導を行わせるものとする．

2　第11条第2項の規定は，前項の規定による訪問指導に準用する．

（養育医療）

第20条 市町村は，養育のため病院又は診療所に入院することを必要とする未熟児に対し，その養育に必要な医療（以下「養育医療」という．）の給付を行い，又はこれに代えて養育医療に要する費用を支給することができる．

2　前項の規定による費用の支給は，養育医療の給付が困難であると認められる場合に限り，行なうことができる．

3　養育医療の給付の範囲は，次のとおりとする．

　一　診察
　二　薬剤又は治療材料の支給
　三　医学的処置，手術及びその他の治療
　四　病院又は診療所への入院及びその療養に伴う世話その他の看護
　五　移送

4　養育医療の給付は，都道府県知事が次項の規定により指定する病院若しくは診療所又は薬局（以下「指定養育医療機関」という．）に委託して行うものとする．

5　都道府県知事は，病院若しくは診療所又は薬局その開設者の同意を得て，第1項の規定による養育医療を担当させる機関を指定する．

6　第1項の規定により支給する費用の額は，次項の規定により準用する児童福祉法第19条の12の規定により指定養育医療機関が請求することができる診療報酬の例により算定した額のうち，本人及びその扶養義務者（民法（明治29年法律第89号）に定める扶養義務者をいう．第21条の4第1項において同じ．）が負担することができないと認められる額とする．

7　児童福祉法第19条の12，第19条の20及び第21条の3の規定は養育医療の給付について，同法第20条第7項及び第8項並びに第21条の規定は指定養育医療機関について，それぞれ準用する．この場合において，同法第19条の12中「診療方針」とあるのは「診療方針及び診療報酬」と，同法第19条の20（第2項を除く．）中「小児慢性特定疾病医療費の」とあるのは「診療報酬の」と，同条第1項中「第19条の3第10項」とあるのは「母子保健法第20条第7項において読み替えて準用する第19条の12」

と，同条第4項中「都道府県」とあるのは「市町村」と，同法第21条の3第2項中「都道府県の」とあるのは「市町村の」と読み替えるものとする．

（医療施設の整備）

第20条の2 国及び地方公共団体は，妊産婦並びに乳児及び幼児の心身の特性に応じた高度の医療が適切に提供されるよう，必要な医療施設の整備に努めなければならない．

（調査研究の推進）

第20条の3 国は，乳児及び幼児の障害の予防のための研究その他母性並びに乳児及び幼児の健康の保持及び増進のため必要な調査研究の推進に努めなければならない．

（費用の支弁）

第21条 市町村が行う第12条第1項の規定による健康診査に要する費用及び第20条の規定による措置に要する費用は，当該市町村の支弁とする．

（都道府県の負担）

第21条の2 都道府県は，政令の定めるところにより，前条の規定により市町村が支弁する費用のうち，第20条の規定による措置に要する費用については，その四分の一を負担するものとする．

（国の負担）

第21条の3 国は，政令の定めるところにより，第21条の規定により市町村が支弁する費用のうち，第20条の規定による措置に要する費用については，その二分の一を負担するものとする．

（費用の徴収）

第21条の4 第20条の規定による養育医療の給付に要する費用を支弁した市町村長は，当該措置を受けた者又はその扶養義務者から，その負担能力に応じて，当該措置に要する費用の全部又は一部を徴収することができる．

2　前項の規定による費用の徴収は，徴収されるべき者の居住地又は財産所在地の市町村に嘱託することができる．

3　第1項の規定により徴収される費用を，指定の期限内に納付しない者があるときは，地方税の滞納処分の例により処分することができる．この場合における徴収金の先取特権の順位は，国税及び地方税に次ぐものとする．

第3章　母子保健施設

第22条 市町村は，必要に応じ，母子健康センターを設置するように努めなければならない．

2　母子健康センターは，母子保健に関する各種の相談に応ずるとともに，母性並びに乳児及び幼児の保健指導を行ない，又はこれらの事業にあわせて助産を行なうことを目的とする施設とする．

第4章　雑則

第23条〜第25条　省略

（大都市等の特例）

第26条 この法律中都道府県が処理することとされて

いる事務で政令で定めるものは，地方自治法（昭和22年法律第67号）第252条の19第1項の指定都市（以下「指定都市」という.）及び同法第252条の22第1項の中核市（以下「中核市」という.）においては，政令の定めるところにより，指定都市又は中核市（以下「指定都市等」という.）が処理するものとする．この場合においては，この法律中都道府県に関する規定は，指定都市等に関する規定として，指定都市等に適用があるものとする．

第27条〜　省略

9. 介護保険法（抄）
（平成 9 年 12 月 17 日　法律第 123 号）
（改正　平成 26 年 6 月 25 日　法律第 83 号）

第1章　総則

（目　的）

第1条　この法律は，加齢に伴って生ずる心身の変化に起因する疾病等により要介護状態となり，入浴，排せつ，食事等の介護，機能訓練並びに看護及び療養上の管理その他の医療を要する者等について，これらの者が尊厳を保持し，その有する能力に応じ自立した日常生活を営むことができるよう，必要な保健医療サービス及び福祉サービスに係る給付を行うため，国民の共同連帯の理念に基づき介護保険制度を設け，その行う保険給付等に関して必要な事項を定め，もって国民の保健医療の向上及び福祉の増進を図ることを目的とする．

（介護保険）

第2条　介護保険は，被保険者の要介護状態又は要支援状態（以下「要介護状態等」という.）に関し，必要な保険給付を行うものとする．

2　前項の保険給付は，要介護状態等の軽減又は悪化の防止に資するよう行われるとともに，医療との連携に十分配慮して行われなければならない．

3　第1項の保険給付は，被保険者の心身の状況，その置かれている環境等に応じて，被保険者の選択に基づき，適切な保健医療サービス及び福祉サービスが，多様な事業者又は施設から，総合的かつ効率的に提供されるよう配慮して行われなければならない．

4　第1項の保険給付の内容及び水準は，被保険者が要介護状態となった場合においても，可能な限り，その居宅において，その有する能力に応じ自立した日常生活を営むことができるように配慮されなければならない．

（保険者）

第3条　市町村及び特別区は，この法律の定めるところにより，介護保険を行うものとする．

2　市町村及び特別区は，介護保険に関する収入及び支出について，政令で定めるところにより，特別会計を設けなければならない．

（国民の努力及び義務）

第4条　国民は，自ら要介護状態となることを予防するため，加齢に伴って生ずる心身の変化を自覚して常に健康の保持増進に努めるとともに，要介護状態となった場合においても，進んでリハビリテーションその他の適切な保健医療サービス及び福祉サービスを利用することにより，その有する能力の維持向上に努めるものとする．

2　国民は，共同連帯の理念に基づき，介護保険事業に要する費用を公平に負担するものとする．

（国及び地方公共団体の責務）

第5条　国は，介護保険事業の運営が健全かつ円滑に行われるよう保健医療サービス及び福祉サービスを提供する体制の確保に関する施策その他の必要な各般の措置を講じなければならない．

2　都道府県は，介護保険事業の運営が健全かつ円滑に行われるように，必要な助言及び適切な援助をしなければならない．

3　国及び地方公共団体は，被保険者が，可能な限り，住み慣れた地域でその有する能力に応じ自立した日常生活を営むことができるよう，保険給付に係る保健医療サービス及び福祉サービスに関する施策，要介護状態等となることの予防又は要介護状態等の軽減若しくは悪化の防止のための施策並びに地域における自立した日常生活の支援のための施策を，医療及び居住に関する施策との有機的な連携を図りつつ包括的に推進するよう努めなければならない．

（認知症に関する調査研究の推進等）

第5条の2　国及び地方公共団体は，被保険者に対して認知症（脳血管疾患，アルツハイマー病その他の要因に基づく脳の器質的な変化により日常生活に支障が生じる程度にまで記憶機能及びその他の認知機能が低下した状態をいう．以下同じ．）に係る適切な保健医療サービス及び福祉サービスを提供するため，認知症の予防，診断及び治療並びに認知症である者の心身の特性に応じた介護方法に関する調査研究の推進並びにその成果の活用に努めるとともに，認知症である者の支援に係る人材の確保及び資質の向上を図るために必要な措置を講ずるよう努めなければならない．

第6条，第7条　省略

第8条　この法律において「居宅サービス」とは，訪問介護，訪問入浴介護，訪問看護，訪問リハビリテーション，居宅療養管理指導，通所介護，通所リハビリテーション，短期入所生活介護，短期入所療養介護，特定施設入居者生活介護，福祉用具貸与及び特定福祉用具販売をいい，「居宅サービス事業」とは，居宅サービスを行う事業をいう．

中　略

26　この法律において「施設サービス」とは，介護福祉施設サービス及び介護保健施設サービスをいい，「施設サービス計画」とは，介護老人福祉施設又は介護老人保健施設

に入所している要介護者について，これらの施設が提供するサービスの内容，これを担当する者その他厚生労働省令で定める事項を定めた計画をいう．

以下略

第8条の2 この法律において「介護予防サービス」とは，介護予防訪問入浴介護，介護予防訪問看護，介護予防訪問リハビリテーション，介護予防居宅療養管理指導，介護予防通所リハビリテーション，介護予防短期入所生活介護，介護予防短期入所療養介護，介護予防特定施設入居者生活介護，介護予防福祉用具貸与及び特定介護予防福祉用具販売をいい，「介護予防サービス事業」とは，介護予防サービスを行う事業をいう．

以下略

第2章　被保険者

（被保険者）

第9条 次の各号のいずれかに該当する者は，市町村又は特別区（以下単に「市町村」という．）が行う介護保険の被保険者とする．
一　市町村の区域内に住所を有する65歳以上の者（以下「第一号被保険者」という．）
二　市町村の区域内に住所を有する40歳以上65歳未満の医療保険加入者（以下「第二号被保険者」という．）

第10条〜第17条　省略

（保険給付の種類）

第18条 この法律による保険給付は，次に掲げる保険給付とする．
一　被保険者の要介護状態に関する保険給付（以下「介護給付」という．）
二　被保険者の要支援状態に関する保険給付（以下「予防給付」という．）
三　前二号に掲げるもののほか，要介護状態等の軽減又は悪化の防止に資する保険給付として条例で定めるもの（第五節において「市町村特別給付」という．）

第19条〜第39条　省略

（介護給付の種類）

第40条　介護給付は，次に掲げる保険給付とする．
一　居宅介護サービス費の支給
二　特例居宅介護サービス費の支給
三　地域密着型介護サービス費の支給
四　特例地域密着型介護サービス費の支給
五　居宅介護福祉用具購入費の支給
六　居宅介護住宅改修費の支給
七　居宅介護サービス計画費の支給
八　特例居宅介護サービス計画費の支給
九　施設介護サービス費の支給
十　特例施設介護サービス費の支給
十一　高額介護サービス費の支給
十一の二　高額医療合算介護サービス費の支給
十二　特定入所者介護サービス費の支給
十三　特例特定入所者介護サービス費の支給

第40条〜第51条　省略

（予防給付の種類）

第52条　予防給付は，次に掲げる保険給付とする．
一　介護予防サービス費の支給
二　特例介護予防サービス費の支給
三　地域密着型介護予防サービス費の支給
四　特例地域密着型介護予防サービス費の支給
五　介護予防福祉用具購入費の支給
六　介護予防住宅改修費の支給
七　介護予防サービス計画費の支給
八　特例介護予防サービス計画費の支給
九　高額介護予防サービス費の支給
九の二　高額医療合算介護予防サービス費の支給
十　特定入所者介護予防サービス費の支給
十一　特例特定入所者介護予防サービス費の支給

第53条〜　省略

10. 高齢者の医療の確保に関する法律（抄）

（昭和57年8月17日　法律第80号）
（改正　平成26年6月25日　法律第83号）

第1章　総則

（目的）

第1条　この法律は，国民の高齢期における適切な医療の確保を図るため，医療費の適正化を推進するための計画の作成及び保険者による健康診査等の実施に関する措置を講ずるとともに，高齢者の医療について，国民の共同連帯の理念等に基づき，前期高齢者に係る保険者間の費用負担の調整，後期高齢者に対する適切な医療の給付等を行うために必要な制度を設け，もつて国民保健の向上及び高齢者の福祉の増進を図ることを目的とする．

（基本的理念）

第2条　国民は，自助と連帯の精神に基づき，自ら加齢に伴つて生ずる心身の変化を自覚して常に健康の保持増進に努めるとともに，高齢者の医療に要する費用を公平に負担するものとする．

2　国民は，年齢，心身の状況等に応じ，職域若しくは地域又は家庭において，高齢期における健康の保持を図るための適切な保健サービスを受ける機会を与えられるものとする．

（国の責務）

第3条　国は，国民の高齢期における医療に要する費用の適正化を図るための取組が円滑に実施され，高齢者医療制度（第3章に規定する前期高齢者に係る保険者間の費用負担の調整及び第4章に規定する後期高齢者医療制度をいう．以下同じ．）の運営が健全に行われるよう必要な各

般の措置を講ずるとともに，第1条に規定する目的の達成に資するため，医療，公衆衛生，社会福祉その他の関連施策を積極的に推進しなければならない．

（地方公共団体の責務）

第4条 地方公共団体は，この法律の趣旨を尊重し，住民の高齢期における医療に要する費用の適正化を図るための取組及び高齢者医療制度の運営が適切かつ円滑に行われるよう所要の施策を実施しなければならない．

（保険者の責務）

第5条 保険者は，加入者の高齢期における健康の保持のために必要な事業を積極的に推進するよう努めるとともに，高齢者医療制度の運営が健全かつ円滑に実施されるよう協力しなければならない．

（医療の担い手等の責務）

第6条 医師，歯科医師，薬剤師，看護師その他の医療の担い手並びに医療法（昭和23年法律第205号）第1条の2第2項に規定する医療提供施設の開設者及び管理者は，前3条に規定する各般の措置，施策及び事業に協力しなければならない．

第7条 省略

第2章 医療費適正化の推進
第1節 医療費適正化計画等

（医療費適正化基本方針及び全国医療費適正化計画）

第8条 厚生労働大臣は，国民の高齢期における適切な医療の確保を図る観点から，医療に要する費用の適正化（以下「医療費適正化」という．）を総合的かつ計画的に推進するため，医療費適正化に関する施策についての基本的な方針（以下「医療費適正化基本方針」という．）を定めるとともに，5年ごとに，5年を一期として，医療費適正化を推進するための計画（以下「全国医療費適正化計画」という．）を定めるものとする．

2 医療費適正化基本方針においては，次に掲げる事項を定めるものとする．

一 次条第1項に規定する都道府県医療費適正化計画において定めるべき目標に係る参酌すべき標準その他の当該計画の作成に当たつて指針となるべき基本的な事項

二 次条第1項に規定する都道府県医療費適正化計画の達成状況の評価に関する基本的な事項

三 医療に要する費用の調査及び分析に関する基本的な事項

四 前三号に掲げるもののほか，医療費適正化の推進に関する重要事項

3 医療費適正化基本方針は，医療法第30条の3第1項に規定する基本方針，介護保険法（平成9年法律第123号）第116条第1項に規定する基本指針及び健康増進法（平成14年法律第103号）第7条第1項に規定する基本方針と調和が保たれたものでなければならない．

4 全国医療費適正化計画においては，次に掲げる事項を定めるものとする．

一 国民の健康の保持の推進に関し，国が達成すべき目標に関する事項

二 医療の効率的な提供の推進に関し，国が達成すべき目標に関する事項

三 前号に掲げる目標を達成するために国が取り組むべき施策に関する事項

四 第一号及び第二号に掲げる目標を達成するための保険者，医療機関その他の関係者の連携及び協力に関する事項

五 計画期間における医療に要する費用の見通しに関する事項

六 計画の達成状況の評価に関する事項

七 前各号に掲げるもののほか，医療費適正化の推進のために必要な事項

5 厚生労働大臣は，医療費適正化基本方針及び全国医療費適正化計画を定め，又はこれを変更しようとするときは，あらかじめ，関係行政機関の長に協議するものとする．

6 厚生労働大臣は，医療費適正化基本方針及び全国医療費適正化計画を定め，又はこれを変更したときは，遅滞なく，これを公表するものとする．

7 厚生労働大臣は，全国医療費適正化計画の作成及び全国医療費適正化計画に基づく施策の実施に関して必要があると認めるときは，保険者，医療機関その他の関係者に対して必要な協力を求めることができる．

（都道府県医療費適正化計画）

第9条 都道府県は，医療費適正化基本方針に即して，5年ごとに，5年を一期として，当該都道府県における医療費適正化を推進するための計画（以下「都道府県医療費適正化計画」という．）を定めるものとする．

2 都道府県医療費適正化計画においては，医療費適正化を推進することによる計画期間における医療に要する費用の見通しに関する事項を定めるものとする．

3 都道府県医療費適正化計画においては，前項に規定する事項のほか，おおむね次に掲げる事項について定めるものとする．

一 住民の健康の保持の推進に関し，当該都道府県において達成すべき目標に関する事項

二 医療の効率的な提供の推進に関し，当該都道府県において達成すべき目標に関する事項

三 前二号に掲げる目標を達成するために都道府県が取り組むべき施策に関する事項

四 第一号及び第二号に掲げる目標を達成するための保険者，医療機関その他の関係者の連携及び協力に関する事項

五 当該都道府県における医療に要する費用の調査及び分析に関する事項

六 計画の達成状況の評価に関する事項
4 都道府県医療費適正化計画は，医療法第30条の4第1項に規定する医療計画，介護保険法第118条第1項に規定する都道府県介護保険事業支援計画及び健康増進法第8条第1項に規定する都道府県健康増進計画と調和が保たれたものでなければならない．
5 都道府県は，都道府県医療費適正化計画を定め，又はこれを変更しようとするときは，あらかじめ，関係市町村に協議しなければならない．
6 都道府県は，都道府県医療費適正化計画を定め，又はこれを変更したときは，遅滞なく，これを公表するよう努めるとともに，厚生労働大臣に提出するものとする．
7 都道府県は，都道府県医療費適正化計画の作成及び都道府県医療費適正化計画に基づく施策の実施に関して必要があると認めるときは，保険者，医療機関その他の関係者に対して必要な協力を求めることができる．
第10条～第17条 省略

第2節 特定健康診査等基本指針等

（特定健康診査等基本指針）
第18条 厚生労働大臣は，特定健康診査（糖尿病その他の政令で定める生活習慣病に関する健康診査をいう．以下同じ．）及び特定保健指導（特定健康診査の結果により健康の保持に努める必要がある者として厚生労働省令で定めるものに対し，保健指導に関する専門的知識及び技術を有する者として厚生労働省令で定めるものが行う保健指導をいう．以下同じ．）の適切かつ有効な実施を図るための基本的な指針（以下「特定健康診査等基本指針」という．）を定めるものとする．
2 特定健康診査等基本指針においては，次に掲げる事項を定めるものとする．
　一 特定健康診査及び特定保健指導（以下「特定健康診査等」という．）の実施方法に関する基本的な事項
　二 特定健康診査等の実施及びその成果に係る目標に関する基本的な事項
　三 前二号に掲げるもののほか，次条第1項に規定する特定健康診査等実施計画の作成に関する重要事項
3 特定健康診査等基本指針は，健康増進法第9条第1項に規定する健康診査等指針と調和が保たれたものでなければならない．
4 厚生労働大臣は，特定健康診査等基本指針を定め，又はこれを変更しようとするときは，あらかじめ，関係行政機関の長に協議するものとする．
5 厚生労働大臣は，特定健康診査等基本指針を定め，又はこれを変更したときは，遅滞なく，これを公表するものとする．

（特定健康診査等実施計画）
第19条 保険者は，特定健康診査等基本指針に即して，5年ごとに，5年を一期として，特定健康診査等の実施に関する計画（以下「特定健康診査等実施計画」という．）を定めるものとする．
2 特定健康診査等実施計画においては，次に掲げる事項を定めるものとする．
　一 特定健康診査等の具体的な実施方法に関する事項
　二 特定健康診査等の実施及びその成果に関する具体的な目標
　三 前二号に掲げるもののほか，特定健康診査等の適切かつ有効な実施のために必要な事項
3 保険者は，特定健康診査等実施計画を定め，又はこれを変更したときは，遅滞なく，これを公表しなければならない．

（特定健康診査）
第20条 保険者は，特定健康診査等実施計画に基づき，厚生労働省令で定めるところにより，40歳以上の加入者に対し，特定健康診査を行うものとする．ただし，加入者が特定健康診査に相当する健康診査を受け，その結果を証明する書面の提出を受けたとき，又は第26条第2項の規定により特定健康診査に関する記録の送付を受けたときは，この限りでない．

（他の法令に基づく健康診断との関係）
第21条 保険者は，加入者が，労働安全衛生法（昭和47年法律第57号）その他の法令に基づき行われる特定健康診査に相当する健康診断を受けた場合又は受けることができる場合は，厚生労働省令で定めるところにより，前条の特定健康診査の全部又は一部を行つたものとする．
2 労働安全衛生法第2条第三号に規定する事業者その他の法令に基づき特定健康診査に相当する健康診断を実施する責務を有する者（以下「事業者等」という．）は，当該健康診断の実施を保険者に対し委託することができる．この場合において，委託をしようとする事業者等は，その健康診断の実施に必要な費用を保険者に支払わなければならない．
第22条～第23条 省略

（特定保健指導）
第24条 保険者は，特定健康診査等実施計画に基づき，厚生労働省令で定めるところにより，特定保健指導を行うものとする．

（特定保健指導に関する記録の保存）
第25条 保険者は，前条の規定により特定保健指導を行つたときは，厚生労働省令で定めるところにより，当該特定保健指導に関する記録を保存しなければならない．次条第2項の規定により特定保健指導に関する記録の送付を受けた場合又は第27条第3項の規定により特定保健指導に関する記録の写しの提供を受けた場合においても，同様とする．

（他の保険者の加入者への特定健康診査等）
第26条 保険者は，その加入者の特定健康診査等の実施に支障がない場合には，他の保険者の加入者に係る特定

健康診査又は特定保健指導を行うことができる．この場合において，保険者は，当該特定健康診査又は特定保健指導を受けた者に対し，厚生労働省令で定めるところにより，当該特定健康診査又は特定保健指導に要する費用を請求することができる．

2　保険者は，前項の規定により，他の保険者の加入者に対し特定健康診査又は特定保健指導を行つたときは，厚生労働省令で定めるところにより，当該特定健康診査又は特定保健指導に関する記録を，速やかに，その者が現に加入する当該他の保険者に送付しなければならない．

3　保険者は，その加入者が，第1項の規定により，他の保険者が実施する特定健康診査又は特定保健指導を受け，その費用を当該他の保険者に支払つた場合には，当該加入者に対して，厚生労働省令で定めるところにより，当該特定健康診査又は特定保健指導に要する費用として相当な額を支給する．

4　第1項及び前項の規定にかかわらず，保険者は他の保険者と協議して，当該他の保険者の加入者に係る特定健康診査又は特定保健指導の費用の請求及び支給の取扱いに関し，別段の定めをすることができる．

（特定健康診査等に関する記録の提供）

第27条　保険者は，加入者の資格を取得した者があるときは，当該加入者が加入していた他の保険者に対し，当該他の保険者が保存している当該加入者に係る特定健康診査又は特定保健指導に関する記録の写しを提供するよう求めることができる．

2　保険者は，加入者を使用している事業者等又は使用していた事業者等に対し，厚生労働省令で定めるところにより，労働安全衛生法その他の法令に基づき当該事業者等が保存している当該加入者に係る健康診断に関する記録の写しを提供するよう求めることができる．

3　前2項の規定により，特定健康診査若しくは特定保健指導に関する記録又は健康診断に関する記録の写しの提供を求められた他の保険者又は事業者等は，厚生労働省令で定めるところにより，当該記録の写しを提供しなければならない．

（実施の委託）

第28条　保険者は，特定健康診査等について，健康保険法第63条第3項各号に掲げる病院又は診療所その他適当と認められるものに対し，その実施を委託することができる．この場合において，保険者は，受託者に対し，委託する特定健康診査等の実施に必要な範囲内において，厚生労働省令で定めるところにより，自らが保存する特定健康診査又は特定保健指導に関する記録の写しその他必要な情報を提供することができる．

（関係者との連携）

第29条　保険者は，第32条第1項に規定する前期高齢者である加入者に対して特定健康診査等を実施するに当たつては，前期高齢者である加入者の心身の特性を踏まえつつ，介護保険法第115条の45第1項及び第2項の規定により地域支援事業を実施する市町村との適切な連携を図るよう留意するとともに，当該特定健康診査等が効率的に実施されるよう努めるものとする．

2　保険者は，前項に規定するもののほか，特定健康診査の効率的な実施のために，他の保険者，医療機関その他の関係者との連携に努めなければならない．

第30条　省略

（健康診査等指針との調和）

第31条　第18条第1項，第20条，第21条第1項，第22条から第25条まで，第26条第2項，第27条第2項及び第3項並びに第28条に規定する厚生労働省令は，健康増進法第9条第1項に規定する健康診査等指針と調和が保たれたものでなければならない．

第32条～第46条　省略

4章　後期高齢者医療制度

第1節　総則

（後期高齢者医療）

第47条　後期高齢者医療は，高齢者の疾病，負傷又は死亡に関して必要な給付を行うものとする．

（広域連合の設立）

第48条　市町村は，後期高齢者医療の事務（保険料の徴収の事務及び被保険者の便益の増進に寄与するものとして政令で定める事務を除く．）を処理するため，都道府県の区域ごとに当該区域内のすべての市町村が加入する広域連合（以下「後期高齢者医療広域連合」という．）を設けるものとする．

第49条　省略

第2節　被保険者

（被保険者）

第50条　次の各号のいずれかに該当する者は，後期高齢者医療広域連合が行う後期高齢者医療の被保険者とする．

一　後期高齢者医療広域連合の区域内に住所を有する75歳以上の者

二　後期高齢者医療広域連合の区域内に住所を有する65歳以上75歳未満の者であつて，厚生労働省令で定めるところにより，政令で定める程度の障害の状態にある旨の当該後期高齢者医療広域連合の認定を受けたもの

（適用除外）

第51条　前条の規定にかかわらず，次の各号のいずれかに該当する者は，後期高齢者医療広域連合が行う後期高齢者医療の被保険者としない．

一　生活保護法（昭和25年法律第144号）による保護を受けている世帯（その保護を停止されている世帯を除く．）に属する者

二　前号に掲げるもののほか，後期高齢者医療の適用除外とすべき特別の理由がある者で厚生労働省令で定めるもの

第52条〜　省略

11. 食育基本法（抄）

（平成17年6月17日　法律第63号）
（改正　平成21年6月5日　法律第49号）

二十一世紀における我が国の発展のためには，子どもたちが健全な心と身体を培い，未来や国際社会に向かって羽ばたくことができるようにするとともに，すべての国民が心身の健康を確保し，生涯にわたって生き生きと暮らすことができるようにすることが大切である．

子どもたちが豊かな人間性をはぐくみ，生きる力を身に付けていくためには，何よりも「食」が重要である．今，改めて，食育を，生きる上での基本であって，知育，徳育及び体育の基礎となるべきものと位置付けるとともに，様々な経験を通じて「食」に関する知識と「食」を選択する力を習得し，健全な食生活を実践することができる人間を育てる食育を推進することが求められている．もとより，食育はあらゆる世代の国民に必要なものであるが，子どもたちに対する食育は，心身の成長及び人格の形成に大きな影響を及ぼし，生涯にわたって健全な心と身体を培い豊かな人間性をはぐくんでいく基礎となるものである．

一方，社会経済情勢がめまぐるしく変化し，日々忙しい生活を送る中で，人々は，毎日の「食」の大切さを忘れがちである．国民の食生活においては，栄養の偏り，不規則な食事，肥満や生活習慣病の増加，過度の痩身志向などの問題に加え，新たな「食」の安全上の問題や，「食」の海外への依存の問題が生じており，「食」に関する情報が社会に氾濫する中で，人々は，食生活の改善の面からも，「食」の安全の確保の面からも，自ら「食」のあり方を学ぶことが求められている．また，豊かな緑と水に恵まれた自然の下で先人からはぐくまれてきた，地域の多様性と豊かな味覚や文化の香りあふれる日本の「食」が失われる危機にある．

こうした「食」をめぐる環境の変化の中で，国民の「食」に関する考え方を育て，健全な食生活を実現することが求められるとともに，都市と農山漁村の共生・対流を進め，「食」に関する消費者と生産者との信頼関係を構築して，地域社会の活性化，豊かな食文化の継承及び発展，環境と調和のとれた食料の生産及び消費の推進並びに食料自給率の向上に寄与することが期待されている．

国民一人一人が「食」について改めて意識を高め，自然の恩恵や「食」に関わる人々の様々な活動への感謝の念や理解を深めつつ，「食」に関して信頼できる情報に基づく適切な判断を行う能力を身に付けることによって，心身の健康を増進する健全な食生活を実践するために，今こそ，家庭，学校，保育所，地域等を中心に，国民運動として，食育の推進に取り組んでいくことが，我々に課せられている課題である．さらに，食育の推進に関する我が国の取組が，海外との交流等を通じて食育に関して国際的に貢献することにつながることも期待される．

ここに，食育について，基本理念を明らかにしてその方向性を示し，国，地方公共団体及び国民の食育の推進に関する取組を総合的かつ計画的に推進するため，この法律を制定する．

第1章　総則

（目　的）

第1条　この法律は，近年における国民の食生活をめぐる環境の変化に伴い，国民が生涯にわたって健全な心身を培い，豊かな人間性をはぐくむための食育を推進することが緊要な課題となっていることにかんがみ，食育に関し，基本理念を定め，及び国，地方公共団体等の責務を明らかにするとともに，食育に関する施策の基本となる事項を定めることにより，食育に関する施策を総合的かつ計画的に推進し，もって現在及び将来にわたる健康で文化的な国民の生活と豊かで活力ある社会の実現に寄与することを目的とする．

（国民の心身の健康の増進と豊かな人間形成）

第2条　食育は，食に関する適切な判断力を養い，生涯にわたって健全な食生活を実現することにより，国民の心身の健康の増進と豊かな人間形成に資することを旨として，行われなければならない．

（食に関する感謝の念と理解）

第3条　食育の推進に当たっては，国民の食生活が，自然の恩恵の上に成り立っており，また，食に関わる人々の様々な活動に支えられていることについて，感謝の念や理解が深まるよう配慮されなければならない．

（食育推進運動の展開）

第4条　食育を推進するための活動は，国民，民間団体等の自発的意思を尊重し，地域の特性に配慮し，地域住民その他の社会を構成する多様な主体の参加と協力を得るものとするとともに，その連携を図りつつ，あまねく全国において展開されなければならない．

（子どもの食育における保護者，教育関係者等の役割）

第5条　食育は，父母その他の保護者にあっては，家庭が食育において重要な役割を有していることを認識するとともに，子どもの教育，保育等を行う者にあっては，教育，保育等における食育の重要性を十分自覚し，積極的に子どもの食育の推進に関する活動に取り組むこととなるよう，行われなければならない．

（食に関する体験活動と食育推進活動の実践）

第6条　食育は，広く国民が家庭，学校，保育所，地域その他のあらゆる機会とあらゆる場所を利用して，食料の生産から消費等に至るまでの食に関する様々な体験活動

を行うとともに，自ら食育の推進のための活動を実践することにより，食に関する理解を深めることを旨として，行われなければならない．

　　（伝統的な食文化，環境と調和した生産等への配意及び
　　　農山漁村の活性化と食料自給率の向上への貢献）

第7条　食育は，我が国の伝統のある優れた食文化，地域の特性を生かした食生活，環境と調和のとれた食料の生産とその消費等に配意し，我が国の食料の需要及び供給の状況についての国民の理解を深めるとともに，食料の生産者と消費者との交流等を図ることにより，農山漁村の活性化と我が国の食料自給率の向上に資するよう，推進されなければならない．

　　（食品の安全性の確保等における食育の役割）

第8条　食育は，食品の安全性が確保され安心して消費できることが健全な食生活の基礎であることにかんがみ，食品の安全性をはじめとする食に関する幅広い情報の提供及びこれについての意見交換が，食に関する知識と理解を深め，国民の適切な食生活の実践に資することを旨として，国際的な連携を図りつつ積極的に行われなければならない．

　　（国の責務）

第9条　国は，第2条から前条までに定める食育に関する基本理念（以下「基本理念」という．）にのっとり，食育の推進に関する施策を総合的かつ計画的に策定し，及び実施する責務を有する．

　　（地方公共団体の責務）

第10条　地方公共団体は，基本理念にのっとり，食育の推進に関し，国との連携を図りつつ，その地方公共団体の区域の特性を生かした自主的な施策を策定し，及び実施する責務を有する．

　　（教育関係者等及び農林漁業者等の責務）

第11条　教育並びに保育，介護その他の社会福祉，医療及び保健（以下「教育等」という．）に関する職務に従事する者並びに教育等に関する関係機関及び関係団体（以下「教育関係者等」という．）は，食に関する関心及び理解の増進に果たすべき重要な役割にかんがみ，基本理念にのっとり，あらゆる機会とあらゆる場所を利用して，積極的に食育を推進するよう努めるとともに，他の者の行う食育の推進に関する活動に協力するよう努めるものとする．

2　農林漁業者及び農林漁業に関する団体（以下「農林漁業者等」という．）は，農林漁業に関する体験活動等が食に関する国民の関心及び理解を増進する上で重要な意義を有することにかんがみ，基本理念にのっとり，農林漁業に関する多様な体験の機会を積極的に提供し，自然の恩恵と食に関わる人々の活動の重要性について，国民の理解が深まるよう努めるとともに，教育関係者等と相互に連携して食育の推進に関する活動を行うよう努めるものとする．

　　（食品関連事業者等の責務）

第12条　食品の製造，加工，流通，販売又は食事の提供を行う事業者及びその組織する団体（以下「食品関連事業者等」という．）は，基本理念にのっとり，その事業活動に関し，自主的かつ積極的に食育の推進に自ら努めるとともに，国又は地方公共団体が実施する食育の推進に関する施策その他の食育の推進に関する活動に協力するよう努めるものとする．

　　（国民の責務）

第13条　国民は，家庭，学校，保育所，地域その他の社会のあらゆる分野において，基本理念にのっとり，生涯にわたり健全な食生活の実現に自ら努めるとともに，食育の推進に寄与するよう努めるものとする．

　　（法制上の措置等）

第14条　政府は，食育の推進に関する施策を実施するため必要な法制上又は財政上の措置その他の措置を講じなければならない．

　　（年次報告）

第15条　政府は，毎年，国会に，政府が食育の推進に関して講じた施策に関する報告書を提出しなければならない．

第2章　食育推進基本計画等

　　（食育推進基本計画）

第16条　食育推進会議は，食育の推進に関する施策の総合的かつ計画的な推進を図るため，食育推進基本計画を作成するものとする．

2　食育推進基本計画は，次に掲げる事項について定めるものとする．

　一　食育の推進に関する施策についての基本的な方針
　二　食育の推進の目標に関する事項
　三　国民等の行う自発的な食育推進活動等の総合的な促進に関する事項
　四　前三号に掲げるもののほか，食育の推進に関する施策を総合的かつ計画的に推進するために必要な事項

3　食育推進会議は，第1項の規定により食育推進基本計画を作成したときは，速やかにこれを内閣総理大臣に報告し，及び関係行政機関の長に通知するとともに，その要旨を公表しなければならない．

4　前項の規定は，食育推進基本計画の変更について準用する．

　　（都道府県食育推進計画）

第17条　都道府県は，食育推進基本計画を基本として，当該都道府県の区域内における食育の推進に関する施策についての計画（以下「都道府県食育推進計画」という．）を作成するよう努めなければならない．

2　都道府県（都道府県食育推進会議が置かれている都道府県にあっては，都道府県食育推進会議）は，都道府県食育推進計画を作成し，又は変更したときは，速やかに，その要旨を公表しなければならない．

　　（市町村食育推進計画）

第18条　市町村は，食育推進基本計画（都道府県食育

推進計画が作成されているときは，食育推進基本計画及び都道府県食育推進計画）を基本として，当該市町村の区域内における食育の推進に関する施策についての計画（以下「市町村食育推進計画」という．）を作成するよう努めなければならない．

2 市町村（市町村食育推進会議が置かれている市町村にあっては，市町村食育推進会議）は，市町村食育推進計画を作成し，又は変更したときは，速やかに，その要旨を公表しなければならない．

第3章 基本的施策

（家庭における食育の推進）

第19条 国及び地方公共団体は，父母その他の保護者及び子どもの食に対する関心及び理解を深め，健全な食習慣の確立に資するよう，親子で参加する料理教室その他の食事についての望ましい習慣を学びながら食を楽しむ機会の提供，健康美に関する知識の啓発その他の適切な栄養管理に関する知識の普及及び情報の提供，妊産婦に対する栄養指導又は乳幼児をはじめとする子どもを対象とする発達段階に応じた栄養指導その他の家庭における食育の推進を支援するために必要な施策を講ずるものとする．

（学校，保育所等における食育の推進）

第20条 国及び地方公共団体は，学校，保育所等において魅力ある食育の推進に関する活動を効果的に促進することにより子どもの健全な食生活の実現及び健全な心身の成長が図られるよう，学校，保育所等における食育の推進のための指針の作成に関する支援，食育の指導にふさわしい教職員の設置及び指導的立場にある者の食育の推進において果たすべき役割についての意識の啓発その他の食育に関する指導体制の整備，学校，保育所等又は地域の特色を生かした学校給食等の実施，教育の一環として行われる農場等における実習，食品の調理，食品廃棄物の再生利用等様々な体験活動を通じた子どもの食に関する理解の促進，過度の痩身又は肥満の心身の健康に及ぼす影響等についての知識の啓発その他必要な施策を講ずるものとする．

（地域における食生活の改善のための取組の推進）

第21条 国及び地方公共団体は，地域において，栄養，食習慣，食料の消費等に関する食生活の改善を推進し，生活習慣病を予防して健康を増進するため，健全な食生活に関する指針の策定及び普及啓発，地域における食育の推進に関する専門的知識を有する者の養成及び資質の向上並びにその活用，保健所，市町村保健センター，医療機関等における食育に関する普及及び啓発活動の推進，医学教育等における食育に関する指導の充実，食品関連事業者等が行う食育の推進のための活動への支援等必要な施策を講ずるものとする．

（食育推進運動の展開）

第22条 国及び地方公共団体は，国民，教育関係者等，農林漁業者等，食品関連事業者等その他の事業者若しくはその組織する団体又は消費生活の安定及び向上等のための活動を行う民間の団体が自発的に行う食育の推進に関する活動が，地域の特性を生かしつつ，相互に緊密な連携協力を図りながらあまねく全国において展開されるようにするとともに，関係者相互間の情報及び意見の交換が促進されるよう，食育の推進に関する普及啓発を図るための行事の実施，重点的かつ効果的に食育の推進に関する活動を推進するための期間の指定その他必要な施策を講ずるものとする．

2 国及び地方公共団体は，食育の推進に当たっては，食生活の改善のための活動その他の食育の推進に関する活動に携わるボランティアが果たしている役割の重要性にかんがみ，これらのボランティアとの連携協力を図りながら，その活動の充実が図られるよう必要な施策を講ずるものとする．

（生産者と消費者との交流の促進，
環境と調和のとれた農林漁業の活性化等）

第23条 国及び地方公共団体は，生産者と消費者との間の交流の促進等により，生産者と消費者との信頼関係を構築し，食品の安全性の確保，食料資源の有効な利用の促進及び国民の食に対する理解と関心の増進を図るとともに，環境と調和のとれた農林漁業の活性化に資するため，農林水産物の生産，食品の製造，流通等における体験活動の促進，農林水産物の生産された地域内の学校給食等における利用その他のその地域内における消費の促進，創意工夫を生かした食品廃棄物の発生の抑制及び再生利用等必要な施策を講ずるものとする．

（食文化の継承のための活動への支援等）

第24条 国及び地方公共団体は，伝統的な行事や作法と結びついた食文化，地域の特色ある食文化等我が国の伝統のある優れた食文化の継承を推進するため，これらに関する啓発及び知識の普及その他の必要な施策を講ずるものとする．

（食品の安全性，栄養その他の食生活に関する調査，
研究，情報の提供及び国際交流の推進）

第25条 国及び地方公共団体は，すべての世代の国民の適切な食生活の選択に資するよう，国民の食生活に関し，食品の安全性，栄養，食習慣，食料の生産，流通及び消費並びに食品廃棄物の発生及びその再生利用の状況等について調査及び研究を行うとともに，必要な各種の情報の収集，整理及び提供，データベースの整備その他食に関する正確な情報を迅速に提供するために必要な施策を講ずるものとする．

2 国及び地方公共団体は，食育の推進に資するため，海外における食品の安全性，栄養，食習慣等の食生活に関する情報の収集，食育に関する研究者等の国際的交流，食育の推進に関する活動についての情報交換その他国際交流の推進のために必要な施策を講ずるものとする．

第4章　食育推進会議等

（食育推進会議の設置及び所掌事務）

第26条　内閣府に，食育推進会議を置く．

2　食育推進会議は，次に掲げる事務をつかさどる．

　一　食育推進基本計画を作成し，及びその実施を推進すること．

　二　前号に掲げるもののほか，食育の推進に関する重要事項について審議し，及び食育の推進に関する施策の実施を推進すること．

（組織）

第27条　食育推進会議は，会長及び委員25人以内をもって組織する．

第28条～第31条　省略

（都道府県食育推進会議）

第32条　都道府県は，その都道府県の区域における食育の推進に関して，都道府県食育推進計画の作成及びその実施の推進のため，条例で定めるところにより，都道府県食育推進会議を置くことができる．

2　都道府県食育推進会議の組織及び運営に関し必要な事項は，都道府県の条例で定める．

（市町村食育推進会議）

第33条　市町村は，その市町村の区域における食育の推進に関して，市町村食育推進計画の作成及びその実施の推進のため，条例で定めるところにより，市町村食育推進会議を置くことができる．

2　市町村食育推進会議の組織及び運営に関し必要な事項は，市町村の条例で定める．

12．学校給食法（抄）

（昭和29年6月3日　法律第160号）
（改正　平成20年6月18日　法律第73号）

第1章　総則

（この法律の目的）

第1条　この法律は，学校給食が児童及び生徒の心身の健全な発達に資するものであり，かつ，児童及び生徒の食に関する正しい理解と適切な判断力を養う上で重要な役割を果たすものであることにかんがみ，学校給食及び学校給食を活用した食に関する指導の実施に関し必要な事項を定め，もつて学校給食の普及充実及び学校における食育の推進を図ることを目的とする．

（学校給食の目標）

第2条　学校給食を実施するに当たつては，義務教育諸学校における教育の目的を実現するために，次に掲げる目標が達成されるよう努めなければならない．

　一　適切な栄養の摂取による健康の保持増進を図ること．

　二　日常生活における食事について正しい理解を深め，健全な食生活を営むことができる判断力を培い，及び望ましい食習慣を養うこと．

　三　学校生活を豊かにし，明るい社交性及び協同の精神を養うこと．

　四　食生活が自然の恩恵の上に成り立つものであることについての理解を深め，生命及び自然を尊重する精神並びに環境の保全に寄与する態度を養うこと．

　五　食生活が食にかかわる人々の様々な活動に支えられていることについての理解を深め，勤労を重んずる態度を養うこと．

　六　我が国や各地域の優れた伝統的な食文化についての理解を深めること．

　七　食料の生産，流通及び消費について，正しい理解に導くこと．

（定義）

第3条　この法律で「学校給食」とは，前条各号に掲げる目標を達成するために，義務教育諸学校において，その児童又は生徒に対し実施される給食をいう．

2　この法律で「義務教育諸学校」とは，学校教育法（昭和22年法律第26号）に規定する小学校，中学校，中等教育学校の前期課程又は特別支援学校の小学部若しくは中学部をいう．

第4条～第6条　省略

第2章　学校給食の実施に関する基本的な事項

（学校給食栄養管理者）

第7条　義務教育諸学校又は共同調理場において学校給食の栄養に関する専門的事項をつかさどる職員（第10条第3項において「学校給食栄養管理者」という．）は，教育職員免許法（昭和24年法律第147号）第4条第2項に規定する栄養教諭の免許状を有する者又は栄養士法（昭和22年法律第245号）第2条第1項の規定による栄養士の免許を有する者で学校給食の実施に必要な知識若しくは経験を有するものでなければならない．

（学校給食実施基準）

第8条　文部科学大臣は，児童又は生徒に必要な栄養量その他の学校給食の内容及び学校給食を適切に実施するために必要な事項（次条第1項に規定する事項を除く．）について維持されることが望ましい基準（次項において「学校給食実施基準」という．）を定めるものとする．

2　学校給食を実施する義務教育諸学校の設置者は，学校給食実施基準に照らして適切な学校給食の実施に努めるものとする．

第9条　省略

第3章　学校給食を活用した食に関する指導

第10条　栄養教諭は，児童又は生徒が健全な食生活を自ら営むことができる知識及び態度を養うため，学校給食において摂取する食品と健康の保持増進との関連性につい

ての指導，食に関して特別の配慮を必要とする児童又は生徒に対する個別的な指導その他の学校給食を活用した食に関する実践的な指導を行うものとする．この場合において，校長は，当該指導が効果的に行われるよう，学校給食と関連付けつつ当該義務教育諸学校における食に関する指導の全体的な計画を作成することその他の必要な措置を講ずるものとする．
2　栄養教諭が前項前段の指導を行うに当たつては，当該義務教育諸学校が所在する地域の産物を学校給食に活用することその他の創意工夫を地域の実情に応じて行い，当該地域の食文化，食に係る産業又は自然環境の恵沢に対する児童又は生徒の理解の増進を図るよう努めるものとする．
3　栄養教諭以外の学校給食栄養管理者は，栄養教諭に準じて，第1項前段の指導を行うよう努めるものとする．この場合においては，同項後段及び前項の規定を準用する．

第11条〜　省略

付録C．避難所における食事提供に関する事務連絡

事務連絡（平成23年4月21日）

岩手県，宮城県，福島県，盛岡市，
仙台市，郡山市及びいわき市
健康づくり施策主管部局 御中

　　　　　　　　　　厚生労働省健康局総務課
　　　　　　　　　　　　生活習慣病対策室

避難所における食事提供の計画・評価のために
当面の目標とする栄養の参照量について

　被災後1ケ月が経過し，食事量は改善しつつありますが，おにぎりやパンなどの主食が中心で，肉・魚等のたんぱく質や野菜などの副食の摂取は十分ではなく，避難所間での不均衡もみられる状況にあります．

　エネルギー・栄養素摂取不足の影響による栄養不良や体力低下が顕著になってくる時期にあることから，避難所生活の長期化を視野に入れ，必要な栄養量の確保のために安定的に食事提供を行う条件の整備が急務となっています．

　については，今般，別紙のとおり，被災後3ケ月までの当面の目標として，避難所における食事提供の計画・評価のための栄養の参照量を算定しましたので，管理栄養士等行政栄養関係者の関与の下，留意事項を参考に，地域や避難所の実情を十分に考慮し，食事回数や食事量の確保・調整を行い，必要な栄養量の確保に努めていただきますようお願いします．

（別紙）
**避難所における食事提供の計画・評価のために
当面の目標とする栄養の参照量**
（1歳以上，1人1日当たり）

エネルギー	2000 kcal
たんぱく質	55 g
ビタミン B_1	1.1 mg
ビタミン B_2	1.2 mg
ビタミン C	100 mg

※ 日本人の食事摂取基準（2010年版）で示されているエネルギー及び各栄養素の摂取基準値をもとに，平成17年国勢調査結果で得られた性・年齢階級別の人口構成を用いて加重平均により算出．なお，エネルギーは身体活動レベルⅠ及びⅡの中間値を用いて算出．

（留意事項）
・本参照量は，避難所における食事提供の計画・評価の目安として示すものであり，被災後約3ケ月までの間における必要な栄養量の確保を目的とし，特にこの段階で不足しやすい栄養素を抽出し，算定を行ったこと．

・本参照量は，個々人の栄養管理のために使用するものではなく，病者や妊婦・乳児など栄養管理上個別の配慮を要する場合は，医師・管理栄養士等による専門的評価が必要なこと．

・本参照量は，避難所の利用者の身体状況等に特別に配慮するため，弾力的に使用することは差し支えないこと．また，特定の年齢階級に着目して食事提供の計画を行う場合の目安として，別添参考に対象特性別の参照量も示したこと．

・食事提供の計画に当たっては，食事回数及び食事量の確保とともに，強化米など栄養素添加食品の利用も含め，必要な栄養量の確保に努めること．

・実際の各個人への食事の分配，提供に当たっては，利用者の性，年齢，身体状況，活動量等を考慮して行うようにすること．

・食事提供後は，残食量，利用者の喫食状況等を観察・評価し，提供量の調整（増減）を図ることが望ましいこと．

・今後，さらに食事提供の評価に関する情報の収集等を行いつつ，本参照量について改める必要性等につき検討を行っていく予定であること．

（参考）

	対象特性別（1人1日当たり）			
	幼児 （1～5歳）	成長期Ⅰ （6～14歳）	成長期Ⅱ・成人 （15～69歳）	高齢者 （70歳以上）
エネルギー (kcal)	1,200	1,900	2,100	1,800
たんぱく質 (g)	25	45	55	55
ビタミン B_1 (mg)	0.6	1.0	1.1	0.9
ビタミン B_2 (mg)	0.7	1.1	1.3	1.1
ビタミン C (mg)	45	80	100	100

※ 日本人の食事摂取基準（2010年版）で示されているエネルギー及び各栄養素の摂取基準値をもとに，該当の年齢区分ごとに，平成17年国勢調査結果で得られた性・年齢階級別の人口構成を用いて加重平均により算出．なお，エネルギーは身体活動レベルⅠ及びⅡの中間値を用いて算出．

事務連絡（平成23年6月14日）

岩手県，宮城県，福島県，盛岡市，
仙台市，郡山市及びいわき市
健康づくり施策主管部局御中

厚生労働省健康局総務課
生活習慣病対策室

避難所における食事提供に係る
適切な栄養管理の実施について

避難所における食事提供については，平成23年4月21日に，緊急的に必要な栄養量の確保を図るため，食事提供の計画において目指すべき量として，被災後3ヶ月までの当面の目標とする栄養の参照量をお示ししたところですが，この間，関係者の方々のご尽力により，食事量や食事内容は全般的には改善しつつあります．

しかしながら，避難所によっては依然として，野菜の摂取不足など食事内容に改善が必要な状況も見受けられており，避難所生活が長期化する中，日々の食事は，栄養不足の回避，生活習慣病の予防・改善，さらには生活の質の向上のために，一層重要となっています．

ついては，今般，下記のとおり，被災後3ヶ月以降の避難所における食事提供の評価・計画のための栄養の参照量をお示しするとともに，食事提供に係る配慮事項をとりまとめましたので，避難所の運営において，管理栄養士等行政栄養関係者の関与の下，地域や避難所の実情を十分に考慮し，適切な栄養管理の実施に努めていただきますようお願いします．

なお，今後更に，応急仮設住宅における栄養改善の留意事項についてお示しする予定であることを申し添えます．

記

I 避難所における食事提供の評価・計画のための栄養の参照量について

1. 本参照量は，食事内容が改善しつつある状況を踏まえ，避難所生活が長期化する中で，栄養素の摂取不足を防ぎ，かつ生活習慣病を予防するため，栄養バランスのとれた適正量を安定的に確保する観点から，食事提供の評価を踏まえた計画の決定のための目安となる量として提示するものである．
2. 本参照量は，平時において給食管理を目的として日本人の食事摂取基準（2010年版）を用いる場合の概念をもとに，以下の(1)～(3)を基本的考え方として設定することとした．
(1) エネルギー摂取の過不足については，利用者の体重の変化で評価することとなるが，参照量については，避難所ごとで利用者の年齢構成や活動量が異なることを勘案し，身体活動レベルIとIIの推定エネルギー必要量を用いて算出し，幅を持たせて示すこととした（表1）．
(2) たんぱく質，ビタミンB_1，ビタミンB_2及びビタミンCについては，栄養素の摂取不足を防ぐため，推定平均必要量を下回る者の割合をできるだけ少なくすることを目的とする．なお，たんぱく質については，体たんぱく質量の維持に十分な量を考慮して，参照量を設定することとした（表1）．
(3) このほか，特定の対象集団について，栄養素の摂取不足を防ぐため配慮を要するものとしてカルシウム，ビタミンA及び鉄について，また，生活習慣病の一次予防のため配慮を要するものとしてナトリウム（食塩）について，それぞれ配慮すべき事項を設けることとした（表2）．

なお，利用者の年齢構成等が把握できる場合は，平時と同様，食事摂取基準を活用することになるので，対象特性別の参照量は示さないこととした．

表1 避難所における食事提供の評価・計画のための栄養の参照量
―エネルギー及び主な栄養素について―

目的	エネルギー・栄養素	1歳以上，1人1日当たり
エネルギー摂取の過不足の回避	エネルギー	1,800～2,200 kcal
栄養素の摂取不足の回避	たんぱく質	55 g 以上
	ビタミンB_1	0.9 mg 以上
	ビタミンB_2	1.0 mg 以上
	ビタミンC	80 mg 以上

※ 日本人の食事摂取基準（2010年版）で示されているエネルギー及び各栄養素の値をもとに，平成17年国勢調査結果で得られた性・年齢階級別の人口構成を用いて加重平均により算出

表2 避難所における食事提供の評価・計画のための栄養の参照量
―対象特性に応じて配慮が必要な栄養素について―

目的	栄養素	配慮事項
栄養素の摂取不足の回避	カルシウム	骨量が最も蓄積される思春期に十分な摂取量を確保する観点から，特に6～14歳においては，600 mg/日を目安とし，牛乳・乳製品，豆類，緑黄色野菜，小魚など多様な食品の摂取に留意すること
	ビタミンA	欠乏による成長阻害や骨及び神経系の発達抑制を回避する観点から，成長期の子ども，特に1～5歳においては，300 μgRE/日を下回らないよう主菜や副菜（緑黄色野菜）の摂取に留意すること

	鉄	月経がある場合には，十分な摂取に留意するとともに，特に貧血の既往があるなど個別の配慮を要する場合は，医師・管理栄養士等による専門的評価を受けること
生活習慣病の一次予防	ナトリウム（食塩）	高血圧の予防の観点から，成人においては，目標量（食塩相当量として，男性9.0g未満/日，女性7.5g未満/日）を参考に，過剰摂取を避けること

Ⅱ 避難所における食事提供に係る栄養管理の留意事項について

1. 避難所生活が長期化する中で，利用者の健康・栄養状態等に配慮し，食事提供においては，以下の(1)～(4)に留意すること．

(1) 利用者の状況やニーズに応じた食事提供

① 避難所における食事提供のための栄養量の算定に当たっては，利用者の性別や年齢構成を把握するよう努めること．

② 献立作成に当たっては，食欲不振等を来さないように，利用者のニーズも考慮し，利用者の希望するメニューや暑さに配慮した食べやすいメニューを取り入れるなど，メニューの多様化や温食の提供に配慮すること．

③ 高齢者や病者など個別対応が必要な者に係るニーズの把握に努めるとともに，栄養補助食品の活用も含め，適切な支援を行うこと．また，アレルギー対応食品の要望があった場合には，適切に支援すること．治療を目的とした栄養管理が必要な方には，医療機関での専門的支援につなぐ体制を確保すること．

(2) 安全かつ栄養バランスのとれた食事提供

① 調理や食事提供に必要な設備・器具，食材を確保すること．また，調理担当者の確保及び担当者への衛生管理の周知に努めること．

② 食中毒防止のため，調理器具や食材の管理，調理・配膳方法等は，衛生的に行うこと．

(3) 健康・栄養管理のための情報提供及び環境整備

① 糖尿病や高血圧など食事管理の必要な方が食事の内容や量の調整ができるように，食事のエネルギーや食塩の含有量について簡易な掲示を行ったり，食材やエネルギー量の異なる選択メニューを導入するなど，できる限り工夫すること．

② 利用者が適切な体重を維持できるように，提供する食事のエネルギー量の調整を図るとともに，健康管理の観点から，避難所に体重計を用意するなどし，利用者自身が計測できる環境づくりに努めること．

③ 避難所の食事提供以外に，利用者自身が食品を購入できる環境にある場合には，避難所で提供される食事で不足しがちな食品を推奨するなど，健康管理につながる情報の提供に努めること．

(4) 適切な栄養管理を行うための管理栄養士・栄養士の確保

食事の提供方法が炊き出しや弁当の利用など多様であることから，それぞれに対応した適切な栄養管理が行えるよう，また応急仮設住宅における巡回栄養指導等の実施も視野に入れ継続的な支援ができるよう，重点分野雇用創出事業の活用などにより管理栄養士・栄養士の確保に努めること．

2. 継続的に1回100食以上を提供する場合は，健康増進法に基づく特定給食施設における栄養管理の基準（健康増進法施行規則第9条各号）を参考に，以下の(1)～(5)により適切な栄養管理を実施するよう努めること．

(1) 避難所を利用して食事の供給を受ける者の身体の状況，栄養状態，生活習慣等を把握し，これらに基づき，適当なエネルギー量及び栄養素の量を満たす食事の提供及びその品質管理を行うとともに，これらの評価を行うよう努めること．

(2) 食事の献立は，身体の状況等のほか，利用者の日常の食事の摂取量，嗜好等に配慮して作成するよう努めること．

(3) 献立表の掲示並びにエネルギー量およびたんぱく質，脂質，食塩等のおもな栄養成分の表示等により，利用者に対し，栄養に関する情報の提供を行うこと．

(4) 献立表等を適正に作成し，当該避難所に備え付けること．

(5) 衛生管理については，「大規模食中毒対策等について」（平成9年3月24日衛食第85号生活衛生局長通知）の別添「大量調理施設衛生管理マニュアル」の内容を参考に，食中毒防止の徹底を図ること．

索　引

あ

ICD-10　25
悪性腫瘍　23
アレルゲン　58

い，う

一次消費者　2
1歳6カ月児健診　63
EBN　99
EPDS　177
医療介護総合確保推進法　162
医療計画　55
医療保険者　75

運営アセスメント　148
運営・政策アセスメント　145

え

影響評価　130, 145
エイズ対策　55
栄養疫学　98
栄養改善法　53, 66
栄養機能食品　170, 171
栄養強調表示　173
栄養教諭　64, 177
栄養士
　——の社会的役割　64
　——養成制度　65
栄養失調　90
栄養失調の二重苦　91
栄養士法　63
栄養摂取状況調査　68, 69
栄養素密度法　124
栄養段階　3
疫学アセスメント　145
SMR（標準化死亡率）　142
SUN（Scaling Up Nutrition）　89
NCD（非感染性疾患）　158

NPO　147
FAO（国際連合食糧農業機関）　48
FFQ　114, 123
MDGs（ミレニアム開発目標）　47, 48
LDC（後発開発途上国）　47
エンパワメント　10

か

回帰分析　125
介護給付　162
介護保険事業支援計画　55
介護予防給付　162
介護予防・日常生活支援総合事業　162
外食料理の栄養成分表示ガイドライン　174
介入調査　145
過栄養　90
確率法　126, 127
陰膳法　123
過体重　91
学校栄養職員　64
学校給食　6
カットポイント法　126, 128
過程（プロセス）評価　154
噛ミング30（カミングサンマル）　82
がん検診　180
看護師健康調査　99
管理栄養士
　——の社会的役割　64
　——養成制度　65

き，く

危険因子　179
季節間変動　102
キッチンカー　6
機能性表示食品　170, 171
九州・沖縄サミット　48
QOL（生活の質）　25
教育・エコロジカルアセスメント　145
強化要因　145
供給率法　114
共食　35, 83
行政栄養士　3, 49, 153
業務の独占　63

虚偽・誇大広告　57

偶然誤差　105, 106
グローバル・ターゲット2025　87
クワシオルコル　47

け

系統誤差　105, 106
結果評価　145, 155
県型保健所　51
健康格差　158
健康危機管理　55
健康寿命　25, 26, 158
健康食品　42
健康増進法　8, 53, 55, 57, 58, 158
健康増進法施行規則　52
健康長寿　51
健康づくりのための外食料理の活用　174
健康づくりのための身体活動基準2013　72
健康づくりのための身体活動指針　74
健康づくりのための睡眠指針2014　77
健康日本21　156, 178
健康日本21（第二次）　26, 78, 79, 157

こ

公衆衛生　9
公衆栄養　1
公衆栄養アセスメント　133, 144
公衆栄養活動　6
　——の歴史　6, 7
公衆栄養プログラム　130, 131, 144, 156
公衆栄養マネジメント　130, 132
構造評価　154
後発開発途上国　47
高齢化社会　18
高齢期の公衆栄養プログラム　180
高齢者医療確保法　53, 63
高齢社会　18
高齢者の医療の確保に関する法律　53, 63
高齢出産　17

国勢調査　13, 15, 67
国民栄養調査　66
国民健康・栄養調査　56, 66, 105, 106
国民健康・栄養調査員　67
国民生活基礎調査　67
国民総所得　47
国立健康・栄養研究所　53
国立社会保障・人口問題研究所　15
国連開発計画委員会　47
国連ミレニアム・サミット　48
誤差　105
弧食　35
個人間変動　67
個人内変動　67, 102
コホート研究　99
コミュニティ　5

さ

災害対策基本法　165
再現性　119
在宅療養　160
差止請求権　58
サービング　71
サブクエスチョン　138
残差　125
3歳児健診　63
残差法　124
三大死因　24
参与観察法　137
残留性有機汚染物質（POPs）　2

し

GNI（国民総所得）　47
COPD（慢性閉塞性肺疾患）　158
歯科検診　180
市型保健所　51
自記式　137
自己管理能力　10
指示的面接法　139
市町村保健センター　54
実現要因　145
疾病の二重苦　45
質問紙法　137
指定都市　50
CDP（国連開発計画委員会）　47
死亡率　23
社会アセスメント　145
JAS法　8, 57, 58
重回帰法　114
集合法　139
従属人口指数　13
出生率　15, 17

受動喫煙　56
　——の防止　56
準備要因　145
障害者計画　55
生涯食育社会　160
条件付き特定保健用食品　171
少子化　16, 17
少子化社会対策基本法　18, 19
少子高齢化　12
少死少産型　15
消費期限　58
消費者　2
消費者庁　8
消耗症　86
食育　159
食育基本法　54, 59, 159
食育推進会議　62, 81
食育推進基本計画　60, 61, 81, 159
食育推進計画　83
食支援　165
食事記録法　107, 110, 123
食事摂取基準　57
食事バランスガイド　71, 72
食生活改善推進員　153
食生活指針　70, 71
食品安全基本法　53
食品衛生法　8, 57, 58
食品成分表　113
食品表示基準　58, 172
食品表示法　8, 54, 57, 58
食物摂取頻度調査票　114
食物連鎖　2
食料自給率　21, 44
食料需給表　43
食料不足　21
食料問題　21
新型インフルエンザ　163
新健康フロンティア戦略　180
人口構成　15
人口爆発　12
人口ピラミッド　15
人口分布　14
心疾患　24
身体状況調査　68
人的資源　148

す〜そ

Scaling Up Nutrition　89
健やか親子21　11, 176
健やか親子21（第2次）　84

生活習慣調査　68, 69
生活習慣病　8, 21, 27
生活習慣病ハイリスク集団　180
政策アセスメント　149
生産者　2

生産年齢人口　13
成人期の公衆栄養プログラム　177
成人病　27
精神保健　55
生態学的ピラミッド　3
生態系　2
生態系サービス　8
生物濃縮　2
世界栄養宣言　48
世界食料サミット　89
世界保健機関　86
z値　88
セルフ・エンパワメント　10

総エネルギー調整栄養摂取量　124
粗死亡率　23, 142

た

体育　59
第一次ベビーブーム　15
ダイオキシン類　2
第2次食育推進基本計画　81, 160
高木兼寛　99
他記式　137
多死多産型　15
妥当性　117
WHO（世界保健機関）　24, 48, 86
double burden of diseases　45
ダブルバーレル質問　138
団塊の世代　15
短期目標　146
タンパク・エネルギー栄養障害　46

ち

地域格差　14
地域支援事業　162
地域偏在　14
地域保健法　8, 54
地域保健法施行令　50
知育　59
地産地消　40
中核市　50
中期目標　146
長期目標　146
朝食欠食率　34
調整　124

つ

通所介護　162
つぼ型　15

て

低栄養 86
低出生体重児 11
DDT 2
適格消費者団体 58
鉄欠乏症貧血 46
電話調査法 137, 139

と

糖尿病 27, 29
登録栄養士（RD） 97
徳育 59
特定給食施設 52, 56
特定健康診査 27, 53
特定健診・特定保健指導事業 178
特定保健指導 27, 53
特定保健用食品 170
特定保健用食品（規格基準型） 171
特定保健用食品（疾病リスク低減表示） 171
特別用途食品 169, 170
特別用途食品制度 168
特別用途表示 56
A. Donabedian 154

な 行

中食 71
難病対策 55
二次消費者 2
21世紀における国民健康づくり運動 156
24時間食事思い出し法 107, 108, 123
日間変動 102
日本農林規格法 57, 58
乳児死亡率 18
任意事業 162
妊産婦のための食生活指針 71
妊娠期・授乳期，新生児期・乳児期の公衆栄養プログラム 174

ネグレクト 4
年少人口 13
年少人口指数 13
年齢調整死亡率 23, 142
脳血管疾患 24

は 行

ハイリスク・アプローチ 181
8020（ハチマル・ニイマル）運動 82
発育曲線 87
発育阻害 86
半定量食物摂取頻度調査法 117
PEM（タンパク・エネルギー栄養障害） 46
BMI（体格指数） 44
非指示的面接法 139
PCB 2
ビタミンA欠乏 46
PDCAサイクル 131, 147
評価 154
標準化死亡率（SMR） 142
標準的な健診・保健指導プログラム（確定版） 75
標本 105
標本サイズ 105
秤量法 110, 112
比例案分法 66
フード・ガイド・ピラミッド 95
フードバランスシート 43
フードバンク 8
プリシード 144, 145
プリシード・プロシードモデル 132, 144
プリテスト 137
プロシード 144, 145
プロセス評価 130, 145
分解者 2
平均寿命 18, 25, 26
平均余命 25
米国人の食生活指針 93, 94
ヘルシーピープル2020 90, 91
ヘルスプロモーション 9, 144
変動 102

変動係数 102
包括的支援事業 162
訪問介護 162
保健機能食品 170
保健機能食品制度 168
保健師 4
保健指導 56
保健所 54
保健所政令市 50
保健所法 8
母子健康手帳 62
母子保健法 62
補正 124
ポピュレーション・アプローチ 181
ポリ塩化ビフェニル 2

ま 行

マイ・ピラミッド 95, 96
マイ・プレート 95
マラスムス 46
マラスムス型クワシオルコル 47
未熟児の訪問指導 63
ミレニアム開発目標 47, 48
名称の独占 63
メタボリックシンドローム 27, 28, 180
目安量 110
目安量法 110
面接法 137, 139

や 行，ら 行

郵送法 139
養育医療 63
ヨウ素欠乏 46
予備調査 137
留置法 139
老人保健福祉計画 55
老年人口 13
老年人口指数 13

大塚　譲
　1948 年 兵庫県に生まれる
　1972 年 東京大学農学部 卒
　1977 年 東京大学大学院農学系研究科 修了
　現 戸板女子短期大学食物栄養科 教授
　お茶の水女子大学名誉教授
　専門 栄養生化学
　農学博士

河原和夫
　1956 年 大阪府に生まれる
　1980 年 神戸大学法学部 卒
　1986 年 長崎大学医学部 卒
　現 東京医科歯科大学大学院医歯学総合研究科 教授
　専門 公衆衛生学, 医療政策学, 血液事業政策
　医学博士

須藤紀子
　1971 年 東京に生まれる
　1993 年 大妻女子大学家政学部 卒
　1995 年 東京大学大学院医学系研究科 修了
　現 お茶の水女子大学基幹研究院自然科学系 准教授
　専門 公衆栄養学, 国際栄養学
　博士(保健学)

第 1 版 第 1 刷 2015 年 5 月 25 日 発行

新スタンダード 栄養・食物シリーズ 14
公衆栄養学

ⓒ 2015

編集　大塚　譲
　　　河原和夫
　　　須藤紀子

発行者　小澤美奈子
発　行　株式会社 東京化学同人
東京都文京区千石 3 丁目 36-7(☏112-0011)
電話 03-3946-5311・FAX 03-3946-5317
URL: http://www.tkd-pbl.com/

印　刷　中央印刷株式会社
製　本　株式会社 松岳社

ISBN978-4-8079-1674-0
Printed in Japan
無断転載および複製物(コピー, 電子データなど)の配布, 配信を禁じます。

新スタンダード 栄養・食物シリーズ
― 全16巻 ―

1	社会・環境と健康	大塚 譲・河原和夫・須藤紀子 編
2	生化学	大塚 譲・脊山洋右・藤原葉子・本田善一郎 編
3	解剖・生理学 ――人体の構造と機能	飯田薫子・石川朋子・近藤和雄・脊山洋右 編
4	疾病の成り立ち	飯田薫子・近藤和雄・脊山洋右 編
5	食品学 ――食品成分と機能性	久保田紀久枝・森光康次郎 編
6	調理学	畑江敬子・香西みどり 編
7	食品加工貯蔵学	本間清一・村田容常 編
8	食品衛生学	一色賢司 編
9	基礎栄養学	池田彩子・鈴木恵美子・脊山洋右・野口 忠・藤原葉子 編
10	応用栄養学	近藤和雄・鈴木恵美子・藤原葉子 編
11	栄養教育論	赤松利恵・稲山貴代 編
12	臨床栄養学	飯田薫子・市 育代・近藤和雄・脊山洋右・丸山千寿子 編
13	分子栄養学	近藤和雄・板倉弘重 編
14	公衆栄養学	大塚 譲・河原和夫・須藤紀子 編
15	給食経営管理論	香西みどり・辻ひろみ 編
16	食品微生物学	村田容常・渋井達郎 編